동물의 영양과 사양관리
Animal Nutrition & Management

김옥진 저

동일 출판사

머 리 말

　동물영양학과 사양관리학은 동물이 생명을 유지하고 몸을 성장시켜 나가기 위하여 필요한 먹이 및 그 성분 등에 대하여 연구하고 동물의 소화생리 및 건강한 사육을 위한 과학적 접근 방법을 연구하는 학문이다. 본 학문을 통하여 동물의 성장 및 동물 영양 관리에 필요한 영양소의 종류와 화학적 특성 및 대사 작용의 기본 이론을 습득하고 과학적이고 체계적인 동물사육을 위한 기초적인 지식을 함양할 수 있다. 본 교과목을 통하여 동물의 영양소와 소화흡수 및 각 영양소에 대한 이해와 함께 소화생리에 관련된 기초 이론을 배양하고, 동물사료의 종류, 각 동물 품종 및 나이에 따른 사료의 급여 방식과 적절한 영양소의 결핍 시 발생되는 질병에 대해서 학습하여 과학적인 동물의 사육 능력을 함양할 수 있다. 동물자원은 과거 산업동물 중심에서 현재 실험동물, 반려동물 등까지 포함하는 방대한 자원으로 이를 효과적으로 이용하기 위한 연구들이 수행되어 많은 자료들이 축적되고 있는 현실이다. 현재, 동물영양학과 사양관리학을 체계적으로 학습하기 위한 교과목의 개설이 늘고 있으나 학생들이 학습 재료로 사용할 수 있는 교재가 극히 제한되어있는 것이 사실이다. 더욱이 기존 학습교재가 산업동물에 치우치는 경향이 많아 현대 사회에서 요구되는 애완/반려동물, 관상동물, 애완곤충 관련 내용이 부재하여 이의 내용 전달이 어려운 상황이다. 저자들은 이러한 문제점을 개선하고자 부족한 자료이지만 기존 산업동물에서 애완/반려동물과 애완곤충을 포함하는 동물자원에 대한 영양관리학에 대한 내용을 담아 학습 교재를 만들고자 하였다.

　동물영양학, 동물사양학, 동물관리학, 애완동물관리학 등으로 세분하여 교과목이 개설되고 각각에 맞는 내용이 알차게 채워진다면 가장 바람직한 교과목이 될 것으로 생각되지만, 현실적으로 대학의 교과목 개설에 제한점이 있고 방대한 내용을 담기에는 개설되어야 할 교과들의 수가 너무도 많아 안타깝게도 이들 교과목을 각각 세분하여 강의하지 못하는 현실이라 이들을 통합하여 강의할 수 있는 동물자원관리학을 개설하여 교습하는 상황에서 이에 맞는 학습교재의 개발이 절실한 상황이었다. 이에 저자들은 부족한 자료들을 모아 동물영양사양관리학(2008)과 동물영양관리학(2010)을 집필하였으나 내용이 방대하고 시간에 쫓기어 만족할 만한 내용을 담지 못하였음을 아쉽게 생각하여, 그 동안 강의 과정 중 경험되어 얻은 학생들의 빠른 이해와 훗날에도 기억이 될 수 있도록 「주요 강의 팁」란을 삽입하여 보다 체계적인 교재로 이번에 '동물의 영양과 사양관리'를 집필하였다.

교재 집필에 많은 도움을 아끼지 않은 분들께 감사드리며, 또한 본 교재의 완성을 위하여 인용 및 발췌를 허락하여 주신 여러 선배님들에게 또한 감사드린다. 본 교재가 동물 관련 전공 학생들에게 방향을 제시하여 줄 수 있으면 하는 바람으로 이 글을 맺을까 한다.

저자 김옥진

Contents

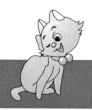

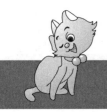

Contents

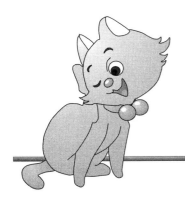

Chapter I
동물의 소화기관

- 주 요 강 의 팁 -

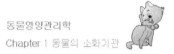

동물영양관리학
Chapter 1 동물의 소화기관

동물영양관리 사양학이란?

영양   동물이 생명을 유지하고 몸을 성장시켜 나가기 위하여
             필요한 먹이 및 그 성분 등에 대하여 연구하는 학문.

사양   동물의 소화생리 및 건강한 사육을 위한 과학적 접근방법을 연구하는 학문.

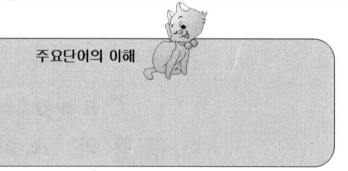

주요단어의 이해

동 물 -
영 양 -
관 리 -
사양=사육 -

원광대학교 생명자원과학대학 애완동식물학과

척추동물의 소화기관

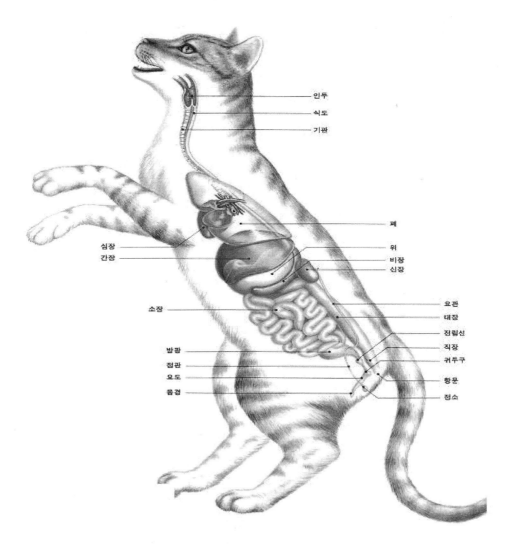

고양이의 소화기관

1. 동물의 소화기관 구조

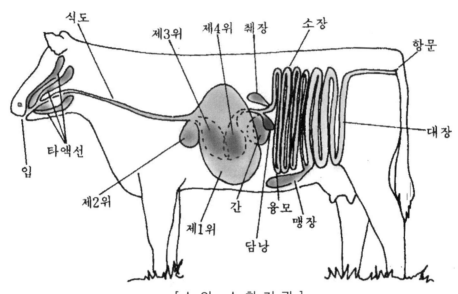

[소 의 소 화 기 관]
포 유 류 – 초 식 동 물 – 반 추 동 물 (4 개 의 위)

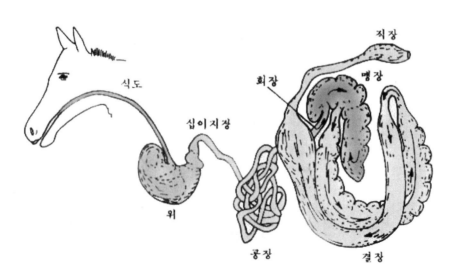

[말 의 소 화 기 관]
포 유 류 – 초 식 동 물 – 단 위 동 물 – 비 반 추 동 물

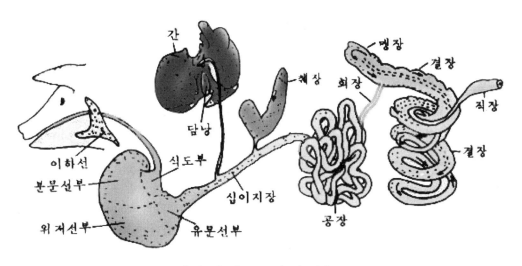

[돼 지 의 소 화 기 관]
포 유 류 – 단 위 동 물 – 잡 식 동 물

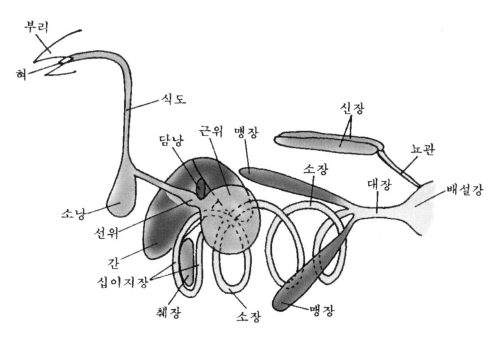

[닭 의 소 화 기 관]
조 류 – 잡 식 동 물

2. 소화기관과 소화작용

동물의 소화기관은 입(mouth),식도(esophagus),위(stomach),소장(small intestine), 대장 (large intestine),항문(anus)에 이르는 관상기관으로 연결되어 있다. 또한 소화기관 곳곳에서 소화를 돕는 부속기관으로 타액선(salivary grand), 췌장(pancreas), 간(liver), 쓸개(담낭;gall bladder)등이 있다.

소장은 그 부위에 따라 십이지장(duodenum),공장(jejunum),회장(ileum)으로 구분되며, 대장은 맹장(cecum),결장(colon), 직장(rectum)으로 구분된다.

섭취된 음식물은 물리적 또는 소화효소(enzyme)의 작용을 받아서 화학적으로 고분자 화합물이 저분자로 분해되는데 이러한 음식물의 분해 작용을 소화(digestion)라고하며, 더 이상 분해되지 않는 최소단위의 영양소들은 장벽을 통하여 흡수되는데 넓은 의미에서 소화는 분해(disintegration)와 흡수(absorption)를 포함한다.

소 화 (digestion)
물리적 소화(mechanical digestion) 기계적 소화라고도하며, 주로 입에서 음식물의 저작과 혼합으로 음식물의 입자를 작게 하여 소화관을 통과하기 쉽게 해준다.
화학적 소화(chemical digestion) ① 효소(enzyme)에 의한 소화 – 소화기관에서 분비되는 각종 효소에 의해서 고분자화합물이 저분자영양소로 분해되어 흡수되게 해준다. ② 미생물에 의한 소화 – 반추가축에서는 반추위, 비반추초식가축에서는 맹장에서 미생물의 작용에 의하여 고분자화합물이 저분자 영양소로 분해되어 흡수되게 해준다.

- 주요 강의 팁 -

동물영양관리학
Chapter 1 동물의 소화기관

소화란?

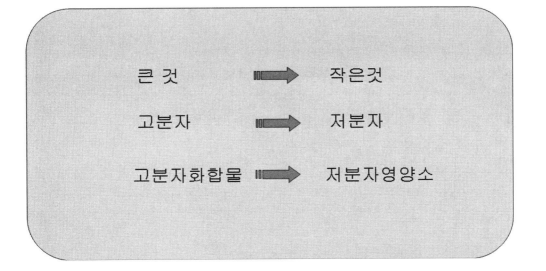

큰 것 ➡ 작은것

고분자 ➡ 저분자

고분자화합물 ➡ 저분자영양소

동물영양관리학
Chapter 1 동물의 소화기관

소화란?

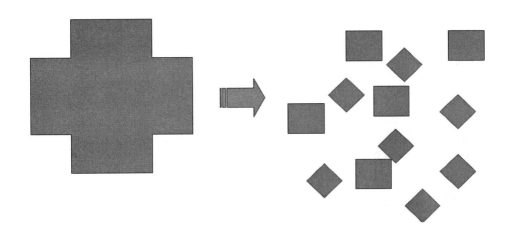

– 주요 강의 팁 –

동물영양관리학
Chapter 1 동물의 소화기관

소화란?

	고분자 — 저분자
탄수화물	글루코오스
단백질	아미노산
지　방	지방산 & 글리세롤

동물영양관리학
Chapter 1 동물의 소화기관

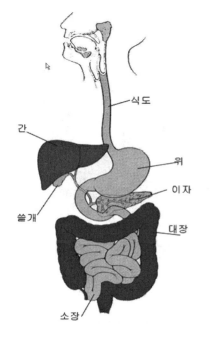

기관별 물리적 소화와 화학적 소화

입
위
소장
대장

- 주요 강의 팁 -

동물영양관리사양학
Chapter Ⅰ 동물의 소화기관

소화란?

입에서의 소화

기계적 소화
음식물이 입으로 들어오면 이와 혀와 턱의 작용에 의해 잘게 부숴진다. 이러한 과정을 기계적 소화라고 하며, 이는 소화액이 음식물에 작용할 수 있는 표면적을 넓혀주는 역할을 한다.

화학적 소화
침 속의 아밀라아제는 녹말을 이당류인 엿당으로 분해한다. 이처럼 소화효소에 의해 고분자의 영양소가 저분자의 물질로 가수분해되는 것을 화학적 소화라고 한다. 아밀라아제는 PH 7 정도, 30-40 ℃ 에서 가장 활발하게 작용한다.

소화란?

위에서의 소화
위에서는 음식물이 머무르면서 위벽의 연동운동에 의해 위액과 음식물을 섞는 기계적 소화와 소화효소에 의해 단백질을 분해하는 화학적 소화가 함께 일어난다.

a. 위샘에는 주세포와 부세포가 있는데 , 주세포는 펩시노겐을 분비하고 부세포는 염산을 분비한다. 분비된 염산은 펩시노겐을 활성화시켜 단백질 분해효소인 펩신을 만든다.
b. 펩신은 단백질을 폴리펩티드로 분해한다.
c. 위의 위쪽과 아래쪽의 양끝은 괄약근으로 되어 있어 소화 도중 음식물이 식도로 역류하거나 미리 십이지장으로 내려가는 것을 막아 준다. 위에서 음식물이 위액과 섞여 유미즙 상태가 되면, 유문괄약근이 열려 음식물은 소장으로 넘어가게 된다.

부위	위		십이지장	
주입 용액	산성 용액	알칼리성 용액	산성 용액	알칼리성 용액
유문 괄약근 상태	수축	수축	수축	이완

d. 십이지장 속의 pH가 산성일 때(위 속의 음식물이 바로 내려왔을 때) 유문 괄약근은 닫히고, 중성이거나 알카리성일 때 (중화 반응이 일어나거나 이자에서 계속적인 NaHCO3를 분비할 때)는 소화 효소의 작용에 의해 음식물이 소화되었음을 의미하므로 위 속에 머물고 있는 음식물이 소장으로 내려오도록 열린다.

- 주요 강의 팁 -

소화란?

이자에서의 소화

이자는 소장의 윗 부분에 자리잡고 있다. 이자에서는 직접 소화가 일어나지 않고 ,이자액을 십이지장으로 분비함으로써 소장의 소화작용을 돕는 기능을 한다.

a. 이자액에는 말타아제 ,트립신 ,리파아제 등의 소화효소가 있어서 탄수화물 ,단백질 ,지방의 소화과정에 작용한다.

b. 이자액에는 염기성인 중탄산나트륨(NaHCO3)이 있어 위에서 내려온 유미즙을 중화해 소장의 벽을 산으로 부터 보호하고 나중에 분비되는 소화효소가 활성을 나타낼 수 있도록 돕는다.

소화란?

소장에서의 소화

소장에서는 연동운동과 동시에 분절운동도 일어나 음식물과 소화액을 고루 섞어 소화를 촉진시킨다.

a. 소장의 안쪽 벽은 무수히 많은 융털돌기로 되어 있으며, 융털돌기는 다시 미세융털돌기로 덮혀 있다. 이러한 소장 안쪽 벽의 구조는 표면적을 엄청나게 넓혀줌으로써 소화산물의 흡수가 효과적으로 일어날 수 있다.

b. 이자액에 있는 트립시노겐은 장액속의 엔테로키나아제에 의해 트립신으로 활성화되어 단백질을 폴리펩타이드로 분해한다.

c. 이자액의 리파아제는 지방을 지방산과 글리세롤로 분해한다.

d. 이자액과 장액에 있는 말타아제는 엿당을 포도당으로 분해한다.

- 주요 강의 팁 -

동물영양관리학
Chapter 1 동물의 소화기관

소화란?

대장에서의 소화

대장에서는 소화효소가 분비되지 않기 때문에 소화는 더 이상 일어나지 않고, 소화가 끝난 찌꺼기로부터 무기염류와 수분을 흡수하여 혈액으로 보내주는 역할을 한다.

a. 대장속에는 대장균이 있어서 찌꺼기의 일부를 분해하며, 어떤 대장균들은 비타민을 합성하여 분비하기도 하는데 이 비타민들은 대장에서 흡수된다.

b. 이 찌꺼기는 대장에서 머무는 동안에 수분이 흡수되어 대변 덩어리가 되고, 대장의 연동 운동에 의해 항문으로 보내져 몸 밖으로 배출된다. 만약에 대장에 이상이 생겨 수분이 흡수되지 못하면 설사를 하게 되고 사람은 탈수현상에 빠지게 된다.

소화란?

부분	소화액	pH	효소·작용 물질	작 용
입	침	7.0	아밀라아제	녹말 → 엿당
위	위액	2.0	펩신	단백질 → 펩톤 카제인 → 파라카제인
이자	이자액	8.0	리파아제 아밀라아제 트립신, 키모트 립신 펩티다아제	지방 → 지방산 + 글리세롤 녹말 → 엿당 단백질 → 폴리펩티드 폴리펩티드 → 아미노산
소장	장액	8.0	말타아제 수크라아제 락타아제 펩티다아제	엿당 → 포도당 + 포도당 설탕 → 과당 + 포도당 젖당 → 갈락토오스 + 포도당 펩티드 → 아미노산
간	쓸개즙	8.0	리파아제	지방을 유화시킴

원광대학교 생명자원과학대학 애완동식물학과

3. 단위동물의 소화작용

단위동물의 소화기관은 비교적 구조와 기능이 단순하다. 돼지, 원숭이 같은 잡식동물이나 개, 고양이 같은 육식동물이 단위 동물로 분류되고 있으며, 말과 토끼같이 단위동물이라 하더라도 소화과정이 복잡한 동물은 비반추초식동물로 분류된다.

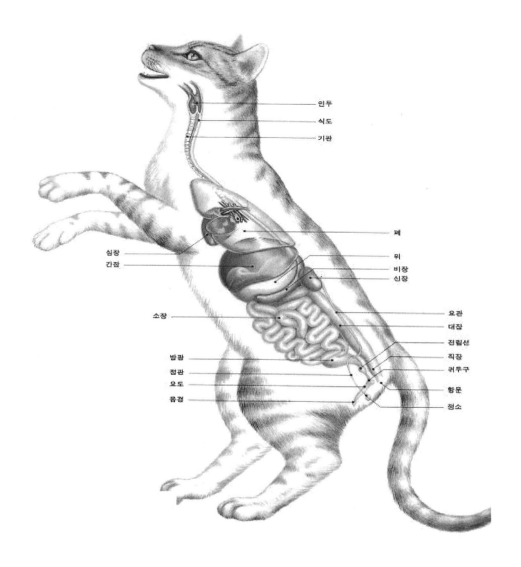

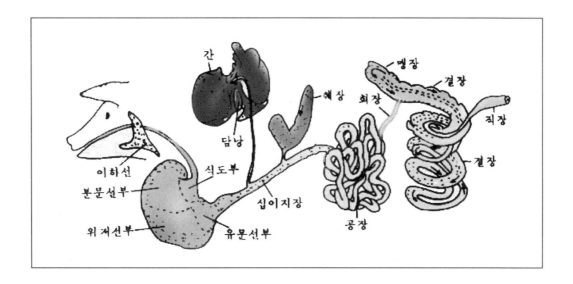

1) 입(mouth)에서의 소화

입에는 이빨이 있어 음식물을 잘게 부수는 기계적 소화가 일어난다. 또한 혀는 섭취된 음식물을 잘게 부수기 위하여 이빨로 이동을 안내해주며, 침과 잘게 부수어진 음식물과 혼합을 용이하게 해 주어 효소의 작용을 도우며, 음식물을 삼키기 좋게 해준다.

타액선에서 분비되는 침에는 전분을 분해시켜주는 효소인 아밀라아제(amylase)가 들어있어 전분을 덱스트린(dextrin)이나 말토오스(maltose)로 분해시킬 수 있으나 입안에 머무르는 시간이 짧기 때문에 효소의작용은 오래 지속되지는 않는다.

2) 위(stomach)에서의 소화

위는 식도에 연결되어 있는 주머니 모양의 근육성 기관으로 관상조직으로 되어있다. 단위동물의 위는 분문부(cardiac region),위저부(fundic region),위체부(gastric body), 유문부(pyloric region) 등으로 구성되며, 분문부는 식도에 연결되어 있고, 유문부는 십이지장과 연결되어있다.

위액(gastric juice)은 강산성의 소화액으로 염산(Hcl), 펩시노겐(pepsinogen), 리파제 (lipase) 뮤신(mucin), 무기염류등과 함께 99.4%의 수분으로 구성되어 있다.

염산은 단백질 분해효소인 펩신(pepsin)의 불활성물질인 펩시노겐을 펩신으로 활성화 시키며 음식물과 함께 위내로 들어온 미생물을 살균시키는 작용을 한다.

위내는 강산성이기 때문에 리파제의 작용은 활발하지 못하며 침에서 넘어온 아밀라제 (amylase)의 작용도 중지되며, 위점막세포에서 분비되는 당단백질의 일종인 뮤신을 분해하지 않고 위장벽을 보호하며, 염산을 완충시키는 작용을 한다.

송아지나 어린돼지의 위벽에서는 우유를 응고시키는 효소인 레닌(rennin)을 분비하여 우유를 응고시키게 되는데 응고된 우유는 위내에 체류하는 시간이 길어지고 따라서 펩신의 작용도 그만큼 더 많이 받을 수 있게 된다.

3) 소장(small intestine)에서의 소화

소장은 위에 연결되는 십이지장(duodenum)과 공장(jejunum), 회장(ileum)으로 구성 되며, 십이지장 상부에는 췌장관(pancreatic duct)과 담관(bile duct)이 열려 있어, 췌장액과 담즙이 장내로 분비된다. 또한, 장점막에는 장선과 십이지선이 있어, 이곳을 통하여 소장액(intestinal juice)을 분비한다.

(1) 췌장(pancreas)액에 의한 소화

췌장에서 분비되는 췌장액은 pH7.5~8.2인 알카리성 액체로 트립신(trypsin), 키모트립신 (chymotrypsin), 카르복시펩타이다제(carboxypeptidase), 아밀라제(amylase), 리파제(lipase)등의 효소가 함유되어있어 단백질, 지방, 탄수화물이 소화된다.

① 탄수화물의 소화
췌장 아밀라아제는 타액에서 분비되는 아밀라아제와 비슷하나 좀더 강력한 탄수화물 분해 효소이다. 이 효소는 정상적인 활성을 위하여 Cl-을 필요로 하며, pH 6.9일 때 활성이 가장 잘 일어난다.

아밀라아제는 글리코겐(glycogen) 및 전분을 덱스트린(dextrin), 말토오스(maltose), 글루코오스(glucose) 등으로 분해한다.

② 지방의 소화
스테압신(steapsin)은 췌장 리파아제로 글리세리드(glyceride)를 분해하는 효소이다. 십이지장에서 Ca2+, 담즙산(bile acid) 및 아미노산(amino acid) 등에 의해 활력이 더욱 증가되며, pH 7~8.8에서 가장 높은 활성화가 일어난다.

지방산의 최종 분해물은 소화가 되지 않은 트리글리세리드(triglyceride), 디글리세리드 (diglyceride), 모노글리세리드(monoglycerides) 및 지방산이다.

③ 단백질의 소화

트립신(trypsin), 키모트립신(chymotrypsin), 카르복시펩티다아제(carboxypeptidase) 등이 분비되며, 단백질을 아미노산, 디펩티드(dipeptide), 트리펩티드(tripeptide) 등으로 분해한다.

④ 핵산의 소화

리보뉴클레아제(ribonuclease)와 디옥시리보뉴클라아제(deoxyribonuclease)가 여기에 속하며, 폴리뉴클레오티드(polynucleotide)를 모노뉴클레오티드(mononucleotide)로 분해한다. 이 효소로 유리인산이 분해되어 나오지는 않는다.

(2) 담즙에 의한 소화

장으로부터 분비되는 담즙은 소화효소를 갖고 있지 않아, 소화 작용에 직접작용하지 않고, 지방 소화를 촉진하는 역할을 한다.

① 담즙의 특성

담즙은 맑고 황금색이며, 끈끈하고 쓴맛을 가지고 있다. pH는 7~8.5이며, 사람의 경우 매일 500~700 ml 정도 분비된다.

② 담즙의 기능

사람의 담즙산은 주로 콜산, 옥시콜산, 키모디옥시콜산의 세 가지로 구성되어 있다. 콜산은 간에서 콜레스테롤로부터 합성되며, 글리세린과 타우린과의 결합도 간에서 일어난다.

담즙산(bile acid)의 기능
유화(emulsifier)작용으로 지방의 소화를 촉진 한다
췌장에서 분비되는 리파아제(lipase)를 활성화시킨다.
지방산, 콜레스테롤(cholesterol), 비타민A, D와 카로틴(carotin)의 흡수를 돕는다.
담즙의 분비와 교류를 자극한다.
콜레스테롤이 혈관 내에서 침전 없이 녹아 있도록 한다.

(3) 장액에 의한 소화

소장의 점막선세포에서는 pH 8전후인 담황색의 투명한 점액성 액체인 장액(intestinal juice)이 분비되는데 장액의 분비는 신경(nerve)과 호르몬(hormone)에 의하여 조절된다. 장액에 함유되어 있는 탄수화물 분해효소로는 전분의 분해로 생긴 말토오스(maltose)를 분해시키는 말타제(maltase)와 다른 이당류를 분해시키는 수크라제(sucrase), 락타제(lactase)가 분비되며 이당류(disaccharide)를 단당류(monosaccharide)로 분해시킨다.

① 탄수화물의 소화

전분(starch)과 당류(sugar) 등 탄수화물의 소화는 주로 소장에서 이루어 진다. 타액과 췌장 아밀라아제는 전분을 덱스트린, 트리말토오스, 말토오스 등으로 분해하며, 이는 다시 소장벽의 미세융모에 있는 말타아제, 락타아제, 슈크라아제 등에 의해 글루코오스, 프룩토오스 등 단당류로 분해된다.

② 지방의 소화

지방은 담즙에 의한 유화(emulsifier)로부터 시작된다. 유화된 지방은 리파아제에 의해 지방산, 글리세롤(glycerol), 디그리세리드(diglyceride), 모노글리세리드(monoglycerides) 등으로 분해된다.

③ 단백질의 소화

위장에서 분비되는 펩신(pepsin)에 의해서 시작된다. 펩신은 단백질을 프로테오스, 펩톤(peptone), 폴리펩티드(polypeptide)로 분해하며, 일부는 아미노산으로까지 분해하기도 한다.

아미노산을 제외한 중간 분해물은 소화 중의 췌장에서 분비되는 트립신(trypsin), 키모트립신(chymotrysin), 카르복시펩티다아제(carboxypeptidase)에 의하여 아미노산으로 분해된다.

4) 대장(large intestine)에서의 소화

대장은 맹장(cecum), 결장(colon), 직장(rectum)으로 구성되어 있다. 초식동물은 특히 맹장과 결장이 발달하여 분해가 어려운 섬유질 음식물의 소화에 적합한 구조로 되어 있다.

대장에서는 소화효소에 의한 영양소의 분해 작용은 없으며, 결장과 직장에서 수분이 흡수되면서 분을 형성하고 항문으로 배설한다.

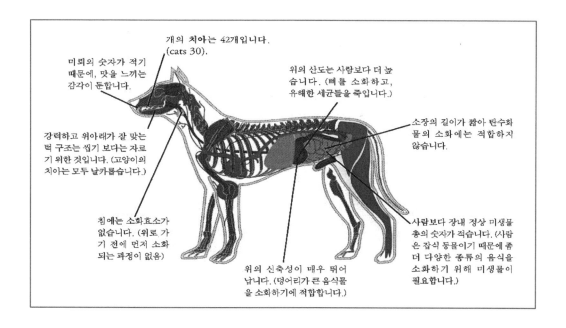

개의 치아는 42개입니다.
(cats 30).

미뢰의 숫자가 적기 때문에, 맛을 느끼는 감각이 둔합니다.

위의 산도는 사람보다 더 높습니다. (뼈를 소화하고, 유해한 세균들을 죽입니다.)

강력하고 위아래가 잘 맞는 턱 구조는 씹기 보다는 자르기 위한 것입니다. (고양이의 치아는 모두 날카롭습니다.)

소장의 길이가 짧아 탄수화물의 소화에는 적합하지 않습니다.

침에는 소화효소가 없습니다. (위로 가기 전에 먼저 소화되는 과정이 없음)

위의 신축성이 매우 뛰어납니다. (덩어리가 큰 음식물을 소화하기에 적합합니다.)

사람보다 장내 정상 미생물 총의 숫자가 적습니다. (사람은 잡식 동물이기 때문에 좀 더 다양한 종류의 음식을 소화하기 위해 미생물이 필요합니다.)

4)-1 비반추초식동물의 맹장에서의 소화

초식동물이지만 위가 하나이며 반추위를 가지지 않은 말, 토끼, 기니피그, 햄스터 등을 비반추초식동물이라 한다.

비반추초식동물 중 토끼는 체형에 비하여 용적이 큰 맹장을 가지고 있으며, 말은 결장과 맹장이 매우 잘 발달되어 있어 전체의 60%를 차지하고 있다. 이들은 반추동물의 반추위와 비슷한 작용을 하며, 섬유소를 분해한다.

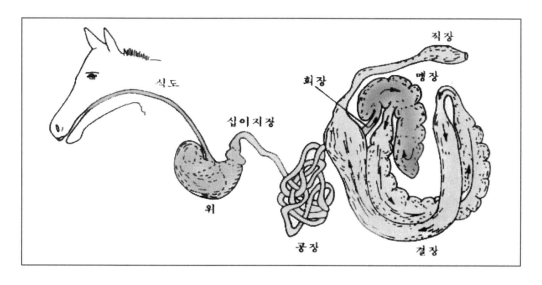

직장

식도

회장

맹장

십이지장

위

공장

결장

소화효소의 종류 및 작용			
분비장소	효 소	작용하는 영양소	소화최종 분해산물
입 (타액선)	아밀라제(amylase) 말타제(maltase)	starch, glycogen maltose	maltose(맥아당, 엿당) glucose(포도당)
위 (위벽)	펩신(pepsin) 레닌(rennin) 리파제(lipase)	protein casein(우유 단백질) lipid(지방)	peptone, polypeptide 응고 fatty acid, glycerol
췌 장 (췌장액)	트립신(trypsin) 키모트립신(chymotrypsin) 카르복시펩타제(carboxypepti dase) 판크레아틱 아밀라제(pancreatic amylase) 리파제(lipase)	protein, peptone protein, peptone polypeptide starch, glycogen lipids(지방)	dipeptide, polypeptide dipeptide, polypeptide amino acids, dipeptide maltose fatty acid, glycerol
소 장 (소장벽)	아미노펩티다제(amino peptidase) 디펩티다제(dipeptidase) 수크라제(sucrase) 말타제(maltase) 락타제(lactase)	polypeptide dipeptide sucrose maltose lactose	amino acid, peptide amino acid fructose, glucose glucose glucose, galactose
간 (담낭)	바이얼 엑시드(bile acid) -담즙산	lipid(지방)	지방+담즙산

- 주요 강의 팁 -

동물영양관리학
Chapter 1 동물의 소화기관

소화란?

> **효소의 특징**
>
> 주성분은 단백질이다.
>
> 특정 기질에만 작용한다.
>
> 35 ~ 40℃에서 가장 활발하게 작용한다.
>
> 최적 pH에서만 작용한다.

소화란?

양분의 이동

소장에서 수용성 양분은 융털의 모세혈관으로 흡수되고, 지용성 양분은 융털의 암죽관으로 흡수된다.

수용성 양분(단당류, 아미노산, 무기 염류, 수용성 비타민)

융털의 모세 혈관 → 간문맥 → 간 → 간정맥 → 하대정맥 → 심장 → 온 몸의 조직

지용성 양분(지방산, 아미노산, 지용성 비타민)

융털의 암죽관 → 림프관 → 가슴관 → 쇄골하정맥 → 상대정맥 → 심장 → 온 몸의 조직

- 주요 강의 팁 -

소화란?

양분의 흡수와 이동

양분의 흡수 원리

융털에서 물과 일부 이온들은 농도차에 의한 확산 작용에 의해 흡수되고, 영양분은 ATP 에너지에 의한 능동수송에 의해 모세 혈관과 암죽관으로 흡수된다.

능동수송

일반적으로 물질은 확산 법칙에 의해서 농도가 높은 곳에서 낮은 곳으로 이동하나, 세포에서는 농도차에 역행하여 필요한 물질을 얻기도 한다. 이와 같은 작용에는 반드시 에너지가 필요하며, 이 과정을 능동수송이라 한다.

소화란?

양분의 흡수 기관

위에서 물과 알코올이 일부 흡수되지만, 대부분의 영양분은 소장에서 흡수된다.

소장의 주름진 내벽에는 융털이라는 작은 돌기가 무수히 많이 돋아 있고, 융털의 표면은 다시 미세융털돌기로 덮혀 있다. 이러한 소장 내벽의 구조는 표면적을 엄청나게 넓혀줌으로써 소화된 영양분의 흡수가 효율적으로 일어난다. 융털의 내부를 자세히 살펴보면 암죽관이라 불리는 림프관이 있고, 그 주위에 무수히 많은 모세혈관이 분포하고 있다.

4. 반추동물의 소화작용

반추동물은 4개의 위를 가진 초식동물로 되새김질을 하는 복잡한 형태의 소화기관을 가지고 있다. 소, 면양, 산양 등이 여기에 속하며, 맹장과 대장 또한 발달되어 있다.

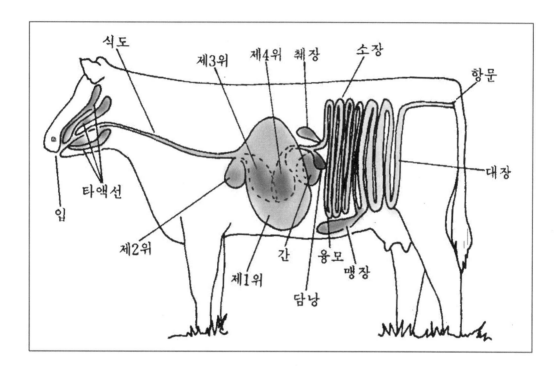

1) 입(mouth)에서의 소화

반추동물의 아랫턱에는 8개의 앞니가 있으나 윗턱에는 없기 때문에 입술과 혀를 이용하여 풀을 뜯거나 적당한 크기로 잘라 삼키기 쉬운 형태로 반추위의 1위로 보내거나 1위내에 저장된 음식물을 다시 입으로 되새김질하게 된다.

반추동물의 입에는 모두 8개의 침샘을 가지고 있어서 많은 양의 침을 분비하며, pH 8.2정도인 알칼리성 액상물질로 소에서는 약 150L/일, 면양은 약 10L/일이나 되는 많은 양의 침을 분비하는데 섭취하는 음식물의 종류에 따라 분비량의 차이가 있다.

반추동물의 침은 반추위(1위) 내에서 미생물의 발효 시 산성을 중화시키는 완충제로써의 작용과 나트륨, 칼륨, 칼슘, 인 등이 비교적 높은 농도로 함유되어 있어 반추위내의 미생물에게 무기영양소의 공급원이 되기도 하며 식도의 내면을 습윤하게 하여 반추 시 위내의 식괴를 입으로 토출하는 것을 도와주며, 특히 건조한 농후사료의 수분함량을 높여서 저작과 삼키는 일을 도와준다.

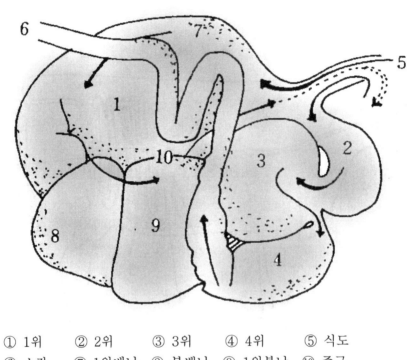

① 1위　② 2위　③ 3위　④ 4위　⑤ 식도
⑥ 소장　⑦ 1위배낭　⑧ 복뱅낭　⑨ 1위복낭　⑩ 종구

2) 반추위stomach)에서의 소화

(1) 위의 구조와 기능

반추동물의 위는 4개의 구분된 큰 주머니형태의 관상조직으로 되어있으며, 음식물이 통과되는 순서대로　1위(rumen), 2위(reticulum), 3위(omasum), 4위(abomasum 또는 true stomach)로 구성되어 있으며, 송아지와 같이 어릴 때는 4위가 발달되어 있지만 성장할수록 1위의 발달이 급속도로 발달한다.

1위는 반추작용과 미생물에 의한 효소작용을 거쳐 일부는 1위내에서 소화, 흡수되고, 나머지 발효산물들은 3위로 이동한다.

2위는 1위와 완전히 구분되지 않고 1위의 내용물과 2위의 내용물이 서로 자유로이 섞여질 수 있으며 그 기능도 서로가 비슷하여 합쳐서 반추위라고 한다.

3위는 내용물의 수분흡수로 식괴를 농축시켜 4위와 소장에서 소화가 잘 되도록 만들며 우유와 같은 액상물질은 식도구를 통하여 바로 3위로 보내진다.

4위는 단위동물의 위에 해당하며 소화효소와 염산의 분비에 의해 소화가 일어난다.

(2) 반추(rumination)작용

반추동물의 가장 큰 특징은 반추와 미생물에 의한 분해 작용이다. 반추동물은 주어진 시간 동안에 많은 양의 목초 또는 사료를 섭취하여 1위내 저장하여 두었다가 한가한 시간에 입으로 토출하여 다시 씹는 과정으로 되새김질이라고도 하며, 채식 후 1시간 내외가 되면 반추를 시작한다.

반추시간과 회수는 사료의 종류와 개체 등에 따라 차이가 있으나 반추회수는 1일 9~13회 정도이다. 1회 반추시간은 약 301 NS 정도로써 1일 약 7~10시간을 되새김질 하게 된다.

(3) 반추위에서의 미생물 종류와 기능

반추위내의 pH는 5.5~7.0이고 온도는 39~41℃로써 미생물이 생존하기에 가장 좋은 조건을 이루고 있다.

반추위내에서 살고 있는 미생물의 종류는 크게 세균류(bacteria)와 원생동물 (protozoa)로 구분되며, 약 900여종의 세균류로 조사되었으며 이중에서 약 98%가 혐기성 세균이다.

이러한 미생물들은 반추위내로 들어오는 음식물의 영양소를 분해 이용할 수 있는데 미생물의 가장 특이한 기능은 단위가축이 이용할 수 없는 섬유소(cellulose)와 앤피앤 (NPN-nonprotein nitrogen)을 효과적으로 분해 이용하고, 여러가지 비타민을 합성한다. 또한, 위내에 살고 있는 미생물은 죽게 되는데 죽은 미생물들은 사료와 함께 4위, 소장 으로 이동되어 소화되고 영양소로 흡수하여 이용된다.

주요동물의 소화기관 구조

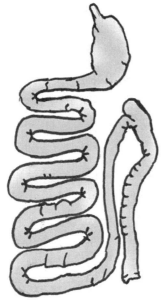

개(체장의 길이 90cm)

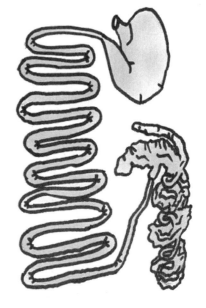

돼지(체장의 길이 125cm)

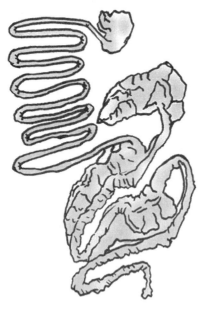

말(체장의 길이 155cm)

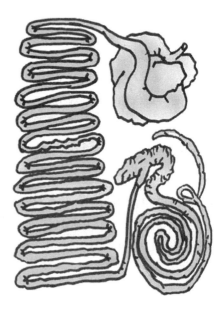

소(체장의 길이 150cm)

5. 조류의 소화작용

오리, 닭과 같은 조류는 단위동물이나 반추동물과는 다소 다르다. 닭과 같은 조류의 소화기관은 구강, 소낭, 선위, 근위, 소장, 맹장, 대장, 총배설강의 관상조직으로 구성되어 있다.

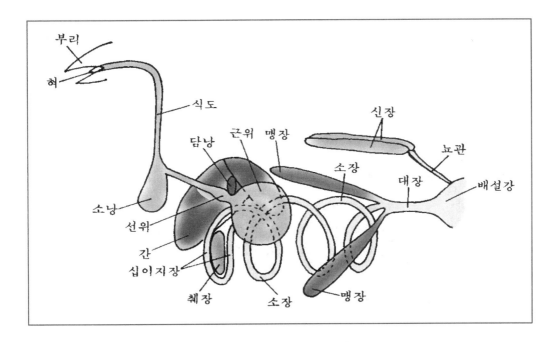

1) 구강에서의 소화

구강은 입에 해당하는데 이빨을 가지지 않으며, 입술과 뺨 대신에 각질화 된 부리 (beak)에 의해 음식물을 집어 삼키게 된다. 구강에는 타액선이 있어 1일 7~25 ml의 타액을 분비하며 아밀라제(amylase)가 함유되어 있기는 하지만 체류 시간이 짧기 때문에 그 작용은 극히 미약하며, 주로 섭취된 음식물을 습윤하게 만들어 식도로 삼키기 좋게 하여 준다.

2) 소낭에서의 소화

소낭(crop)은 조류의 특이한 소화기관으로 식도의 일부가 확장된 주머니로 음식물을 일시 저장하고 부드럽게 만들어 위로 보내는 양의 조절작용을 한다. 소낭의 내용물은 pH가 평균 5정도인 산성이며 미생물작용에 의해 전분의 일부가 당으로 분해되어 유산이나 초산을 생성하기도 한다.

3) 위에서의 소화

닭과 같은 조류의 위는 선위와 근위 두 부분으로 되어있다. 선위는 단위동물의 위저선부에 해당하며 근위는 유문선부에 해당된다.

(1) 선 위

선위는 pH 3.1~6.1정도이며 근위에 비하여 상당히 적은데 위액을 분비하여 단위동물의 위, 반추동물의 4위와 같은 위에 해당한다.

(2) 근 위

근위는 잘 발달된 두껍고 강한 근육조직으로 구성되어 있으며 안쪽은 각질화 된 층으로 되어 있다. 근위 내에는 작은 돌이나 모래(grit) 등이 들어 있는데 이빨이 없는 조류는 음식물을 잘게 부수기 위하여 음식물과 함께 틈틈이 섭취기 때문이며, 조류의 가장 큰 특징이기도 하다.

섭취된 모래 등은 다음의 모래 등이 섭취되어 들어 올 때까지 빠져나가지 않고, 근위에 머무르다가 새로운 조금 더 큰 입자의 모래 등이 들어오면 소장을 통하여 배설된다.

4) 소장, 대장에서의 소화

근위에서 마쇄된 음식물은 소장의 십이지장으로 내려가서 본격적인 소화효소의 작용을 받아 영양소로 분해되어 소장에서 흡수하게 된다. 소장에서의 소화작용은 돼지와 같으나 닭에서는 락타제(lactase)의 분비작용은 없다.

닭은 포유동물과는 달리 길이가 약 10~15㎝정도 되는 좌우대칭인 체형에 비하여 비교적 큰 맹장을 가지고 있지만 섬유소의 분해는 극미하여 아무런 도움을 주지 못 한다. 닭에서는 맹장을 제거하여도 성장이나 산란활동에 아무런 영향을 주지 않기 때문에 맹장에서의 미생물 소화는 큰 뜻이 없다고 하겠다.

닭은 다른 동물에 보다 음식물이 소화관을 통과하는 속도가 빠른데 섭취 후 2.5~3시간 후면 분으로 배설되기 때문에 섭취된 음식물의 약 40%정도만을 소화흡수하고 나머지는 총배설강을 통하여 배설되는 소화와 흡수율이 매우 떨어지는 동물이라 할 수 있다.

동물의 소화기관	
단 위 동 물	원숭이, 개, 고양이, 돼지,
비반추초식동물	말, 토끼, 햄스터, 기니피그
조 류(가금류)	닭, 오리
반 추 동 물	소, 염소, 양

영양소	소 화 효 소 의 종 류
탄수화물	타액(salivary), 아밀라아제(amylase), 췌장 아밀라아제(pancreatic amylase), 말타아제(maltase), 슈크라아제(sucrase), 락타아제(lactase) 등
지방	리파아제(lipase), 스테압신(steapsin)
단백질	펩신(pepsin), 레닌(rennin), 트립신(trypsin), 키모트립신(chymotrypsin), 카르복시펩티다아제(carboxypeptidase), 아미노펩티다아제(aminopeptidase), 트리펩티다아제(tripeptidase), 디펩티다아제(dipeptidase) 등
핵산	리보뉴클레아제(ribonuclease), 디옥시리보뉴클레아제(deoxyribonuclease), 뉴클레오티아제(nucleotidase), 뉴클레오시다아제(nucleosidase) 등

memo

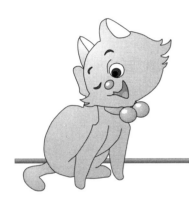

Chapter II
동물의 영양소

- 주요 강의 팁 -

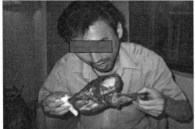
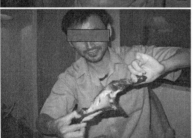
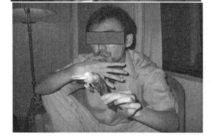

동물영양관리학
Chapter 2 동물의 영양소와 에너지

동물의 영양소

동물의 영양소는 생명을 유지하고 활동에 필요한 에너지를 만들며,

새로운 조직을 만들면서 성장하거나 번식하기 위하여 끊임없이

외부로부터 음식물을 섭취하고 이를 소화하여 흡수함으로써 체내에서

이용하여야 한다. 이를 위해 동물이 외부에서 섭취하는 물질을 영양소

라고 한다.

외부로부터 공급받는 영양소에는 어떤 것들이 있을까?

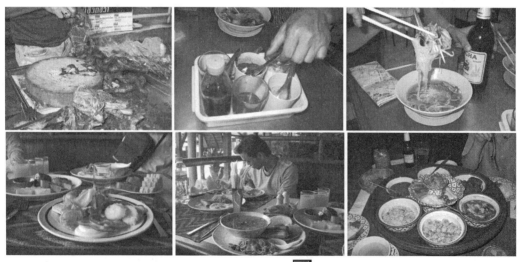

- 주요 강의 팁 -

동물영양관리사양학
Chapter 2 동물의 영양소와 에너지

외부로부터 공급받는 영양소에는 어떤 것들이 있을까?

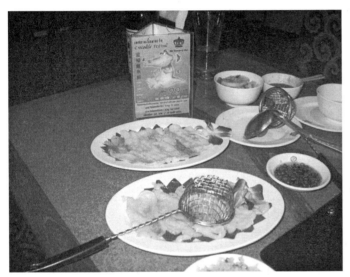

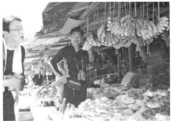

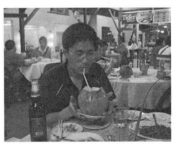

외부로부터 공급받는 영양소에는 어떤 것들이 있을까?

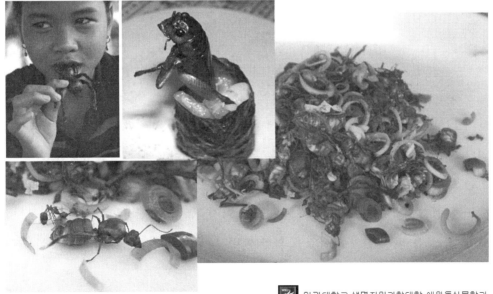

원광대학교 생명자원과학대학 애완동식물학과

1. 동물의 영양소와 에너지

영양소에는 탄수화물, 지방, 단백질, 비타민, 광물질, 물 등이 있다. 동물의 영양소는 생명을 유지하고 활동에 필요한 에너지를 만들며, 새로운 조직을 만들면서 성장하거나 번식하기 위하여 끊임없이 외부로부터 음식물을 섭취하고 이를 소화하여 흡수함으로써 체내에서 이용하여야 한다. 이를 위해 동물이 외부에서 섭취하는 물질을 영양소라고 한다.

현재까지 알려진 영양소의 수	
탄수화물	15
지방(지방산)	25
단백질(아미노산)	26
비타민	26
미네랄	14
물	1
계	107

동물이 이용할 수 있는 에너지는 섭취되는 음식물이라는 유기질연료에 의해서 체내로 들어오는데, 음식물 중에 들어있는 에너지 발생물질이 곧, 탄수화물, 지방, 단백질 등 열량소이다. 반추동물의 위 내에서는 휘발성 지방산도 에너지 발생물질로 쓰이는데, 이들 물질은 모두 탄소(C), 수소(H), 질소(N), 산소(O_2) 등 원소로 구성되어 있다.

또한 음식물섭취에 의한 대사로써의 에너지 생성, 뿐만 아니라 외부로부터 받는 인위적인 보온 및 태양의 복사열에 의한 에너지는 보다 쉬운 과정으로 체온을 유지하는 등의 에너지를 얻는데 중요한 에너지원이다.

- 주요 강의 팁 -

탄수화물이란?

탄수화물은 자연계에 널리 분포되어있으며, 그 중 대다수가 식물계에 당류,
전분, 셀룰로오스, 검 등으로 존재하고, 동물계에는 글리코겐,
당 및 그 유도체형태로 존재하는데 이를 가리켜 동물성 탄수화물이라 하며,
전자와 후자 모두를 통틀어 탄수화물이라 한다.

3대 영양소의 에너지 발생량		
영양소명	총에너지(kcal)	대사 에너지(kcal)
탄수화물	4.2	4.1
지 방	9.5	9.3
단 백 질	5.6	4.1

탄수화물이란?

대다수가 자연계의 식물계에 존재하는 유기물	
식물성 탄수화물	당류, 전분, 셀룰로오스, 검
동물성 탄수화물	글리코겐, 당 및 그 유도체
구성원소	탄소, 수소, 산소$(CH_2)n$

원광대학교 생명자원과학대학 애완동식물학과

- 주요 강의 팁 -

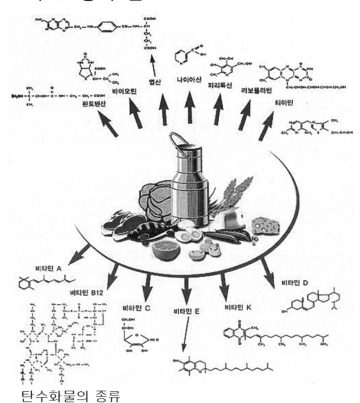

탄수화물의 종류

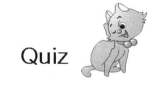

Quiz

영양소

탄수화물은 ?

식물성 탄수화물	
단당류	포도당, 과당, 갈락토오스
이당류	맥아당, 유당
다당류	전분, 텍스트린,
동물성 탄수화물	
다당류	글리코겐

- 주요 강의 팁 -

동물영양관리학
Chapter 1 동물의 소화기관

탄수화물과 당

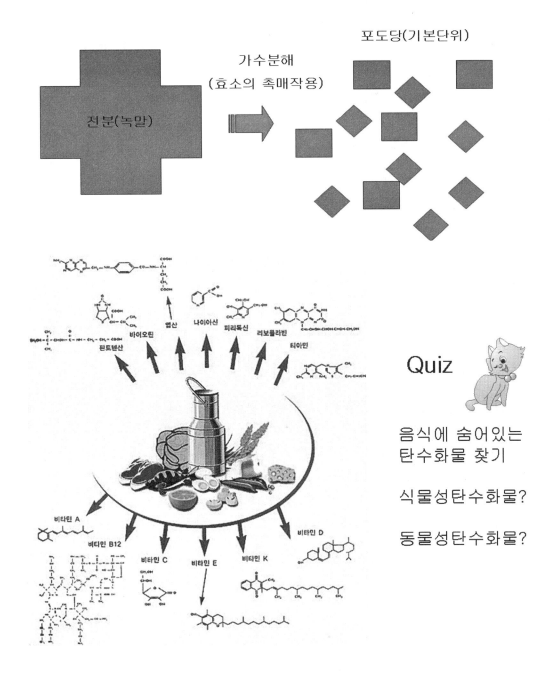

2. 동물의 영양소 종류

1) 탄수화물

탄수화물은 식물계에 존재하는 가장 중요한 유기물로써 가장 효율적인 에너지 공급원으로 폴리하이드록시 알데하이드(polyhydroxy aldehyde) 또는 케톤(ketone)으로서 분자 내 탄소(C)가 3개 들어 있는 간단한 물질로부터 복잡한 것까지 다양한 종류가 있으며, 탄소(C), 수소(H), 산소(O2)의 결합비율이 물과 같으나 질소(N), 인(P), 황(S)이 함유되어 일반적인 탄수화물의 실험식인 $(CH2O)n$에 일치하지만은 않는다.

탄수화물은 자연계에 널리 분포되어있으며, 그 중 대다수가 식물계에 당류, 전분, 셀룰로오스, 검 등으로 존재하고, 동물계에는 글리코겐, 당 및 그 유도체형태로 존재하는데 이를 가리켜 동물성 탄수화물이라 하며, 전자와 후자 모두를 통틀어 탄수화물이라 한다.

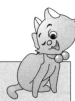

동물체내의 탄수화물은 기능은 다음과 같다.

탄 수 화 물 의 기 능
동물체 내에서 분해되면서 1g당 약 4kal 의 에너지를 공급한다.
지방, 단백질의 합성원료로 쓰인다. 탄수화물 분해로 생성되는 탄소골격은 지방산과 비필수아미노산의 합성원료로 이용된다.
지방대사를 원활하게 해준다. 탄수화물의 섭취량이 부족하면 지방대사의 중간물질인 케톤체의 축적이 일어나 지방의 이용률을 저하시키기도 한다.
뇌와 신경조직의 구성에 관여한다. 특히, 단당류의 일종인 갈락토오스는 뇌와 신경조직의 구성 성분으로 이용된다.
락토오스는 장내에서 칼슘의 흡수를 도와준다.

- 주요 강의 팁 -

동물영양관리학
Chapter 2 동물의 영양소와 에너지

식물성 탄수화물 - 단당류

단당류-탄수화물 중에서 가장 단순한 당(모든 당의 기본)	
포도당(giucose)	식물의 과일이나 즙액에 함유(포도)
	뇌와 신경세포의 유일한 에너지원
과당(fructose)	과일, 꿀에 다량함유-단맛이 강하다
	포도당으로 혈액중으로 직접흡수, 간에서 글루코오스로 합성
갈락토오스	당류, 다당류가 가수분해
	포도당과 결합하여 유당형태로 존재
	당질지로서 뇌의 발달에 중요한 요소

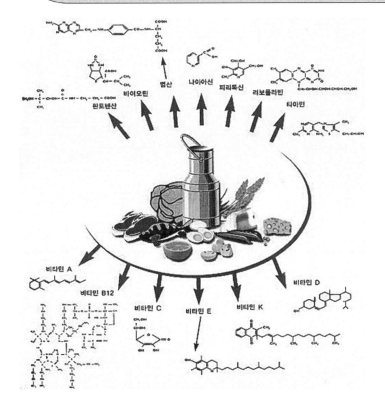

Quiz

음식에 숨어있는
탄수화물 찾기

단당류?

(1) 단당류

단당류는 더 이상 분해되지 않는 가장 간단한 탄수화물로 무색 결정의 고체이다. 물에 잘 녹으며, 대부분 단맛을 가지고 있다.

결합한 탄소의 수에 따라 삼탄당, 사탄당, 오탄당, 육탄당 등으로 나누며, 영양상 중요한 것은 육탄당이다. 식물계에는 오탄당이 많이 존재하며, 에너지 대사에 중요하게 이용된다. 동물 체내의 탄수화물 대사과정에서는 삼탄당의 역할이 매우 크다.

단당류 (monosaccharides) – 1개의 글루코오스(glucose) 단위로 됨	
① 삼탄당(trioses) $C_3H_6O_3$	글리세르알데하이드(glyceraldehyde)
	디히드록시 아세톤(dihydroxy acetone)
② 사탄당(tetrose) C_4HO_4	에리트로오스(erythrose)
③ 오탄당(pentose) $C_5H_{10}O_5$	리보오스(ribose)
	아라비노오스(arabinose)
	크실로오스(Xylose)
	크실룰로오스(Xylulose)
④ 육탄당(hexose) $C_6H_{12}O_5$	글루코오스(glucose)
	갈락토오스(galactose)
	만노오스(mannose)
	프룩토오스(fructose)

① 삼탄당(trioses) $C_3H_6O_3$

삼탄당은 탄소수가 3개인 글리세르알데하이드(glyceraldehyde)와 디히드록시 아세톤(dihydroxy acetone)이 있는데 이들은 포도당의 당분해과정(glycolysis)에서 생성되는 중간대사물질이다.

② 사탄당(tetrose) C_4HO_4

사탄당에는 에리트로오스(erythrose)가 있는데 이는 오탄당인산염회로(pentose phosphate pathway)에서 반응물질로 작용한다.

③ 오탄당(pentose) $C_5H_{10}O_5$

오탄당중 중요한 것은 아라비노오스(arabinose), 크실로오스(Xylose) 및 리보오스(ribose)이며 자연계에서는 유리상태로 존재하지 않으며 아라비노오스와 크실로오스는 헤미셀룰로오스(hemicellulose)의 구성성분인 펜토산의 구성물질이며 아라비노오스는 삼탄당(trioses) $C_3H_6O_3$수지 중에도 함유되어있다.

④ 육탄당(hexose) $C_6H_{12}O_5$

육탄당은 단당류에서 가장 중요한 탄수화물이며 동물의 체내 대사물질로서 영양상 중요한 역할을 하며, 글루코오스(glucose), 갈락토오스(galactose),만노오스(mannose), 프룩토오스(fructose)가 있다.

- 주요 강의 팁 -

탄수화물과 뇌

동물영양관리학
Chapter 2 동물의 영양소와 에너지

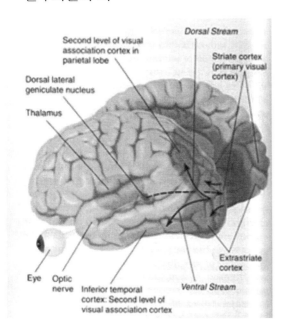

아침을 먹어야하는
이유?

원광대학교 생명자원과학대학 애완동식물학과

- 주요 강의 팁 -

탄수화물의 종류 - 이당류

이당류-두 분자의 단당류로 이루어진 당	
맥아당	같은 말-엿당
	녹말이 아밀라제에 의하여 가수분해되어진 당
	글루코오스와 프록토오스(과당)
유당	우유
	글루코오스(단당류)와 락토오스(단당류)

올리고당 3~10개의 단당류 / 그 이상 전분

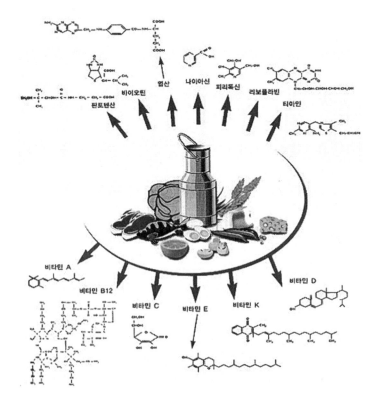

Quiz

음식에 숨어있는
탄수화물 찾기

이당류?

(2) 과당류

과당류는 단당류의 결합단위가 2~10개가 결합된 당으로 이루어져 있다.

과당류 (oligosaccharides) – 2~10개의 글루코오스(glucose) 단위로 됨		
① 이당류(disaccharides) $C_{12}H_{22}O_{11}$	슈크로오스(sucrose)	
	말토오스(maltose)	
	셀로비오스(cellobiose)	
	락토오스(lactose)	
② 삼당류(trisaccharides) $C_{12}H_{32}O_{16}$	라피노오스(raffinose)	
③ 사당류(tetrasaccharides) $C_{24}H_{42}O_{21}$	스타키오스(stachyose)	
④ 오당류(pentasaccharides) $C_6H_{12}O_5$	버바스코어스(verbascose)	

① 이당류(disaccharides) $C_{12}H_{22}O_{11}$

이당류는 2개의 동일하거나 다른 형태의 단당류가 글루코시딕 결합(glucosidic linkage)으로 결합된 것으로 환원당이 말토오스(maltose), 락토오스(lactose), 셀로비오스(cellobiose)와 환원당이 아닌 수크로오스(sucrose)등이 속해 있는데 이들은 소화기관 내에서 단당류로 가수분해되어 흡수된 후 체내 대사에 참여하게 된다.

② 삼당류(trisaccharides) $C_{12}H_{32}O_{16}$

삼당류에 속하는 것은 라피노오스(raffinose)가 있고 이는 사탕무우에 소량 함유되어 있으며, 수크로오스를 제조한 후의 부산물인 당밀에 다량 함유되어 있다. 또한 목화씨에도 약8%가 함유되어 있다. 가수분해되면 글루코오스, 프룩토오스, 갈락토오스가 생성된다.

③ 사당류(tetrasaccharides) $C_{24}H_{42}O_{21}$

사당류인 스타키오스(stachyose)는 40여종의 식물에서 분리해 낼 수 있으며 특히 두과식물의 종자나 스타키스속의 뿌리에 함유되어 있으며 가수분해되면 2분자의 갈락토오스와 1분자씩의 프룩토오스가 생성된다.

- 주요 강의 팁 -

탄수화물의 종류 - 다당류

다당류-복합탄수화물	
전분(starch)	씨앗 - 옥수수,밀,쌀 등 곡식류/
	근채류 - 고구마,감자 등
녹말(말토텍스트린)	근육과 간의 글리코겐합성에 가장 빠르게 작용
글리코겐(glycogen)	동물성 전분
동물성 다당류	간과 근육에 저장

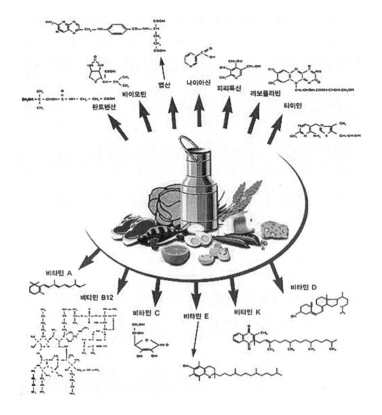

Quiz

음식에 숨어있는
탄수화물 찾기

다당류?

(3) 다당류

다당류(polysaccharide)는 10개 또는 그 이상의 펜토오스(pentose) 또는 헥소오스(hexose)가 결합되어 형성된 분자량이 많은 탄수화물로서 생물학적으로 단당류의 저장물질로서 존재하고, 다른 다당류들은 세포벽이나 결합조직에 대한 구조적인 요소로서의 기능을 가지고 있다.

산이나 특이한 효소로서 완전히 가수분해시키면 단당류 혹은 그 유도체를 생성한다. 또한 다당류를 글리칸(glycan)이라고도 부르며, 반복되는 단당류의 단위의 성질, 사슬의 길이, 곁가지의 뻗어진 정도 등이 다르나 동일한 단당류의 단위만으로 구성된 것을 **단순 다당류(homopolysaccharide)**라하고, 두 종류 이상의 단당류 단위로 구성된 것을 **이질다당류(heteropolysaccharide)**로 분류한다.

(3)-1 단순 다당류(homopolysaccharide)

다당류 (polysaccharide) - 10개 이상의 글루코오스(glucose) 단위로 됨		
단순 다당류(homopolysaccharide) - 한 종류의 글루코오스 단위로 됨		
① 펜토산(pentosan) ((C5H8O4)n)	아라반(araban)	
	크실란(xylan)	
② 헥소산(hexosan) ((C6H10O5)n)	글루칸 (glucan)	전분(starch, α-linked)
		덱스트린(dextrin, α-linked)
		글리코겐(glycogen, α-linked)
		셀룰로오스 (cellulose β-linked)
	프룩탄 (fructan)	이눌린(inulin)
		레반(levan)
	갈락탄(galactan)	
	만난(mannan)	

① 펜토산(pentosan) $((C_5H_8O_4)n)$

펜톤산은 가수분해되면 오탄당이 생성되며 아라반(araban)이 가수분해되면 아라비노오스(arabinose)를 생성하고 크실란(xylan)은 크실오스(xylose)를 생성한다. 펜톤산은 주로 식물의 구성성분으로서 α-linkage로 연결되어 있기 때문에 동물의 효소로 분해되지 않고 미생물에 의해서만 분해되므로 반추동물에게 중요한 영양소이다.

② 헥소산(hexosan) $((C_6H_{10}O_5)n)$

헥소산이 가수분해되면 전분(starch), 덱스트린(dextrin), 셀룰로오스(cellulos)등과 같이 글루코오스(glucose)만으로 구성되어 있는 글로코산(glucosan)과 프룩토오스(fructose)로 연결된 프룩토오산(fructosan) 및 그 밖에 갈락탄(galactan), 만난(mannan)등으로 구별된다.

- 주요 강의 팁 -

동물영양관리학
Chapter 2 동물의 영양소와 에너지

탄수화물의 종류 - 복합다당류

복합다당류-2~6종류의 글루코오스로 이루어 짐	
펙틴	세포벽과 세포 사이의 층을 형성
헤미셀룰로오스	식물의 목질화된 부분과 종자에 함유
검	사포딜라(sapodilla)의 수액의 고체화된 치클(chicle)
뮤코다당류	오징어의 먹물

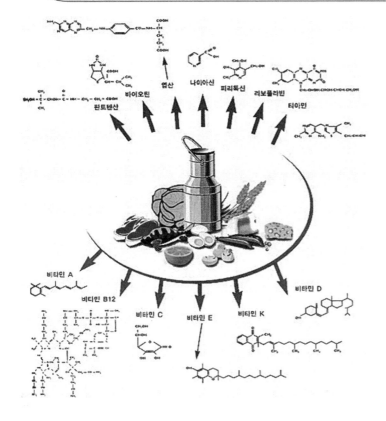

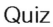

Quiz

음식에 숨어있는
탄수화물 찾기

복합다당류?

(3)-2 복합 다당류(heteropolysaccharide)

다당류 (polysaccharide) – 10개 이상의 글루코오스(glucose) 단위로 됨
복합 다당류(heteropolysaccharide) – 2~6종류의 글루코오스 단위로 됨
① 펙틴(pectin, α-linked)
② 헤미셀룰로오스(hemicellulose, α-linked)
③ 검(gume, mucilages)
④ 뮤코 다당류(mucopolysaccharides)

① 펙틴(pectin, α-linked)

펙틴(pectin)은 모든 식물의 세포벽과 세포 사이의 층을 형성하는 물질로 뜨거운 물이나 찬물에 의해 추출되고, 겔(gel)을 형성하지만 동물이 분비하는 효소에 의해 분해되지 않으며 미생물에 의해서만 분해된다.

② 헤미셀룰로오스(hemicellulose, α-linked)

헤미셀룰로오스(hemicellulose)는 셀룰로오스(cellulose)와 함께 식물의 목질화 (lignification)된 조직과 잎 및 종자에 함유되어 있는 탄소물질로서 글루코오스 (giucose), 크실로오스(xylose), 만노오스(mannose), 아라비노오스(arabinose), 갈락토오스 (galactose) 등으로 구성되어 있으며, 약산 또는 약알칼리에 용해되며 리그닌(lignin)과 밀접하게 결합하여 세포벽을 구성한다.

③ 검(gume, mucilages)

검은 식물의 상처부위에서 생성되며 잎이나 또는 수피에서 자연적으로 분비되고 아라비노오스(arabinose)나 람노스(rhamnose)와 같은 단당류를 가지고 있다.

④ 뮤코 다당류(mucopolysaccharides)

뮤코 다당류는 오징어의 먹물 등에 다량 포함되어 있으며, 관절연골성분 등으로 작용 한다.

- 주요 강의 팁 -

탄수화물의 종류 - 특수화합물

동물영양관리학
Chapter 2 동물의 영양소와 에너지

특수화합물-2~6종류의 글루코오스로 이루어 짐	
키틴(chitin)	새우, 게, 곤충의 딱딱한 불용성 외피
리그닌(lignin)	셀룰로오스와 헤미셀룰로오스 등의 결합물
	소화성이 없음. 자연계에서도 분해되기 어려움

손톱- 단백질 (케라틴)

동물의 영양소

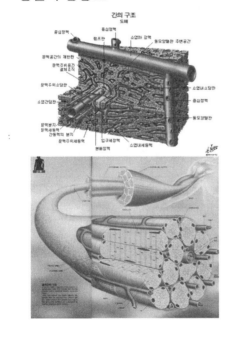

탄수화물의 저장

탄수화물은 소화과정을 거쳐 간이나 근육에 글리코겐형태로 저장되며,

운동을 포함하여 모든 신체활동에 필요한 에너지를 공급한다.

 원광대학교 생명자원과학대학 애완동식물학과

(4) 특수 화합물

특수 화합물
① 키틴(chitin)
② 리그닌(lignin)

① 키틴(chitin)

키틴은 새우, 게 또는 많은 곤충들의 딱딱한 불용성의 껍질 혹은 외골격을 이루는 물질로 N-아세틸-D-글루코사민(N-acetyl-D-glucosamine)이 결합된 곧은 사슬 중합체인 구조 다당류이다.

② 리그닌(lignin)

리그닌은 탄수화물이 아니며 주로 셀룰로오스(cellulose), 헤미셀룰로오스(hemicellulose) 등과 결합하여 세포벽의 구성물질로 존재하고 정확한 분자구조는 알려져 있지 않지만 기본구성단위는 페닐프로판(phenylpropane)이다. 식물이 성장함에 따라 세포벽이 목질화되는데 이것은 리그닌이 셀룰로오스, 헤미셀룰로오스 등과 결합된 상태라 생각된다.

리그닌은 강산과 미생물의 작용에 대하여 저항력이 강하고 전혀 소화가 되지 않는 물질로 알려져 있다.

- 주요 강의 팁 -

탄수화물의 기능 2

동물체 내에서 분해 되면서 1g당 약 4kal의 에너지를 공급한다.
지방, 단백질의 합성원료로 쓰인다. 탄수화물 분해로 생성되는 탄소골격은 지방산과 비필수아미노산의 합성원료로 이용된다.
지방대사를 원활하게 해준다. 탄수화물의 섭취량이 부족하면 지방대사의 중간물질인 케톤체의 축적이 일어나 지방의 이용률을 저하시키기도 한다.
뇌와 신경조직의 구성에 관여한다. 특히, 단당류의 일종인 갈락토오스는 뇌와 신경조직의 구성성분으로 이용된다.
락토오스는 장내에서 칼슘의 흡수를 도와준다.

2) 지 방(lipid)

지방은 물에 녹지 않고 에테르(ether), 클로로포롬(chloroform), 벤젠(benzene) 등의 유기용매에 녹는 특성을 가진다. 지방이 분해되면 지방산(fatty acid)과 글리세린(glycerin)으로 되어 동물의 체내에서 이용될 수 있다.

지방은 탄소(C), 수소(H), 산소(O)로 되어 있으며 때로는 인(P) 또는 질소(N) 등을 함유하기도 한다.

3대 영양소의 조성비			
영 양 소	탄 소	수 소	산 소
탄 수 화 물	40	7	53
단 백 질	50	7	25
지 방	77	12	11

2)-1 지방의 중요성

지방은 탄수화물이나 단백질에 비하여 탄소와 수소의 가연성 물질 함량이 많기 때문에 높은 에너지를 발생할 수 있다.

3대 영양소의 에너지 발생량		
영양소명	총에너지	대사 에너지
탄수화물	4.2	4.1
지 방	9.5	9.3
단 백 질	5.6	4.1

지방(lipid)의 중요성 및 역할
① 지방은 많은 에너지를 공급할 수 있는 주요 에너지원이다.(탄수화물의 2.25배)
② 지방은 동물체내의 지방조직으로 에너지 저장 및 필요시 산화되어   에너지를 발생 한다.
③ 지방 중, 식물유는 동물체내에서 합성할 수 없는 필수지방산의 공급원이다.
④ 지방 중, 유지는 지용성비타민 A, D, E, K의 공급원이다.
⑤ 유지 중, 특히 식물유는 미지성장인자(UGF-unknown growth factor)의   공급원이다.
⑥ 지방은 음식물(사료)의 기호성을 향상시킨다.
⑦ 지방은 동물체내 중요 기관을 충격으로부터 보호하기도 하며,   체온손실을 방지한다.

-주요 강의 팁-

동물영양관리학
Chapter 1 동물의 소화기관

지 방(lipid)

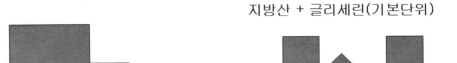

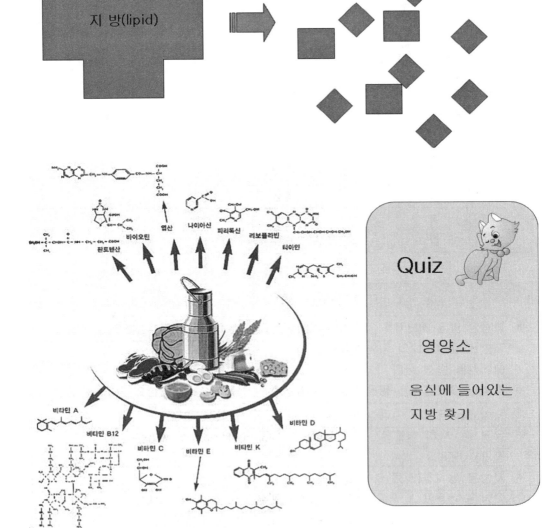

2)-2 지방의 분류

지방은 화학적으로 특성에 따라 지방산(fatty acid)과 글리세롤(glycerol)의 상태, 비지방물질의 함유 여부, 가수분해의 정도 등으로 분류하는데, 일반적으로 상온에서 굳어 있는 형체를 지방(fat)이라고 하며, 그 상태가 액상인 것을 기름(oil)이라고 하는데 그 본질적인 차이는 없다.

지방(lipid)의 분류	
지방의 종류	특 성
1. 단순지방(simple lipid) 1) 중성지방(neutral fat) 2) 왁스(wax)	· 지방산과 알코올의 결합물(에스테르) · 지방산과 글리세롤의 결합물 :글리세리드, 글리세롤, 글리세롤, 에스테로 등 · 지방산과 콜레스테롤이나 라노스테롤의 결합물
2. 복합지방(compound lipid) 1) 인지방(phospholipid) 2) 당지방(glycolipid) 3) 지방단백(lipoprotein)	· 비지방물질을 함유하고 있는 지방 · 인산과 질소를 함유 : 레시틴(lecithin), 세파린(cephalin), 스핑고미엘린(spingomyelin) 등 · 탄수화물과 질소를 함유 : 세레브로사이드(cerebroside) 등 · 지방과 아폴리포프로테인(apolipoprotein)의 결합물
3. 유도지방(derived lipid) 1) 지방산 2) 스테롤	· 지방의 가수분해로 생기는 물질이나 지방으로부터 합성되는 물질
4. 기타 지방 1) 테르페노이드(terpenoid) 2) 지용성 비타민	· 색소와 비타민 · 색소 · 비타민

- 주요 강의 팁 -

동물의 영양소

동물영양관리학
Chapter 2 동물의 영양소와 에너지

지방의 분류	
1.단순지방(simple lipid)	1)중성지방 2)왁스
2.복합지방(compound lipid)	1)인지방 2)당지방 3)지방단백
3.유도지방(derived lipid)	1)지방산 2)스테롤
4.기타지방	1)테르페노이드 2)지용성 비타민

동물의 영양소

지방의 분류	
1.단순지방(simple lipid)	1)중성지방 2)왁스
2.복합지방(compound lipid)	1)인지방 2)당지방 3)지방단백
3.유도지방(derived lipid)	1)지방산 2)스테롤
4.기타지방	1)테르페노이드 지용성 비타민

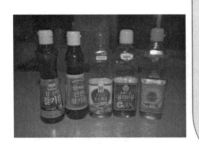

1.단순지방(simple lipid)
-지방산과 알코올의 결합물(에스테르)

1) 중성지방(neutral fat)

: 지방산 + 글리세롤 = 에스테르(트리글리세리드 or 유지)

- 식물유에는 불포화지방산인 올레산(oleic acid), 리놀레산(linoleic acid), 또는 리놀렌산(linolenic acid)이 높은 비율로 들어있으며, 대부분 액체상태의 기름이다.

- 동물성 지방에는 포화지방산인 팔미트산(palmitic)과 스테아르산(stearic)을 높은 비율로 함유하고 있으며 보통 고체상태의 지방(fat) 또는 왁스(wax)이다.

2) 왁 스(wax-밀납)

- 주 요 강 의 팁 -

동물영양관리학
Chapter 2 동물의 영양소와 에너지

동물의 영양소

지방의 분류	
1.단순지방(simple lipid)	1)중성지방 2)왁스
2.복합지방(compound lipid)	1)인지방 2)당지방 3)지방단백
3.유도지방(derived lipid)	1)지방산 2)스테롤
4.기타지방	1)테르페노이드 지용성 비타민

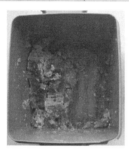

1.단순지방(simple lipid)
-지방산과 알코올의 결합물(에스테르)

1) 중성지방(neutral fat)

2) 왁 스(wax-밀납)

- 고분자 알코올 + 지방산 = 에스테르

상온에서 고체이며 지방보다 높은 녹는점(융점)을 가지고 있다.
꿀벌의 밀납(bee wax)은 5종의 에스테르로 되어 있다.

밀납은 동물계에 널리 분포되어 있으며 주로 동식물체를 보호
하는 기능을 지니고 있어서, 식물에서는 수분의 증발을 막아주
고 동물에서는 털이나 깃털을 밀납으로 코팅(coating)함으로써
수분의 침투를 막아 방수의 기능을 가진다.

밀납은 가수분해되지 않아서 영양적 가치는 없으나 조지방을
측정할 때 지방과 함께 에스테르로 추출되어, 조지방의 영양가
치가 과대평가되는 경우도 있다.

(1) 단순지방(simple lipid)

여러 형태의 알콜(alcohol)과 지방산(fatty acid)과의 에스테르(ester) 결합물질이다.

① 중성지방(neutral fat)

중성지방은 지방산과 글리세롤이 결합된 에스테르로서 트리글리세라이드(triglyceride), 또는 유지(fat and oil)라고도 하며, 자연계에 가장 많이 분포하고 있으며, 포화지방산(saturated fatty acid) 및 불포화지방산(unsaturated fatty acid) 모두를 함유하고 있다.

식물유에는 불포화지방산인 올레산(oleic acid), 리놀레산(linoleic acid), 또는 리놀렌산(linolenic acid)이 높은 비율로 들어있으며, 대부분 액체상태의 기름이다.

동물성 지방에는 포화지방산인 팔미트산(palmitic)과 스테아르산(stearic)을 높은 비율로 함유하고 있으며 보통 고체상태의 지방(fat) 또는 왁스(wax)이다.

② 왁스(wax-밀납)

왁스는 글리세롤 대신에 고분자의 알콜과 지방산으로 구성된 에스테르로서 상온에서 고체이며 지방보다 높은 녹는점(융점)을 가지고 있다. 꿀벌의 밀납(bee wax)은 5종의 에스테르로 되어 있다.

밀납은 동물계에 널리 분포되어 있으며 주로 동식물체를 보호하는 기능을 지니고 있어서, 식물에서는 수분의 증발을 막아주고 동물에서는 털이나 깃털을 밀납으로 코팅(coating)함으로써 수분의 침투를 막아 방수의 기능을 가진다.

또한 밀납은 가수분해되지 않아서 영양적 가치는 없으나 조지방을 측정할 때 지방과 함께 에스테르로 추출되어, 조지방의 영양가치가 과대평가되는 경우도 있다.

-주요 강의 팁-

동물의 영양소

지방의 분류	
1.단순지방(simple lipid)	1)중성지방 2)왁스
2.복합지방(compound lipid)	1)인지방 2)당지방 3)지방단백
3.유도지방(derived lipid)	1)지방산 2)스테롤
4.기타지방	1)테르페노이드 지용성 비타민

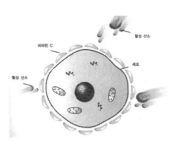

2.복합지방(compound lipid)
-비지방물질을 함유하고 있는 지방

1) 인지방(phosphate)

인지질이라고도 하며, 지방산의 글리세롤에스테르에 인산염기(phosphate)를 갖고 있는 구조로서 포스파틴산(phosphatidic acid)의 이다.

수용성 및 지용성인 인산염기와 물에 녹지 않는 지방산을 함유하고 있어서 세포내에서 중요 기능을 담당하는 물질이다.

단백질과 결합하여 세포막 구성성분이 되어 세포막 통과 물질의 통로로 역할을 한다. 특히, 신경조직, 간장, 심장 등 기능이 활발한 조직에 많다. 에너지원보다는 조직세포의 구성과 기능유지에 더욱 중요하다.

2) 당 지 방 (glycolipid)
3) 지방단백 (lipoprotein)

 원광대학교 생명자원과학대학 애완동식물학과

(2) 복합지방

① 인지방(phosphate)

인지질이라고도 하며, 지방산의 글리세롤에스테르에 인산염기(phosphate)를 갖고 있는 구조로서 포스파틴산(phosphatidic acid)의 유도체이며, 수용성 및 지용성인 인산염기와 물에 녹지 않는 지방산을 함유하고 있어서 세포내에서 중요 기능을 담당하는 물질이다.

단백질과 결합하여 세포막 구성성분이 되어 세포막 통과 물질의 통로 역할을 한다.

특히, 신경조직, 간장, 심장 등 기능이 활발한 조직에 많다. 에너지원보다는 조직세포의 구성과 기능유지에 더욱 중요하다.

인지방 (phosphate)		
포스포글리세리드 (phosphoglycerides)	레시틴(lecithin)	동물의 신경계, 간, 정액에 함유
	세파린 (cephaline)	뇌조직, 신경조직에 들어 있는 모노아미노 모노포스파타이드
	플라스말로겐 (plasmalogen)	혈소판 중에 들어 있는 인지질
포스포이노시티드 (phosphoinositide)	포스파티산과 이노시톨 잔기를 가진 화합물로, 뇌에 다량 존재한다.	
포스포스핑고사이드 (phosphosphingoside)	가수분해로 인한 인산, 콜린, 스핑고신, 지방산을 생성하는 인지질의 총칭으로 신경조직과 막에 널리 존재한다.	

② 당지방(glycolipid)

당지질이라고도 하며 분자내에 탄수화물과 지방이 함유되어 있는 화합물로서 포스포릴콜린(phospho choline) 대신에 갈락토오스(galactose)와 포도당(glucose) 등의 육탄당을 함유하고 있으며, 갈락토오스가 함유된 것은 뇌세포 형성에 특히 중요하다.

식물체에는 없고 동물체의 뇌와 신경조직에 많고, 세포막에서 이온(ion)을 운반하는 중요 기능을 하기도 한다.

③ 지방단백(lipoprotein)

지방단백질은 불용성인 지방이 혈액에서 운반되고 세포내로 유입되어 대사과정을 거치기 위해서는 단백질과 특수한 결합이 필요한데 이렇게 단백질과 결합된 지방을 말하며 중성지방, 인지방, 콜레스테롤 및 단백질 등을 함유하고 있으면서 가용상태로 혈액 중에 존재한다.

체내에서의 지방산 운반 외에도 미토콘드리아(mitochondria)의 전자전달계, 소포체와 핵 등에도 존재하여 중요한 기능을 수행한다.

(3) 유도지방

지방산(fatty acid)과 스테롤(sterol)이 여기에 속하며, 스테롤은 환산구조를 가진 수산기(-OH)가 1개 있는 고분자의 불포화알콜로서 스테롤 핵을 가지고 있는 물질이다.

담즙산과 성호르몬은 콜레스테롤에서 유도된 물질로서 이들 또한 스테롤 핵을 가지고 있는데, 스테롤과 이들 스테롤 유도체를 포함하여 스테로이드(steroid)라고 한다.

- 주요 강의 팁 -

동물영양관리학
Chapter 2 동물의 영양소와 에너지

동물의 영양소

지방의 분류	
1.단순지방(simple lipid)	1)중성지방 2)왁스
2.복합지방(compound lipid)	1)인지방 2)당지방 3)지방단백
3.유도지방(derived lipid)	1)지방산 2)스테롤
4.기타지방	1)테르페노이드 지용성 비타민

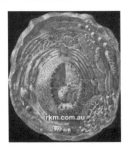

2.복합지방(compound lipid)
-비지방물질을 함유하고 있는 지방

1) 인지방(phosphate)
2) 당 지 방 (glycolipid)
3) 지방단백 (lipoprotein)

지방단백질은 불용성인 지방이 혈액에서 운반되고 세포내로 유입되어 대사과정을 거치기 위해서는 단백질과 특수한 결합이 필요한데 이렇게 단백질과 결합된 지방을 말하며 중성지방, 인지방, 콜레스테롤 및 단백질 등을 함유하고 있으면서 가용 상태로 혈액중에 존재한다.

체내에서의 지방산 운반 외에도 미토콘드리아(mitochondria)의 전자전달계, 소포체와 핵 등에도 존재하여 중요한 기능을 수행한다.

원광대학교 생명자원과학대학 애완동식물학과

- 주요 강의 팁 -

동물영양관리학
Chapter 2 동물의 영양소와 에너지

동물의 영양소

지방의 분류	
1.단순지방(simple lipid)	1)중성지방 2)왁스
2.복합지방(compound lipid)	1)인지방 2)당지방 3)지방단백
3.유도지방(derived lipid)	1)지방산 2)스테롤
4.기타지방	1)테르페노이드 지용성 비타민

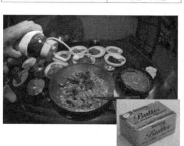

3.유도지방(derived lipid)
-지방의 가수분해, 지방으로부터 합성되는 물질

1) 지 방 산 - 지방산은 모든 유지의 구성성분이다

A. 포화지방산 일반적으로 $CnH2n+1COOH$로 표시되는 이중결합이 없는 지방산으로서 같은 수의 탄소를 가진 불포화지방산보다 용점과 비점이 높다. 또한 탄소수가 증가할수록 용점이 높아져서 C10-이상인 것들은 상온에서 고체가 된다. 중요한 것으로는 휘발성 지방산(초산, 프로피온산, 낙산) 및 팔미틴산(palmitin acid), 스테아린산(stearin acid)이다.

B. 불포화지방산 - 분자내에 이중결합을 갖는 지방산으로 올레인(olein acid)산과 같이 이중결합이 1개 있는 것($CnH2n-1COOH$)과 리놀산과 같이 2개 있는 것($CnH2n-3COOH$)이 있으며 리놀렌산(linolenic acid)은 3개, 아라키돈산(arachidonic acid)은 4개의 이중결합이 있다. 일반불포화지방산은 이중결합의 특성 때문에 상온에서도 모두 액체상태이며 cis 형과 trans 형의 이성체가 존재한다.

2) 스 테 롤

동물영양관리사양학
Chapter 2 동물의 영양소와 에너지

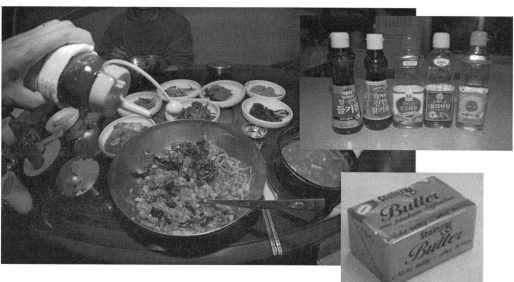

원광대학교 생명자원과학대학 애완동식물학과

- 주요 강의 팁 -

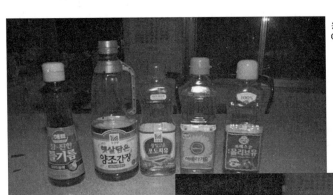

동물영양관리학
Chapter 2 동물의 영양소와 에너지

기름이 아닌 것은?

동물의 영양소

지방의 분류	
1.단순지방(simple lipid)	1)중성지방 2)왁스
2.복합지방(compound lipid)	1)인지방 2)당지방 3)지방단백
3.유도지방(derived lipid)	1)지방산 2)스테롤
4.기타지방	1)테르페노이드 지용성 비타민

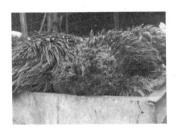

3.유도지방(derived lipid)
-지방의 가수분해. 지방으로부터 합성되는 물질

1) 지 방 산 지방산은 모든 유지의 구성성분이다
.
A. 포화지방산 .

B. 불포화지방산

필 수 지 방 산

불포화지방산 중에서 리놀레산, 리놀렌산, 아라키돈산은 동물체내
에서 합성이 안 되며, 이들을 가리켜 필수지방산이라고 한다.

2) 스 테 롤

원광대학교 생명자원과학대학 애완동식물학과

- 주 요 강 의 팁 -

동물영양관리학
Chapter 2 동물의 영양소와 에너지

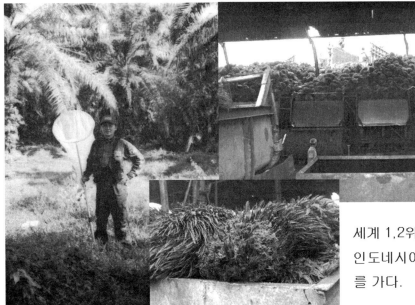

세계 1,2위의 팜유생산국
인도네시아, 말레이시아
를 가다.

3. 유도지방(derived lipid)
- 지방의 가수분해, 지방으로부터 합성되는 물질

지 방 산 - 지방산은 모든 유지의 구성성분이다

필수지방산의 종류	
체내에서 합성되지 않는 지방산	리놀레산(lionleic acid, 18 : 2)
	리놀렌산(linolenic acid, 18 : 3)
체내에서 합성되나 그 양이 부족한 지방산	아라키돈산(arachidonic acid, 20 : 4)

① 지방산

지방산은 모든 유지의 구성성분이다.

지방산(fatty acid)의 종류				
보통명	분자식	녹는점(°C)	탄소 수	이중결합수
1) 포화지방산				
아세트산(acetic acid)	$C_2H_4O_2$	16.6	C_2	0
프로피온산(propionic acid)	$C_3H_6O_2$	-22	C_3	0
부티르산(butyric acid)	$C_4H_8O_2$	-6	C_4	0
카프로산(caproic acid)	$C_6H_{12}O_2$	-3	C_6	0
카프릴산(caprylic acid)	$C_8H_{16}O_2$	16.5	C_8	0
카프르산(capric acid)	$C_{10}H_{20}O_2$	31.4	C_{10}	0
라우르산(lauric acid)	$C_{12}H_{24}O_2$	44.2	$C1_2$	0
미리스트산(myristic acid)	$C_{14}H_{28}O_2$	53.9	C_{14}	0
팔미트산(palmitic acid)	$C_{16}H_{32}O_2$	63.1	C_{16}	0
스테아르산(stearic acid)	$C_{18}H_{36}O_2$	96.9	C_{18}	0
아라키드산(arachidic acid)	$C_{20}H_{40}O_2$	76.5	C_{20}	0
베펜산(befenicacid)	$C_{22}H_{44}O_2$	80	C_{22}	0
리그노세르산(lignocericacid)	$C_{24}H_{48}O_2$	86	C_{24}	0
2) 불포화지방산				
팔미톨레산(palmitoleic acid)	$C_{16}H_{30}O_2$	1.5	C_{16}	1
올레산(oleic acid)	$C_{18}H_{34}O_2$	16.3	C_{18}	1
리놀레산(linoleic acid)*	$C_{18}H_{32}O_2$	-5	C_{18}	2
리롤렌산(linolenic acid)*	$C_{18}H_{30}O_2$	-11.3	C_{18}	3
아라키돈산(arachidonic acid)*	$C_{20}H_{32}O_2$	-49.5	C_{20}	4

* 필수지방산(essential fatty acid, EFA)

자연계에 존재하는 대부분의 지방산은 탄소의 수가 짝수이고, 자연계에서 유리상태가 아닌 에스테르 형태로 존재하며, 직선적인 탄소골격(hydro-carbon chain)에 카르복실기(-COOH)가 결합되어 있다.

또한 반추동물 1위에서는 반추위 내 미생물에 의해서 C(15:0), C(17:0)등 탄소의 수가 홀수이고, 가지가 달린 사슬모양(branched-chain)의 지방산이 합성되기도 한다.

중요 유지의 지방산 조성 및 특징									
유 지	옥수수 기름	콩 기름	연지 유	야자 유	목초 유	유 지방	소 기름	돼지 기름	달걀
1) 포화지방산									
부티르산(butyric acid, C4:0)					3.2				
카프로산(caproic acid, C6:0)				0.2		1.8			
카프릴산(caprylic acid, C8:0)				8.2		0.8			
카프르산(capric acid, C:10:0)			7.4		1.4				
라우르산(lauric acid, C:12:0)			47.5		3.8				
미리스트산(myristic acid, C14:0)			0.2	18.0	1.0	8.3	3.0		0.3
팔미트산(palmitic acid, C16:0)	7.0	8.5	12.3	8.7	16.0	27.0	27.0	32.2	22.1
스테아르산(stearic acid, C18:0)	2.4	3.5	1.8	2.8	2.0	12.5	21.0	7.8	7.7
계	9.4	12.0	14.3	92.8	19.0	58.8	51.0	40.0	30.1
2) 불포화지방산									
팔미톨레산(palmitoleic acid, C16:0)				2.0			3.3		
올레산(oleic acid, C18:0)	45.6	17.0	11.2	5.6	3.0	35.0	40.0	48.0	36.6
리놀레산(linoleic acid, C18:0)	45.0	54.4	74.3	1.6	13.0	3.0	2.0	11.0	11.1
리롤렌산(linolenic acid, C18:0)		7.1			61.0	0.8	0.5	0.6	0.3
아라키돈산(arachidonic acid, C18:0)		0.8							
계	90.6	78.5	85.5	7.2	79.0	38.8	42.5	59.6	52.1

- 주요 강의 팁 -

외부로부터 공급받는 영양소에는 어떤 것들이 있을까? -지방

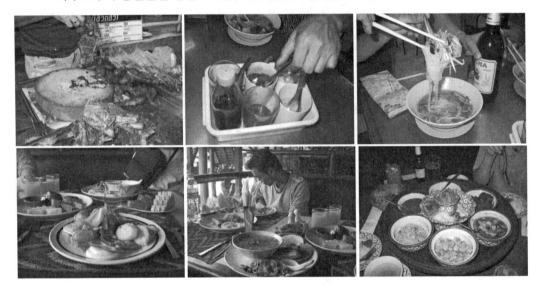

동물영양관리학
Chapter 2 동물의 영양소와 에너지

유지별 지방산의 함량

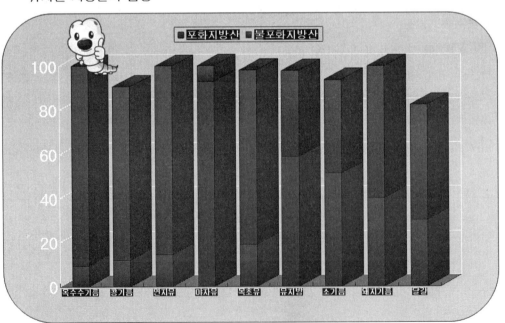

①-1 포 화 지 방 산

일반적으로 CnH2n+1COOH로 표시되는 이중결합이 없는 지방산으로서 같은 수의 탄소를 가진 불포화지방산보다 융점과 비점이 높다.

또한 탄소수가 증가할수록 융점이 높아져서 C10-이상인 것들은 상온에서 고체가 된다. 중요한 것으로는 휘발성 지방산(초산, 프로피온산, 낙산) 및 팔미틴산(palmitin acid), 스테아린산(stearin acid)이다.

①-2 불 포 화 지 방 산

분자내에 이중결합을 갖는 지방산으로 올레인(olein acid)산과 같이 이중결합이 1개 있는 것(CnH2n-1COOH)과 리놀산과 같이 2개 있는 것(CnH2n-3COOH)이 있으며 리놀렌산(linolenic acid)은 3개, 아라키돈산(arachidonic acid)은 4개의 이중결합이 있다.

일반불포화지방산은 이중결합의 특성 때문에 상온에서도 모두 액체상태이며 cis 형과 trans 형의 이성체가 존재한다.

불포화지방산 중에서 리놀산, 리놀렌산, 아라키돈산은 동물체내에서 합성이 안 되며, 이들을 가리켜 필수지방산이라고 한다.

필수지방산의 종류	
체내에서 합성되지 않는 지방산	리놀레산(lionleic acid, 18 : 2)
	리놀렌산(linolenic acid, 18 : 3)
체내에서 합성되나 그 양이 부족한 지방산	아라키돈산(arachidonic acid, 20 : 4)

- 주 요 강 의 팁 -

동물의 영양소 - 지방

에스테르(ester)란 ?

물과 반응하여 알코올과 유기산 또는 무기산이되는 유기화합물.

스테롤(sterol)이란 ?

스테로이드 핵을 가진 유기 알코올. 중성의 무색 결정으로 물에 녹지 않고 유기 용매에 녹는다.

식물의 종자, 동물의 뇌신경, 척수, 담즙, 혈장 따위에 들어 있으며 고등 동물에서는 세포의 구성 성분으로 다른 스테로이드 생합성의 전구체로서 중요하다.

스테로이드와 금지약물 - 유도지방

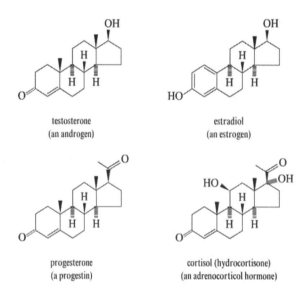

testosterone
(an androgen)

estradiol
(an estrogen)

progesterone
(a progestin)

cortisol (hydrocortisone)
(an adrenocorticol hormone)

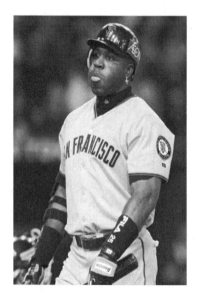

원광대학교 생명자원과학대학 애완동식물학과

② 스테롤(sterol)

스테롤은 동물체와 식물체에 들어 있으며, 동물체에 존재하는 것을 콜레스테롤 (cholesterol), 식물체에 존재하는 것을 피토스테롤(phytosterol) 또는 사토스테롤 (sitosterol)이라고 한다.

스테롤(sterol)의 종류	
콜레스테롤 (cholesterol)	· 콜레스테롤은 동물체내에 있는 가장 중요한 스테롤이다. 모든 세포와 혈액에 존재하며, 때로는 다른 불포화 지방산과 결합 되어 있기도 하다. · 콜레스테롤은 혈액 내에서 지방의 운반에 관계한다. · 콜레스테롤은 담즙산 및 각종 스테로이드 호르몬의 전구물질이다. · 7-디히드로콜레스테롤은 콜레칼시페놀(vitamin D3)를 합성하는 프로비타민(provitamin)이다.
피토스테롤 (phytosterol)	· 식물에 들어 있는 스테롤이다. · 서로 밀접하게 관련된 천연식물 스테롤 그룹을 일반 용어로 시토스테롤이라고도 한다. · 동식물 조직 중에 들어 있으면서 자외선 조사에 의해 항구루성(각기병) 물질인 에르고칼시페놀(vitamin D2)로 되는 것을 에르고스테롤이라 한다.

- 주요 강의 팁 -

외부로부터 공급받는 영양소에는 어떤 것들이 있을까?- 지방

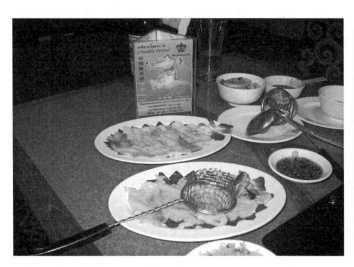

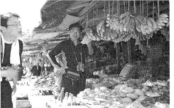

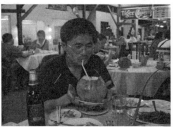

외부로부터 공급받는 영양소에는 어떤 것들이 있을까? -지방

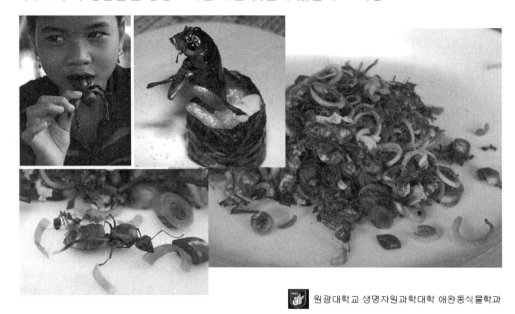

원광대학교 생명자원과학대학 애완동식물학과

- 주요 강의 팁 -

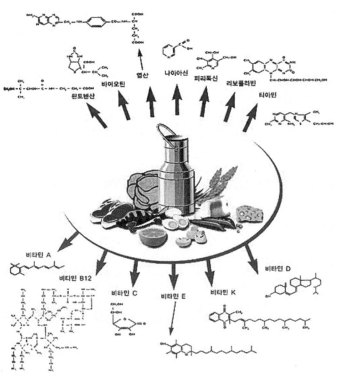

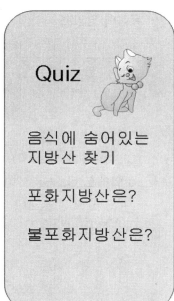

Quiz

음식에 숨어있는
지방산 찾기

포화지방산은?

불포화지방산은?

지방과 뇌

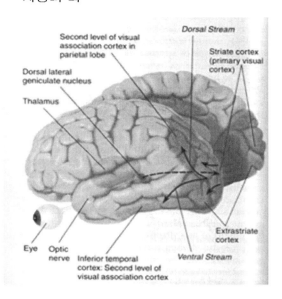

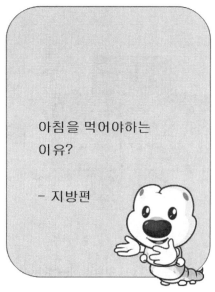

아침을 먹어야하는
이유?

- 지방편

- 주요 강의 팁 -

동물의 영양소

단백질(protein)이란?

단백질은 고분자의 복잡한 유기화합물로서 탄수화물이나 지방과 같이 탄소(C), 수소(H), 산소(O)로 구성되어 있다.

이외에도 질소(N), 인(P), 유황(S) 등을 함유하고 있다.

산(acid) 또는 효소(enzyme)에 의하여 아미노산(amino acid)으로 분해되는 물질로 동물체의 구성성분 중 가장 중요한 요소이다.

아미노산의 예 : 알부민, 글로불린, 프로타민, 글리신, 알라닌, 발린, 류신, 이소류신 등

단백질(protein)

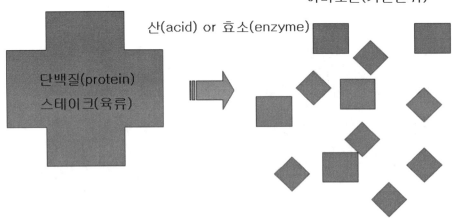

아미노산의 예 : 알부민, 글로불린, 프로타민, 글리신, 알라닌, 발린, 류신, 이소류신 등
단백질분해효소 : 펩신, 트립신, 키모트립신, 카르복시펩타제

 원광대학교 생명자원과학대학 애완동식물학과

3) 단백질(protein)

단백질은 고분자의 복잡한 유기화합물로서 탄수화물이나 지방과 같이 탄소(C), 수소(H), 산소(O)로 구성되어 있으나 이외에도 질소(N), 인(P), 유황(S) 등을 함유하고 있으며, 산(acid) 또는 효소(enzyme)에 의하여 아미노산(amino acid)으로 분해되는 물질로 동물체의 구성성분 중 가장 중요한 요소이다.

단백질은 탄수화물이나 지방과 같이 에너지를 발생할 수 있으나 질소를 함유하고 있어서 다른 영양소로 대체할 수 없으며, 동물조직을 형성하는 성분으로 동물세포의 고형물중 약 90%를 차지할 뿐만 아니라 항체(antibody)와 호르몬(hormone) 및 각종 효소의 구성성분이다.

단백질분자는 아미노산이 펩티드 결합으로 연결되어 있는 중합체로서 분자량은 평균 36,000이며, 구성 아미노산의 종류는 30여종 이상 발견되어 있으나 평균 20 여종으로 구성되어 있다.

3)-1 단백질의 중요성 및 역할

모든 세포는 전부 또는 일부의 단백질을 합성할 수 있으며, 단백질 합성능력이 없는 세포는 살 수가 없다. 따라서 정상적 생산을 위해서는 단백질 음식물로서 공급되어져야 한다. 단백질은 동물의 생명유지와 번식활동에 없어서는 안 되는 영양소이며, 생명체의 기본 물질이다.

단백질(protein)의 중요성 및 역할
① 단백질은 세포의 구성성분일 뿐만 아니라 생명체의 기본물질 이다.
② 단백질은 유전인자의 구성성분으로 유전 및 생명현상에 관여하는 기본물질이다.
③ 단백질은 효소 및 호르몬의 주성분으로 소화생리 및 대사작용을 주관하는 물질이다.
④ 단백질은 헤모글로빈의 주성분으로 산소와 탄산가스의 체내운반에 필요하며 핵단백질 및 클로로필의 주성분이기도 하다.
⑤ 단백질은 우유, 고기, 계란의 주성분이며, 이들 영양식품 생산에 필수적일 뿐만 아니라 생명체를 발육시키고 유지시키는데 필수물질이다.
⑥ 단백질은 면역체의 구성성분으로 면역작용과 질병예방 및 치료에 관계한다.
⑦ 동물의 털, 발굽, 뿔, 뼈 등의 구성성분이다.

- 주요 강의 팁 -

동물의 영양소

단백질(protein)이란?

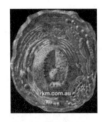

동물조직을 형성하는 성분으로 동물세포의 고형물중 약 90%를 차지할 뿐만 아니라 항체(antibody)와 호르몬 (hormone) 및 각종 효소의 구성성분이다.

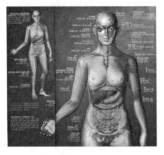

호르몬 : 프로게스테론, 에스트로겐, 성장호르몬 등

효 소 : 아밀라제, 리파제, 펩신, 트립신, 키모트립신
        (탄수화물) (지방)   (단백질)

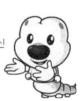

동물의 영양소

단백질(protein)이란?

단백질분자는 아미노산이 펩티드 결합으로 연결되어 있는 중합체로서 분자량은 평균 36,0000이며,
구성 아미노산의 종류는 30여종 이상 발견되어 있으나 평균 20 여종으로 구성되어 있다.

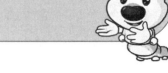

 원광대학교 생명자원과학대학 애완동식물학과

- 주요 강의 팁 -

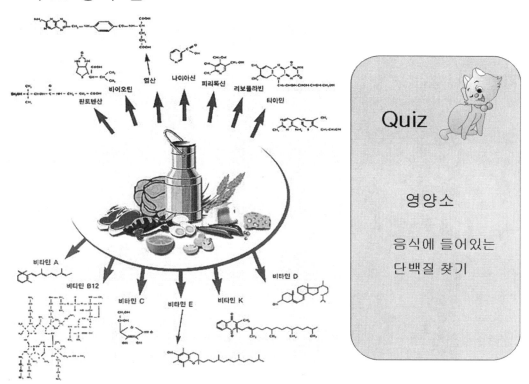

Quiz

영양소

음식에 들어있는
단백질 찾기

외부로부터 공급받는 단백질에는 어떤 것들이 있을까? - 콩단백

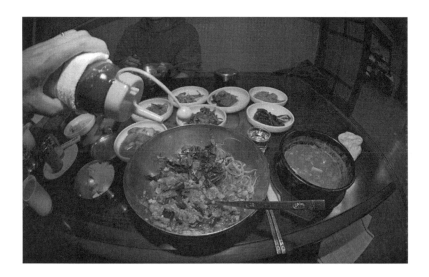

- 주요 강의 팁 -

동물영양관리학
Chapter 2 동물의 영양소와 에너지

외부로부터 공급받는 단백질에는 어떤 것들이 있을까?

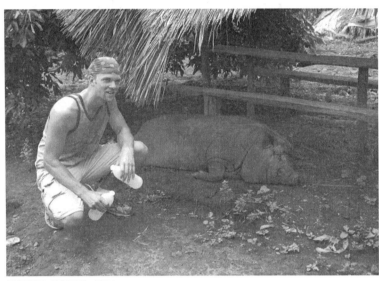

타일랜드, 치앙마이, 2004.

외부로부터 공급받는 단백질에는 어떤 것들이 있을까?

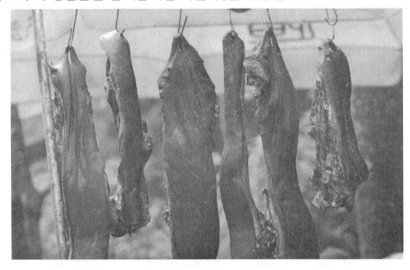

육류 단백질 - 소고기, 돼지고기, 양고기, 닭고기 등

원광대학교 생명자원과학대학 애완동식물학과

- 주요 강의 팁 -

동물영양관리학
Chapter 2 동물의 영양소와 에너지

외부로부터 공급받는 단백질에는 어떤 것들이 있을까?

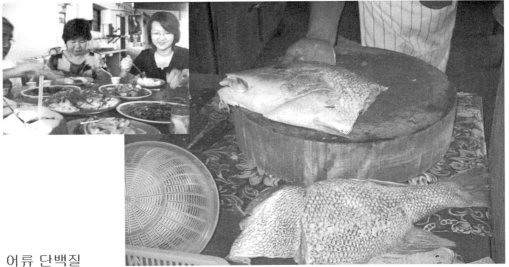

어류 단백질

말레이시아, 피낭, 2002.

외부로부터 공급받는 단백질에는 어떤 것들이 있을까?

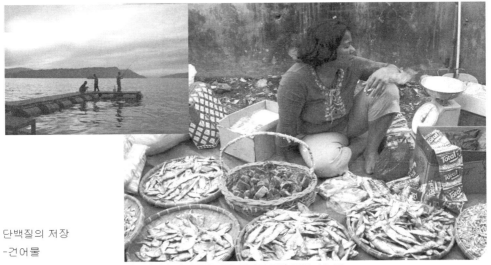

단백질의 저장
-건어물

인도네시아, 수마트라,바탁, 레이크 토바 2003. 10. 18

 원광대학교 생명자원과학대학 애완동식물학과

- 주요 강의 팁 -

동물영양관리학
Chapter 2 동물의 영양소와 에너지

외부로부터 공급받는 단백질에는 어떤 것들이 있을까?

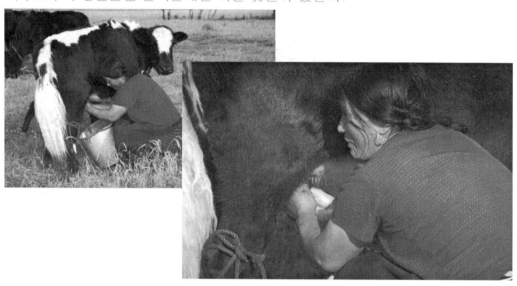

외부로부터 공급받는 단백질에는 어떤 것들이 있을까?

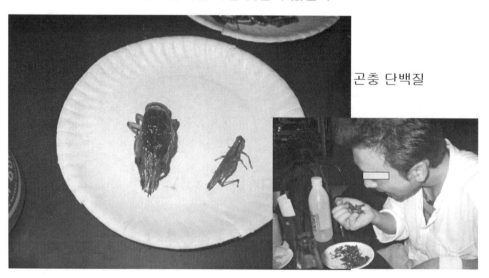

곤충 단백질

타일랜드 , 치아마이 , 2004

원광대학교 생명자원과학대학 애완동식물학과

- 주 요 강 의 팁 -

동물의 영양소

단백질(protein)의 분류
1.단순단백질
2.복합단백질
3.유도단백질

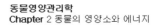
동물영양관리학
Chapter 2 동물의 영양소와 에너지

계란, 달걀?

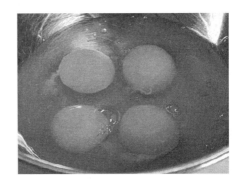

계란알부민(ovalbumin) – 계란의 흰자

동물의 영양소

단백질(protein)의 분류
1.단순단백질
2.복합단백질
3.유도단백질

초유, 모유 ?

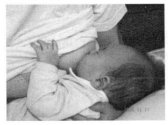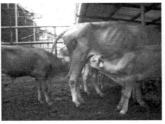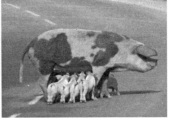

젖글로블린(lataoglobulin)- 초유

3)-2 단백질의 분류

단백질(protein)의 분류	
(1)단순단백질	아미노산과 그 유도체(아마이드 류)만으로 되는 단백질
(2)복합단백질	단순단백질에 비단백질 분자가 결합된 단백질
(3)유도단백질	인공적으로 합성된 단백질 유사물과 단백질의 분해산물이 포함됨.

(1) 단순단백질(simple protein)

가수분해하면 아미노산과 그 유도체(아마이드 류)만으로 되는 단백질로서 자연계에 널리 분포되어 있다.

① 알부민(albumin)

알부민은 물, 염류, 알칼리용액에 쉽게 용해되고 열에 의해 응고되며 계란알부민 (ovalbumin), 젖알부민(lactalbumin), 혈청알부민(serum albumin), 근육의 미오겐 (myogen) 등이 있다.

② 글로불린(globulin)

글로불린은 물에 녹지 않으나 강산과 강염기의 묽은 용액에 녹으며 열에 응고되는 자연계에 널리 분포된 단백질이다.

계란글로블린(ovoglobulin), 젖글로블린(lataoglobulin), 혈청글로블린(serumglobulin 및 fibrinogen) 및 근육의 미오신(myosin), 콩의 글리시닌(glycinin), 완두의 레구민 (legumin) 등이 있다.

③ 글루텔린(glutelin)

글루텔린은 물에 녹지 않고 열에도 응고되지 않으며 산과 알칼리의 묽은 용액에 용해되는 것으로서 동물계에는 없고 곡류에 많다,

쌀의 오리자닌(oryzanin), 밀의 글루텐(gluten)이 있다.

(1)-1 단순단백질의 종류

종 류	특 성	분 포
1. 단순단백질	· 1-아미노산과 그 유도체	· 자연계에 널리 분포
① 알부민 (albumin)	· 물에 용해되고, 열에 의하여 응고되며, 포화염 용액에 의해 침전됨	· 알, 젖, 혈청 알부민, 미오알부민(myoalbuimin), 미오겐(myogen),콩류의 레규멀린(legumelin)
② 글로불린 (globulin)	· 물에 녹지 않고, 강산과 강염기 묽은 용액에 용해되며, 열에 의해 응고됨. · 황산암모니아[(NH4)2SO4]의 반포화 용액에서 침전됨.	· 알, 젖, 혈청 글로불린과 피브리노겐(fibrinogen), 근육의 미오신(myosin), 콩의 글리시닌(glycinin), 마(麻)의 에데스틴(edestin)등
③ 글루텔린 (glutelin)	· 약산과 약알칼리에 용해되나, 중성 용액에는 녹지 않음.	쌀의 오리자닌(oryzanine), 소맥의 글루텐(gluten) 등 식물 종자에 함유
④ 프롤라민 (prolamin)	· 70~80% 알코올에 용해되며, 대체로 영양적 가치가 낮음.	옥수수의 제인(zein), 소맥의 글리아딘(gliadin), 대맥의 호르데인(hordein) 등에 함유
⑤ 알부미노이드 (albuminoid 또는 seleroprotein)	· 모든 중성 용액, 약산 및 약알칼리용액에 녹지 않음.	털, 뿔, 발톱 등의 젤라틴, 결체조직의 콜라겐, 엘라스틴(elastin) 등. 젤라틴(gelatin)은 변질된 알부미노이드임.
⑥ 히스톤 (histone)	· 물과 희석한 산에 녹으나, 약 NH4OH에는 녹지 않음. 열에 응고되지 않고, 가수분해 산물은 염기성 아미노산이 많음.	송아지의 흉선(thymus), 새의 적혈구에 함유.
⑦ 프로타민 (protamine)	· 물과 NH4OH 용액에 녹으나, 열에 응고되지 않음. 염기성 폴리펩티드이며, 다른 단백질은 침전시킴.	정액에 많이 들어 있음. 글루페인(청어)

- 주요 강의 팁 -

동물의 영양소

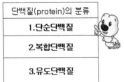

단백질(protein)의 분류
1.단순단백질
2.복합단백질
3.유도단백질

물고기 정액?

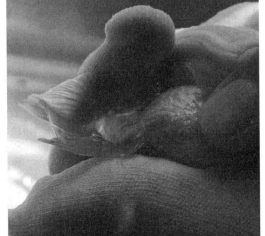

프로타민(protamin)

④ 프로타민(protamin)

물과 암모니아수에 녹고 열에 응고가 되지 않으며 아르기닌(arginine)을 많이 함유한
강한 염기성 단백질로서 다른 단백질을 침전시키며 정액과 특히 물고기 정액 중에 많다.

- 주요 강의 팁 -

동물영양관리학
Chapter 2 동물의 영양소와 에너지

동물의 영양소

단백질(protein)의 분류
1.단순단백질
2.복합단백질
3.유도단백질

밀, 보리, 옥수수?

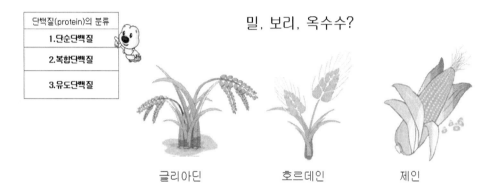

글리아딘   호르데인   제인

밀에서 발견되는 프롤라민의 일종인 글리아딘은 무게의 14%가 프롤린, 45%가 글루타
민으로 매우 적은 양의 리신을 함유한다.

호르데인은 보리, 제인은 옥수수의 프롤라민이다. 글루텔린은 물에는 녹지 않지만 산성
이나 알칼리 용액에는 녹는 종자글로불린을 일컫는다. 프롤라민과 글루텔린은 둘 다 몇
가지의 비슷한 단백질들의 혼합물로 존재한다.

프롤라민(prolamin)

⑤ 프롤라민(prolamin)

알코올 70~80%의 용액에 용해되며 식물에만 존재하는 영양가치가 낮은 단백질이다.
옥수수의 제인(zein), 보리의 호르데인(hordein), 밀의 글리아딘(gliadin) 등이 있다.

- 주요 강의 팁 -

동물의 영양소

동물영양관리학
Chapter 2 동물의 영양소와 에너지

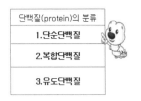

히스톤(histone)?

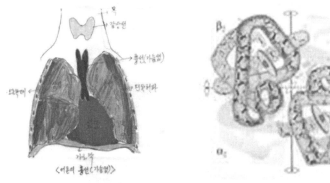

가슴샘(흉선),   혈색소(헤모글로빈)

⑥ 히스톤(histone)

물과 묽은 산에 녹으나 알칼리에 불용성이고 열에 응고되지도 않으며 염기성 아미노산인 히스티딘(histidine), 라이신(lysine), 아르기닌(arginine) 등을 많이 함유하고 있다.

흉선과 췌장의 히스톤(histone), 혈색소 중의 글로빈(globin) 등이 있다.

- 주요 강의 팁 -

동물영양관리학
Chapter 2 동물의 영양소와 에너지

동물의 영양소

단백질(protein)의 분류
1. 단순단백질
2. 복합단백질
3. 유도단백질

알부미노이드(albuminoid) ?

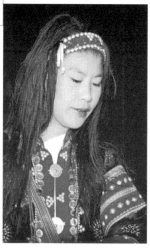

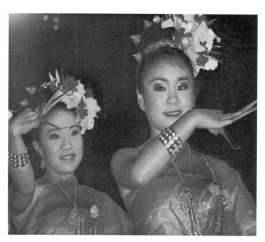

털, 손톱 -케라틴

⑦ 알부미노이드(albuminoid)

세레로프로테인(selero protein)이라 하며, 진한 산이나 진한 알칼리 이외에는 어떤 용액에도 녹지 않으며 주로 동물계에 존재한다.

알부미노이드는 대부분 구조적으로 섬유상 단백질이며 소화효소에 대한 저항력이 강하고 골격이나 상피 또는 결체조직을 형성한다.

콜라겐(collagen)은 결체조직을 구성하는 단백질로서 총 단백질의 30%를 차지하며 물이나 산 및 알칼리로 끓이면 가용성 젤라틴(gelatin)이 된다.

엘라스틴(elastin)은 힘줄(tendon), 동맥의 벽 및 기타 탄력성 조직에 많으며 끓여도 젤라틴(gelatin)화 되지 않는다. 케라틴(kelatin)은 털, 발톱 등을 구성하는 시스틴(cystine) 함량이 많은 물질이다.

memo

(2) 복합단백질(compound protein)

단순단백질에 비단백질 분자가 결합한 단백질을 복합단백질이라 한다.

(2)-1 복합단백질의 종류

복합단백질(compound protein)의 종류		
종 류	특 성	분 포
2. 복합단백질	· 단순단백질과 다른 비단백질물질, 즉 보결군(prosthetic group)이 결합된 것	
① 핵단백질 (nucleo protein)	· 한 분자 또는 그 이상의 단백질과 핵산의 결합 화합물	· 세포핵에 함유되어 있음. 뉴클레오히스틴 뉴클레오프로테인
② 당단백질 (glycoprotein)과 점액단백질 (mucoprotein)	· 가수분해하면 헥소자민과 유론산이 생성됨. 분자 내에 함유하는 탄수화물의 양에 따라 4% 이하일 때 글리코프로테인(glycoprotein) 으로, 그 이상일 경우 뮤코프로테인 (mucoprotein) 이라고 함.	
③ 인단백질 (phosphoprotein)	· 핵산이나 인지질 이외에 함인기와 결합된 화합물	· 젖의 카세인(casein), 알의 비텔린(vitellin) 등에 함유되어 있음.
④ 색소단백질 (chromoprotein)	· 색소를 함유하는 단백질이며 동물에서는 호흡계에 관여	· 헤모글로빈, 시토크롬(cytochrome), 색소단백질에 분포

① 핵단백질(nucleoprotein)

한 분자 또는 그 이상의 단백질과 핵산이 결합된 것으로 세포핵에 주로 들어 있다. 리보뉴클레오프로테인(ribonucleoprotein), 데옥시리보뉴클레오프로테인 (deoxyribonucleoprotein) 등이 있다.

② 당단백질(glycoprotein 또는 mucoprotein)

탄수화물과 결합된 단백질로서 가수분해하면 핵소스아민(hexosamine)과 유론산 (uronic acid)이 된다. 탄수화물이 4% 이하인 것을 글리코프로테인(glycoprotein), 4% 이상인 것을 뮤코프로테인(mucoprotein)이라 한다.

③ 지질단백질(lipoprotein)

레시신(lecithin) 및 콜레스테롤 등과 결합된 단백질 혹은 지방산과 결합된 단백질이다.

④ 인단백질(phosphoprotein)

핵산이나 인지질 이외에 1% 정도의 인산을 함유하고 있는 단백질로서 인산은 히드록시 아미노산(hydroxy amino acid)의 -OH기와 에스테르 결합을 이루며, 주로 간에서 생성 된다.

⑤ 색소단백질(chromoprotein)

여러 가지 색소(pigments)를 가지는 단백질로서 혈액중의 산소 운반체, 산화환원효소, 광화학반응매체 등의 구성성분이 되어 동물에서는 호흡, 식물에서는 동화작용에 관여한다. 적혈구의 헤모글로빈(hemoglobin), 근육의 미오글로빈(myoglobin), 세포내 사이토크롬 (cytochrome), 눈의 각막의 로돕신 등이 있다.

⑥ 금속단백질(metalloprotein)

철(Fe), 구리(Cu), 아연(Zn) 등의 금속이온과 결합된 단백질로서 간의 훼리틴 (ferritin), 혈색소의 헤모시아닌(hemocyanin),인슐린(insulin) 등이 있다.

(3)유도단백질(derived proteins)

단백질의 분해산물 및 인공적으로 합성된 단백질 유사물질들을 가리켜 유도단백질이라고 한다.

유도단백질(derived proteins)의 종류	
3. 유도단백질	· 인공적으로 합성된 단백질 유사물과 단백질의 분해산물이 포함됨.
① 1차 유도체 (primary derivative)	· 응고단백질과 메타프로테인(metaprotein)이라 불리는 것으로, 대부분 열, 알코올, 산 또는 알칼리의 작용에 의한 단백질의 변성물질임.
② 2차 유도체 (secondary derivative)	· 단백질의 부분적 또는 완전 가수분해산물임. - 프로테오스(proteose) : 단백질의 가수분해산물로 수용성 포화염기성 용액에 의해 침전되나, 열에 의해서 응고되지 않음. - 펩톤(peptone) : 보다 진행된 가수분해산물로서 물과 포화염기성 용액에 가용이며, 열에 의해 응고되지 않음. - 펩티드(peptide) : 단백질의 가수분해에 의하거나 합성된 것으로 2개 또는 그 이상의 아미노산 화합물인데, 물과 염기성 용액에 녹으나, 열에는 안정.

① 1차 유도단백질
열, 알콜, 산 및 알칼리에 의해 변성된 단백질로서 응고단백질(coagulated protein), 젤라틴(gelatin), 메타프로테인(metaprotein)등이 있으며 화학적 특정상 단백질로 분류하기가 곤란한 것들도 있다.

② 2차 유도단백질
단백질의 부분적 또는 완전한 가수분해 산물로서 프로테오스(proteose), 펩톤(peptone), 펩타이드(peptide), 아미노산(amino acid) 등이 있다.

3)-1 단백질의 특성

단백질은 종류도 많아 있지만 각기 고유의 특성 또한 다양하다.
이들 단백질의 공통적인 특성은 다음과 같다.

단백질의 공통적 특성
① 단백질은 화학적으로 산과 염기가 함께 결합된 양성물질이다. - 단백질에 산을 가하면 양이온화하여 피크르산(picric acid),   타닌산(tannic acid) 등의 첨가로 침전된다. - 알카리를 가하면 음이온화하고 납(Pb) 등의 금속이온에 의하여 침전한다.
② 단백질은 물에서 교질상태로 존재한다. - 대부분의 단백질은 물에 녹지 않고, 에테르(ether)에도 녹지 않는다. - 알부민(albumin)과 같은 단순단백질은 물에 녹는다.
③ 황산암모니아 같은 중성염에 의하여 침전된다.
④ 열이나 알코올에 의하여 응고되며, 소화 도중에 효소에 의해서도 응고된다.
⑤ 단백질은 여러 가지 작용에 의하여 변성이 일어나며, 물리적 및 생물학적 성질에도 변화가 온다. 관련되는 작용으로는 열, 산, 알칼리, X선, 자외선, 아세톤 등을 들 수 있으며, 변성이 일어나면 소화효소의 작용이 더욱 빠르다.

3)-2 아미노산

(1) 아미노산의 특성

아미노산(amino acid)은 모든 생명현상을 관장하는단백질의 구성 단위 이다. 아미노산 중
최초로 발견된 것은 아스파라긴이며, 가장 늦게 발견된 것은 트레오닌이다.

아미노산은 공통적으로 아미노기($-NH_2$)와 카르복시기($-COOH$)를 가지며, 한 아미노산의
아미노기와 다른 아미노산의 카르복시기가 연결되는 공유결합(peptide bond)으로 수많은
아미노산이 연결되어, 각기 성질과 활성이 다른 펩티드나 단백질을 만들고 있다.

아미노산의 공통된 구조적 특성은 다음과 같다.

아 미 노 산 (amino acid)의 공통된 특성
① 아미노산은 모두 수용성으로, 아미노산의 공유결합은 가수분해로 끊어진다.
② 아미노산은 대부분 탄소의 수가 적은 지방산의 유도체이다.
③ 자연계에 존재하는 아미노산은 대부분 l-form이다.
④ 아미노산은 대부분 $-NH_2$와 $-COOH$를 가지고 있는 양성물질이다.
⑤ 모든 아미노산은 자기 고유의 등전점(isoelectric point)을 가지고 있다.

(2) 아미노산의 분류

아 미 노 산 (amino acid)의 분류
① 앨리패틱 아미노산(aliphatic amino acid)
② 방향족 아미노산
③ 이상환상 아미노산

① 앨리패틱 아미노산

앨리패틱 아미노산(aliphatic amino acid)은 일종의 지방족 아미노산으로, 구성하고 있는 -NH2와 -COOH의 수에 따라 다음과 같이 분류된다.

앨 리 패 틱 아 미 노 산 의 분 류	
모노아미노-모노카르복실 아미노산 (monoamino-monocarboxylic amino acid)	글리신(glycin)
	알라닌(alanine)
	발린(valine)
	류신(leucine)
	이소류신(isoleucine)
	세린(serine)
	트레오닌(threonine)
모노아미노-디카르복실 아미노산 (monoamino-dicarboxylic amino acid)	아스파르트산(aspartic acid)
	글루탐산(glutamic acid)
디아미노-모노카르복실 아미노산 (diamino-monocarboxylic amino acid; basic amino acid)	리신(lysin)
	아르기닌(arginine)
함황 아미노산 (sulfur-containing amino acid)	시스틴(cystine)
	메티오닌(methionine)
	시스테인(cysteine)

①-1 모노아미노-모노카르복실 아미노산

글리신(glycin)

가장 간단한 아미노산으로, 아미노 아세트산이라고도 한다. 포피린(phophyrin), 퓨린(purine), 혈색소 등의 합성에 이용된다.

알라닌(alanine)

글루탐산 생성에 관여하고, 피루브산을 통하여 TCA로 통한다. 천연 아미노산으로 알파-알라닌과 베타-알라닌이 있다.

발린(valine)

필수아미노산으로, 체내 질소의 평형에 중요하다.

류신(leucine)

필수아미노산으로 자연계에도 널리 분포되어 있다. 글루텐, 카세인·젤라틴 등의 가수분해로도 얻는다.

이소류신(isoleucine)

필수아미노산으로, 자연계에도 널리 분포되어 있다. 글루텐·카세인·젤라틴 등의 가수분해로도 생성된다.

세린(serine)

여러 가지 효소의 활력의 중심이 되는 아미노산이다. 트레오닌(threonine) 대사 시 글리산과 젖산으로 분해된다.

①-2 모노아미노-디카르복실 아미노산

아스파르트산(aspartic acid)

TCA 회로나 오르니틴 회로의 양쪽에 관여하는 대사에 중요한 아미노산이다.

글루탐산(glutamic acid)

피루브산 트란스아미나아제(glutamic-pyruvic transaminase, GPT)의 기질로 이용된다.

①-3 디아미노-모노카르복실 아미노산

리신(lysin)
필수아미노산으로 히스톤 · 알부민 등에 많이 들어 있다.

아르기닌(arginine)
필수아미노산으로, 요소회로의 구성성분이다. 아르기나아제의 작용으로 요소와 오르니틴으로 분해된다.

①-4 함황 아미노산

시스틴(cystine)
시스테인의 산화된 형태의 아미노산이다.

메티오닌(methionine)
필수아미노산으로 메틸(methyl)기 공급원으로 역할을 한다.

시스테인(cysteine)
여러 효소활동에 중요한 HS기를 공급한다.

② 방향족 아미노산

방향족 아미노산(aromatic amino acid)은 페닐알라닌과 티로신으로 분류된다.

페닐알라닌(phenylalanine)
필수아미노산으로, 두과 종자 배아에 존재하며, 생체 내에서 비가역적으로 히드록실화하여 티로신이 된다.

티로신(tyrosine)
티록신(tyroxine), 카테콜라민(catecholamine) 합성에 이용된다.

③ 이상환상 아미노산

이상환상 아미노산(heterocyclic amino acid)은 아래와 같이 분류된다.

트립토판(tryptophan)

필수아미노산으로, 대사작용을 할 때 카이누레닌(kynurenine)의 형성경로에 역할을 한다.

프롤린(proline)

콜라겐에 많이 들어 있으며, 피롤리딘 고리(pyrrolidin ring)를 가지고 있다.

히스티딘(histidine)

염기성 아미노산으로, 여러 가지 단백질에 들어 있으나, 특히 혈액의 헤모글로빈에 많이 들어 있다.

(3) 아미노산의 종류

아미노산(amino acid) 종류		
필수아미노산(essential amino acid)		비필수아미노산 (nonessential amino acid)
대치 불가능한 필수아미노산	대치 가능한 준필수아미노산	
아르기닌(arginine)		글리신(glycine)
리신(lysine)		알라닌(alanine)
트립토판(tryptophan)		세린(serine)
히스티딘(histidine)		아스파르트산(aspartic acid)
페닐알라닌(phenylalanine)	티로신(tyrosine)	글루탐산(glutamic acid)
류신(leucine)		프롤린(proline)
이소류신(isoleucine)		히드록시프롤린(hydroxyproline)
트레오닌(threonine)		시스테인(cysteine)
메티오닌(methionine)	시스틴(cystine)	티록신(thyroxine)
발린(valine)		히드록시티로신(hydroxytyrosine)

① 필수아미노산(essential amino acid)

동물체 단백질을 구성하는 아미노산에 체내에서 합성이 되는 아미노산과 합성이 불가능한 아미노산이 있다.

이와 같은 사실은 동물의 영양에서 특정 아미노산의 필요성 여부에 대한 많은 시험 연구를 통하여 밝혀지게 되었으며, 그 결과로 10개의 아미노산은 필수적으로 공급되어야 한다는 사실이 규명되었다.

이와 같은 아미노산을 필수아미노산(essential amino acid)이라고 한다.

닭은 포유동물과 달리, 10개의 필수아미노산 외에 글리신 한 가지가 더 포함된다.

조류는 체내에서 생성되는 질소의 노폐물을 요산의 형태로 배설하는데, 요산 합성에 많은 양의 글리신이 전구물질로 이용되기 때문이다.

그러나 반추동물은 위 내에서 서식하는 미생물에 의해서 필수아미노산 조성이 우수한 균체단백질이 생성되므로 필수아미노산의 개념은 그리 중요하지 않다.

② 비필수아미노산(nonessential amino acid)

동물의 체내에서 합성됨으로써, 음식물로 섭취하지 않아도 되는 아미노산이다.

③ 준필수아미노산(semi-essential amino acid)

아미노산 중에는 기능상 특정 아미노산을 대치하거나 또는 합성할 수 있는 것이 있다. 예를 들어, 시스틴은 메티오닌 요구량의 1/6을 대치할 수 있으며, 티로신의 경우는 페닐알라닌 요구량의 약 1/2을 대치할 수 있다.

이와 같이 필수아미노산의 일부를 대치할 수 있거나 체내에서 합성할 수 있다고 하더라도 생리적인 요구에 충분할 만큼 합성할 수 없는 아미노산을 준필수아미노산으로 분류한다.

3)-3 아미노산의 균형

동물체 내에서 체단백질을 합성하려면 단백질 구성에 필요한 아미노산들이 충분히 공급되어야 한다. 만일 한두 종류라도 필수아미노산이 부족하면 단백질 합성률이 저하된다.

체단백질 합성에 필요한 아미노산, 특히 필수아미노산의 종류나 양이 요구량에 알맞게 들어 있을 때 이를 아미노산의 균형(balanced amino acid)이라고 한다.

필수아미노산 중에서 체단백질 합성 요구량에 미달하는 아미노산들을 제한아미노산

(limiting amino acid)이라 하는데, 그 중 양적으로 가장 많이 모자라는 것을 제1제한 아미노산 (first limiting amino acid)이라 하고, 이보다 적게 모자라는 것을 제2제한 아미노산이라 한다.

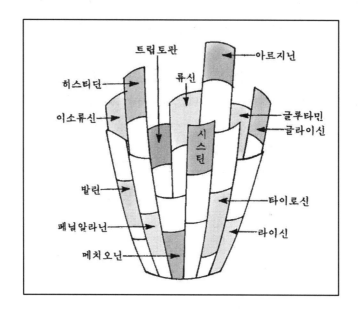

3)-4 비단백태질소화합물

반추동물의 위 내에 서식하는 미생물들은 질소를 이용하여 균체단백질을 생성한다. 이때 이용하는 질소들은 단백질과 비단백태질소화합물의 분해로부터 오는 것이다.

비단백질소화합물(non-protein nitrogenous compound, NPN)이란 단백질에서 유래 하지 않는 질소화합물로, 반추동물에서는 중요한 단백질 보충제로 이용되고 있다.

일반적으로 NPN은 성장하는 목초 내 총 질소화합물에 약 30% 들어 있으며, 익어가는 종자 에도 상당히 들어 있다. 또한, 근채류에도 단백질 이외에 NPN을 함유하고 있다. 그러 나 완숙한 조사료와 농후사료에는 극히 미량이 들어 있을 뿐이다.

반추동물이 이용할 수 있는 비단백태질소화합물에는 아스파라긴(asparagin), 요소, 뷰렛, 요인산, 암모니아염, 요산, 질산염(nitrate) 등이 있다.

① 요소(urea)

대표적인 비단백태질소화합물이다. 요소에는 약 46%의 질소가 들어 있다. 단백질에는 평균 16% 질소가 들어 있으므로 이를 토대로 미생물이 단백질을 만든다면 287%의 단백질을 합성할 수 있다. 다만 요소는 분해가 빠르기 때문에 사용량과 사용방법에 주의를 하지 않으면 중독의 위험이 있다.

② 뷰렛(biuret)

두 분자의 요소가 축합(ester)된 질소화합물이다. 요소와 달리, 반추위 안에서 분해가 서서히 이루어지기 때문에 중독의 위험성이 적고 안정성이 높은 것이 특징이다.

③ 요인산(urea phosphate)

요소에 인산을 첨가하여 만든 화합물이다. 질소가 17%, 인이 20%들어 있어, 질소와 인을 동시에 공급하는 장점이 있다.

④ 요산 (uric acid)

주로 가금의 배설물에 들어 있는 질소화합물이다. 가금의 자리깃은 질소 이용이라는 면에서 관심의 대상이 되고 있다.

4) 비타민(vitamin)

비타민(vitamin)은 동물의 정산적인 생명현상과 생산 활동을 위해 소량으로 요구되는 분자량 1,000 이하의 상대적으로 소규모 크기의 유기화합물 (organic compounds)이다. 대부분의 비타민은 조효소(coenzyme)의 구성인자로서 그 중요한 역할을 담당하며, 에너지를 발생하거나 세포의 중추적인 지주 역할을 하지 않는다.

동물에 있어 모든 비타민은 꼭 필요하지만 반드시 사료의 형태로 공급할 필요성은 없다. 동물에 따라 몇몇 비타민을 합성할 수 있다.

반추동물은 반추위내에 서식하는 미생물이 비타민 B군을 합성 할 수 있으므로 체내 대사작용에 요구되는 필요한 양을 자체적으로 충당할 수 있다. 또한, 사람, 원숭이, 기아니 피그(guinea pig) 및 개는 비타민 C를 필요로 하지만, 일반적으로 육상동물은 비타민 C를 사료로 공급해줄 필요가 없는 것으로 알려져 있다.

비타민(vitamin)의 중요성
조효소 (coenzyme) 및 효소 보결분자단의 필수적인 구성소로서 영양소의 대사 작용에 관계한다.
시력, 골격형성, 번식 등의 생리현상에 중요한 역할을 한다.
여러 영양소의 효율적인 이용을 돕는다.
피부병, 빈혈, 신경증 등 여러 증상을 막아준다.
비타민 C 및 E 는 항산화 작용으로 영양소의 산화를 방지한다.
성장률과 사료효율을 개선하여 생산성을 증진시킨다.

비타민이라는 용어는 쌀을 주식으로 하는 사람들에게 유행했던 영양결핍증인 각기증 (각기병, 구루병-beriberi)을 예방하는데 필요한 어떤 유기미량원소에 최초로 붙여졌던 명칭이다. 이 인자는 아민(amine)기를 포함하고 있어, 이것을 1912년 폴란드의 화학자 Casimir Funk는 생명에 필요한 아민이라는 의미로 비타민 (vitamine)이라 명명하였다, 그 이후로 다른 필수 유기미량원소가 발견됨에 따라 아민기가 모든 비타민에 함유되어 있는 것이 아님이 밝혀져서 어미의 -e가 삭제되었다. 비타민의 중요성을 열거하면 다음과 같다.

(1) 비타민

① 수용성비타민

비타민은 편의상 물에 녹는 수용성 (water-soluble)과 기름에 녹는 지용성 (fat-soluble) 비타민 두 가지로 크게 분류할 수 있다. 비타민 B군으로 알려져 있는 여덟 가지 수용성 비타민은 상대적으로 소량으로 요구되며 일차적으로 조효소의 기능을 가진다. 조효소 이외의 기능을 가지면서 비교적 다량으로 요구되는 세 가지 수용성 비타민은 비타민 C, 이노시톨 및 콜린이다. 지용성 비타민과 달리 수용성 비타민은 혈액 내에서 용해될 수 있으며, 잔여 량은 축적되지 않고 뇨를 통해 배설된다.

수용성비타민(vitamin)의 결핍증과 공급원		
구 분	결핍증	주요공급원
티아민(thiamin, B₁)	각기병, 다발성 신경염, 수종, 식욕감퇴	곡류부산물, 간, 난황, 효모, 청초
리보플라빈(riboflavin, B₂)	다리 마비, 피부 각질화, 성장률 감퇴	우유, 효모, 간, 청초
니아신(niacin)	홍반증, 설사, 성장 부진, 흑설증(黑舌症)	어류부산물, 효모발효, 물, 낙화생박, 청초
피리독신(pyridoxine, B₆)	빈혈증, 피부병, 경련, 성장부진	효모, 근육, 간, 우유, 채소, 곡류
판토텐산(pantothenic acid)	깃털 착생(着生) 불량, 피부병, 성장 부진, 돼지의 거위걸음	효모, 곡류 및 그부산물, 땅콩, 밀기울
비오틴(biotin)	피부병, 탈모, 성장부진	효모, 간, 신장, 로얄젤리, 과실
콜린(choline)	지방간, 각약증, 성장부진	자연계의 일반지방
폴라신(folacin)	빈혈증, 성장부진, 우모착색 불량	곡류, 콩, 청초, 동물의 기관
비타민 B₁₂(vitamin B₁₂)	악성 빈혈, 각약증, 성장부진, 식욕감퇴	간, 신장, 고기, 우유, 달걀, 발효부산물
비타민 C(vitamin C)	괴혈병	과실, 채소, 딸기, 감자

② 지용성비타민

지용성 비타민은 지방에 녹을 수 있는 비타민을 일컫는다.

비타민 A, D, E 및 K가 이에 속하며 이들은 조효소로서의 기능을 전혀 갖지 않는다. 지용성 비타민은 필요량 이상으로 공급될 경우 체내에 축적되어, 필요에 따라 후속적으로 이용될 수 있다.

지용성비타민(vitamin)의 종류 및 결핍증과 공급원		
구 분	결핍증	주요공급원
비타민A(vitamin A)	안질 장애, 번식 장애, 상피 세포 및 점막의 경화	어간유, 버터, 난황, 식물의 녹색부분
비타민D(vitamin D)	구루병, 비정상적인 골격 형성	어간유, 난황, 건초
비타민E(vitamin E)	번식 장애, 근육 위축증	곡류, 배아, 밀배아유
비타민K(vitamin K)	혈액응고 지연, 내출혈	녹색식물, 김, 토마토, 콩기름

(2) 비타민의 종류

(2)-1 수용성 비타민

① 티아민(Thiamin-비타민 B₁)

티아민 (비타민 B_1)은 결핍 시 신경장애를 유발하는 각기증과 함께 체중감소를 초래한다. 티아민은 대부분 곡류나 씨앗의 외피에 존재한다. 대개의 생선 조직 내에는 티아민을 파괴하는 효소 티아미나아제(thiaminase)가 함유되어 있다. 따라서 생선은 충분히 익혀서 급여해야 한다. 티아민(thiamin hydrochloride:$C_{12}H_{18}ON_4SCI_2$)은 피리미딘(pyrimidine) 과 티아졸(thiazole) 두 개의 고리구조를 함유하고 있으며, 동물조직에 있어 주로 그의 조효소 형태인 티아민 피로포스페이트(thiamine pyrophosphate)로 존재한다.

티아민은 원료사료의 저장기간이 길거나, 사료를 약 알칼리 조건하에서 제조할 때 또는 사료 내 아황산염 (sulfite)이 존재하게 되면 쉽게 파괴될 수 있다. 그러나 열에는 상대적으로 안정성이 높아 건조 펠렛 사료의 제조과정과 후속적인 포장 내 저장기간 동안에는 티아민의 파괴도가 낮다. 반면, 습사료 또는 냉동사료의 경우, 사료 내 수분은 화학반응을 가속화하여 생물학적 가수분해를 일으킬 가능성이 높으므로 티아민의 파괴정도도 높다고 볼 수 있다. 흔히 사료첨가제로 이용되는 thiamin mononitrate는 약 92%의 티아민 농도를 가진다. 콜린과 상온에서 3개월 이상 저장 시 거의 90% 이상 활력을 잃는다.

티아민의 요구량은 사료 내 탄수화물의 수준에 따라 달라진다. 탄수화물 대사에 관하여는 이 비타민은 사료 내 탄수화물 수준이 증가하면 같이 증가하게 된다.

②리보플라빈(Riboflavin-비타민 B₂)

리보플라빈 (비타민 B_2, $C_{17}H_{20}N_4O_6$)은 최초로 우유에서 분리되었으며, 구조상으로 isoalloxazine 고리를 가지고 있어 짙은 황색을 띠고 있다. 조직 내에서 조효소 flavin mononucleotide (FMN) 와 flavin adeninedinucleot-ide (FAD)의 구성성분으로 작용한다. 이들은 flavoprotein 또는 flavindehydrogenase라 알려져 있는 탈수소효소 군의 보결분자단으로서 기질의 산화, 환원 반응에 작용한다.

리보플라빈은 트립토판이 니코틴산으로 전변되는 반응에 있어 피리독신과 함께 관련하며, 눈의 각막과 같은 혈관조직의 호흡에 매우 중요하다. 또한 밝기에 적응하는 동안 망막색소에 연루되기 때문에, 동물에 있어 리보플라빈이 부족하게 되면 시력손상과 수명현상 (photophobia)을 유발한다.

리보플라빈은 우유, 유제품, 간, 신장, 심장, 효모, 발아된 씨앗, 콩 및 계란 등에 풍부히 들어있다. 태양관선이나 전등불은 이 비타민의 역가를 떨어뜨린다. 사료의 저장용기도 빛을 차단할 수 있는 것이어야만 비타민의 역가를 오랫동안 보존해 줄 것이다.

번식견과 눈 또는 피부 질병을 앓는 개의 경우 특정기간동안 리보플라빈을 별도로 첨가해줄 필요가 있으며, 노견의 경우 모든 수용성 비타민을 별도로 첨가해주기도 한다.

③피리독신(pyridoxine-비타민 B₆)

비타민 B₆(pyridoxine hydrochloride: $C_8H_{11}O_3N_7HCl$) 군은 세 가지 화합물 피리독신 (pyridoxine), 피리독살 (pyridoxal), 피리독사민 (pyridoxamine)으로 이루어지며, 이들은 생물학적으로 서로 쉽게 전변될 수 있다, 비타민 B₆의 조효소 형은 pyridoxal phosphate이며, 이것은 또한 아미노 형태인 pyridoxamine phosphate로도 존재하는데, 전자는 아미노산 대사에 있어 아미노기의 수용체로서 후자는 아미노기의 공여체 로서의 역할을 수행 한다.

비타민 B₆ 군은 단백질 대사에 있어 아주 중요한 작용을 하기 때문에 단백질 요구량이 상대적으로 높은 육식성 동물의 경우 일정한 요구량을 가지며, 사료로서 공급이 부족할 경우 체내에 축적된 양은 재빨리 소모된다.

우수한 공급원으로는 지방이 적은 육류, 밀 배아, 효모, 곡류피, 콩, 난황, 간 등을 들 수 있다.

개에 있어 이 비타민은 필수 영양소이며, 트립토판이 니아신으로 전변되는 아미노산 대사에 관여한다. 또한 프로스타글라딘(prostagland)의 형성에도 필요하다.

고 단백질 사료를 급여할 경우 요구량이 증가한다.

결핍증상으로는 일반적인 체중감소와 빈혈이 나타나며, 털 손실과 가려움증이 나타나기도 한다.

④판토텐산(Pantothenic acid)

판토텐산의 화학식은 $C_9H_{12}O_5N$ 이며, 구조상으로 볼 때 pantoic acid와 B-alanine이 펩타이드 결합한 dihydroxydimethylbutyric acid 이다. 유리산은 노란 액상의 유지이며, 사료의 형태로 사용되는 것은 일반적으로 칼슘염의 상태이다. 이러한 염은 백색 결정분말이며, 물에 쉽게 용해되나 지방용매에는 녹지 않는다.

곡류피, 어류, 닭고기, 효모, 간, 신장, 심장, 지라 등은 우수한 공급원이며, 체내에도 풍부하게 존재한다. Na 또는 Ca 염 형태로의 판토텐산은 상대적으로 안정하여, 습사료나 건조 펠렛사료에 쉽게 첨가할 수 있다. 체내에서 판토텐산은 조효소 A (CoA)로 전환된다. 제품사료를 섭취할 경우 결핍증은 쉽게 나타나지 않는다.

⑤ 니 아 신 (Niacin)

니아신 (nicotinic acid: $C_6H_5O_2N$)이 부족한 곡류 위주의 식사를 하는 사람에게 펠라그라 (pellagra)라는 피부병이 발생한다. 개의 경우 이것은 흑설병 (black tongue)으로 불려진다. Niacin이나 nicotinamide ($C_6H_6N_2O$)는 이러한 피부병의 치료에 유효하다. 이들 두 물질은 무색의 결정체로서 물이나 알코올에 잘 녹는다. 열 (60℃), 광선, 알칼리 등이나, 대기 중에서 매우 안전성을 띤다.

니아신은 닭고기, 어류, 콩, 효모, 간, 신장, 심장, 녹색식물 등에 풍부히 존재한다.

체내에서 니아신은 니아신아미드로 전변되어 영양소의 대사과정에 필수적인 조효소 NAD (nicotinamide adenine dinucleotide), NADP (nicotinamide adenine dinucleotide phosphate)의 구성분이 된다. 개에 있어 니아신 요구량은 일정치 않다. 사료 내 트립토판의 수준에 따라 요구량은 변할 수 있다. 이것은 개의 체내에서 트립토판이 니아신으로 전변될 수 있기 때문이다. 그러나 고양이의 경우 이러한 기작은 진행되지 않는다.

⑥ 비 오 틴 (Biotin)

비오틴 ($C_{10}H_{16}O_3N_2S$)은 물과 알코올에는 녹으나 지방용매에는 불용성인 monocarboxylic acid 이다. 계란에는 비오틴이 함유되어 있으나, 생계란 흰자를 다량으로 섭취하는 동물은 비오틴 결핍증을 유발할 수 있다. 이것은 난백단백질인 아비딘 (avidin)이 비오틴과 결합하고 있어 소화관내 비오틴의 흡수를 저해하기 때문이다.

비오틴은 ATP를 필요로 하는 효소적 카르복실화 반응에 있어 카르복실 기 (-COO-)의 일시적인 중간운반체로서의 기능한다. 비오틴에 의존하는 효소에 있어, 비오틴 분자는 효소의 활성부위에 있는 특수한 라이신 잔기의 아미노기와 아미드 결합을 통해 효소 단백질에 공유적으로 결합되어 있다.

사료내 첨가되는 가장 비싼 비타민의 하나로서 사료가공에 의한 손실율은 15%에 달한다.

비오틴은 육류, 콩, 유제품, 효모, 도정하지 않은 곡류 등에 널리 퍼져있으며, 소장 내 미생물에 의해 필요량이 합성될 수 있기 때문에 개의 경우 결핍증상이 나타나지 않는다. 항생제의 장기 복용이나 다량의 생계란을 급여할 경우 쉽게 결핍증이 유발될 수 있다.

⑦ 폴 라 신 (Folacin)

폴라신 (folic acid: $C_{19}H_{19}O_6N_7$)은 항빈혈인자로서, 결핍되면 적혈구가 충분히 성숙되지 않는 일종의 빈혈을 일으킨다. 황색 결정체이며 물에 약간 녹고 산성용액에서 열을 가할 때 쉽게 파괴되며, 태양광선에 노출되거나 오랜 기간 저장할 경우 손상된다. 효모, 녹색식물류, 간, 신장, 생선의 조직이나 내장에 풍부히 들어 있다.

⑧ 비 타 민 B12 (vitamin B12)

비타민 B_{12} (cyanocbalamine: $C_{63}H_{88}O_{14}PCo$)는 모든 비타민 중 가장 복잡한 유기분자일 뿐 만 아니라 코발트를 함유한다는 점에서 다른 비타민과 구별된다.

비타민 B_{12} 는 정상적인 성장과 적혈구의 성숙 그리고 건강한 신경조직 유지에 필요하다. 비타민 B_{12}는 폴라신이 그의 조효소 형인 tetrahydrofolic acid로 전변되는 과정에 필요하므로, 비타민 C의 결핍은 종종 폴라신의 결핍을 유발할 수 있다. 대부분 동물의 장내에 존재하는 점성단백질(mucoprotein)은 비타민 B_{12}의 흡수를 촉진한다. 비타민 B_{12} 는 저장이나 열에 의해 파괴되기 쉽다

비타민 B12 는 동물성 식품에만 널리 존재하기 때문에 식물성 위주의 먹이를 섭취하는 개의 경우 결핍증이 유발될 수도 있다. 간이나 모든 육류에 높게 함유되어 있으며, 난, 유제품, 어류, 및 효모 등에도 존재한다. 이 비타민은 간에 저장되기 때문에 오랜 기간 동안 사료를 통한 섭취량이 부족하거나 결핍되더라도 결핍 증상이 쉽게 나타나지 않는다.

빈혈이나 만성 소화 장애를 가진 개의 경우 별도로 첨가가 필요하다. 그러나 이 경우 구강을 통한 섭취는 흡수율이 낮기 때문에 주사기를 통해 주입된다.

⑨ 콜 린 (Choline)

콜린 ($C_5H_{15}NO_2$)은 쉽게 염 (salts)을 형성하여, 여러 가지 유도체로서 동, 식물의 조직 내에 널리 분포되어 있다. 물에 쉽게 녹으며, 흡수성이 매우 강하다. 인지방의 중요한 구성분이며, 구조상으로 세 개의 메틸기를 가지고 있어 여러 가지 메틸화된 대사물의 합성을 위한 메틸기의 공급원으로 작용한다. 또한 신경전달물진인 acetylcholine의 전구물이기도 한다.

콜린은 지방간을 방지하는 등, 지방의 대사 작용에 필수적인 역할을 한다. 따라서 사료 내 콜린이 결핍될 경우 개의 간내 지방 함량이 증가하여 간의 정상적인 기능을 저하시킬 수 있다. 대개의 동물은 메치오닌 또는 베타인과 같은 메틸 공급원이 사료 내

충분히 존재할 경우 콜린을 합성할 수 있다. 따라서 엄격한 의미로는 비타민으로 분류되지 않는다고 볼 수 있다. 그러나 몇몇 어린 동물에 있어 콜린의 합성은 생리, 대사적 요구량을 충족시킬 만큼 충분히 일어나지 않는다. 간 관련 질병을 가진 개의 경우 자주 첨가제를 통해 급여한다. 효모, 난, 간, 밀배아, 육류 및 콩에 많이 함유되어 있다.

메틸기의 전이능력에 의거할 때 1 kg의 베타인 70% choline chloride의 1.65 kg에 상응한다. 또한, choline chloride는 산성 및 흡습성의 특성으로 인해 혼합된 개 사료 내 다른 비타민의 역가를 감소시킬 가능성이 높다. 그러나 베타인은 여러 비타민의 안정성에 아무런 영향을 미치지 않는다. 콜린은 일반적으로 식물의 종자에 풍부히 들어있다. 그러나 이들은 종자의 지방 추출 시 거의 지방과 함께 전이되어 버리기 때문에, 지방을 추출한 탈지박(fat-extracted oilseed)의 사료 내 사용량이 많을 경우 콜린의 첨가가 필요하다. 사료의 가공이나 저장에 의한 손실율은 약 10% 미만으로 낮다.

⑩ 이노시톨(Inositol)

이노시톨 ($C_6H_{12}O_6$)은 동물이나 식물의 조직에 널리 분포되어 있다. 동물체에 있어 이노시톨은 유리형의 myo-inositol로서 또는 인지방 포스파티딜이노시톨의 구성체로서 존재한다. 식물체에 있어서 대개 종자에 농축되어 있으며, 그것의 약 70%는 피틴산 으로 구성되어 있어 개를 포함한 단위동물에 의한 이용성이 극히 낮다.

이노시톨은 조효소 기능을 갖지 않는다. 세로막 구성성분으로서의 기능 외에도 이 비타민은 분명히 항지간성 역할 (lipotropic action)을 갖는 것으로 알려져 있다.

사료내 이용가능한 탄수화물의 수준이 높을 경우 이노시톨의 요구량은 상대적으로 증가할 것이기 때문에, 호화전분의 첨가함량이 높은 사료나 익스트루젼으로 가공된 사료의 경우 이노시톨 첨가량은 증가되어야 할 필요가 있을 것이다. 이러한 상황은 지방함량이 높은 사료의 경우에도 마찬가지로 적용될 것이다.

⑪ 비 타 민 C(vitamin C)

비타민 C(ascorbic acidL $C_6H_8O_6$)는 원숭이, 기니어픽, 몇 몇 조류 및 여러 어류를 제외한 대부분 동물의 체내에서 글루코스로부터 합성이 된다.

비타민 C는 L-ascorbic acid 와 L-dehydroascrbic acid의 두 가지 형태로 존재 하는데, 일반적으로 식품에는 활성이 강한 L-ascorbic acid의 형태로 들어있다. 개사료

내 비타민 C의 첨가 여부 및 보충 급여 여부에는 여전히 논란의 여지가 존재한다.

Tryptophan, tyrosine 또는 proline의 합성을 위한 여러 효소체계의 가수소화 작용에 관련하며, 정상적인 치아 및 뼈의 형성, 뼈의 손상회복, 상처치료, 콜라겐 및 연골의 형성에 중요한 기능을 한다. 또한 항산화제로서 비타민 E, selenium과 함께 glutathione peroxidase 및 superoxide dismutase의 활력을 유지하는데 필요하다. 이밖에 폴라신이 그의 조효소형으로 전변되는 방응이나 적혈고의 정상적인 성숙과정에 필요하다. 비타민 중에서 사료가공 및 저장에 의한 손실이 가장 크다.

(2)-1 지용성비타민

① 비타민 A (vitamin A)

비타민 A는 시각작용에 있어 중요한 역할을 한다. 척추동물의 망막 내 빛에 민감한 로돕신의 재생을 위해 필요하다. 또한 상피조직의 위축이나 경화현상을 방지하면서, 상피세포를 정상적으로 유지하는데 필수적이다. 비타민 A는 일반적으로 사료의 제조 및 저장과정 동안에 상당량이 파괴된다. 또한 산화작용에 의한 손실은 그 역가를 감소시키는 주요 원인이 된다. 따라서 지방함량이 상대적으로 높은 사료는 저장기간이 늘어남에 따라 역가가 감소될 가능성이 높으므로 약 4주 이상의 저장은 가급적 피해야 한다.

비타민 A는 결핍증상과 중독증상을 나타낸다. 대구간유에 다량 함유되어 있으며, 결핍 시 성장률 및 번식활동이 부진해지며, 피부병변이 발생할 수 있다. 중독 시에는 간 손상이 유발될 수 있다. 식물에는 비타민 A의 전구물질인 4가지형태의 carotene 으로 존재하는데 이중 β-carotene이 가장 활성적이다.

비타민 A의 역가는 β-carotene의 함량을 기준으로 하여 IU (international unit) 단위로 표시하는데, 1 IU는 0.6 μg의 β-carotene, 0.3 μg의 비타민 A1에 해당한다.

레티놀(retinol), 레티날(retinal), 레티노익산(retinoic acid)을 포함하는 일련의 화합물을 비타민 A라 명명한다. 이들 화합물은 간, 난, 젖 및 신장과 같은 동물성 으로부터 유래한 것이며, 모두가 지용성이다. 한편, 지방 없이도 흡수 가능한 비타민 A 제품인 레티닐 팔미테이트 (retinyl palmitate)는 만성 소화 장애를 앓는 개에 유용하게 사용된다.

②비타민 D(vitamin D)

비타민 D는 칼슘과 인의 정상적인 대사에 관하여는 비타민으로 성장 중인 개에 있어 결핍 시 각기병(구루병,rickets)을 유발하게 된다.

생물학적으로 활성을 나타내는 비타민 D_2 (ergocalciferol: $C_{28}H_{44}O$)와 비타민 D_3 (cholecalciferol: $C_{27}H_{44}O$)가 존재하는데, 후자는 대부분의 동물 피부에 자외선이 조사될 경우 7-dehydrocholestrol로부터 생성된다. 효모에서 추출한 ergosterol에 자외선을 조사시키면 ergocalciferol 이 생성된다.

비타민 D_3 그 자체는 생물학적으로 활력이 없지만, 소장으로부터의 칼슘 흡수를 촉진하는 1, 25-Dihydroxycholecalciferol의 전구물질로서 작용한다. 비타민 D는 칼슘과 무기태 인산의 항상성을 유지하는데 필수적이다. 특히 성장 중에 있는 골격의 정상적인 형성에 필요하며, 그 요구량은 동물의 종류 및 사료 내 함유되어 있는 칼슘(Ca)과 인(P)의 비율에 따라 달라진다.

한편, 비타민 D의 다량 섭취 또한 뼈의 형성이나 성장률에 영향을 미치게 된다. 참치간유와 같은 공급원은 대구간유보다 100~1,000 배 이상의 비타민 D역가를 내포하고 있기 때문에 사용 시 주의할 필요가 있다. 결정체 비타민 D_3의 0.025 μg이 1IU에 해당하는데, 대구 간유의 경우 1g은 100~500 IU의 역가를 내포한다.

③토코페놀(tocopherol, 비타민 E)

비타민 E는 여러 토코페롤을 총칭하는 화합물로서, a-tocopherol ($C_{23}H_{50}O_2$)이 가장 강력한 비타민 E 역가를 나타낸다. 식물성 기름, 특히 밀 배아유 속에 풍부하게 들어있다. 열이나 산에는 안정하나, 산소나 과산화물에 노출되면 급속하게 산화된다.

토코페롤은 세포나 조직 혈청 내에 있는 불안정한 대사물의 항상성을 유지하는 세포간 및 세포내 항상화제 역할을 담당하고 있다. 생리학적 항산화제로서 토코페롤은 산화되기 쉬운 비타민과 불안정한 불포화 지방산들을 보호한다. 효소 glutathione peroxidase 또는 superoxide dismutase 반응에 있어 셀레늄, 비타민 C와 함께 고도의 불포화 지방산이 과산화 되는 것을 방지한다.

비타민 E는 또한 정상적인 번식활동과 근육발달의 이상성장을 방지하는 역할을 담당한다. 사료첨가제로서 BHA (butyl hydroxyanisole), BHT (butyl hydroxytoluene) 또는 ethoxyquin 등은 사료내 여러 가지 불안정한 화합물이 산화되는 것을 방지하는 항산화제 역할을 하지만, 생리학적으로 세포내 항산화제로서 성장 중인 개를 위한 비타민 E의 역가는 갖지 않는다. 따라서 개의 생리학적 요구량을 충족시키는 만큼의 비타민 E 첨가가 바람직하다고 볼 수 있을 것이다.

④비타민 K(vitamin K)

비타민 K는 카르복실화 효소의 성분으로서, K_1 ($C_{31}H_{46}O_2$) 및 k_2 두 가지 형태로 전자는 4개의 isoprene을 가지며 대부분의 고등식물에, 후자는 6개의 isoprene을 가지며 동물에 들어있다. 이 밖에도 menadione (K_3), phthiocol (K_4), synkamin (K_5) 등이 존재하는데, 이 중 합성화합물인 menadione은 K_1 이나 K_2 보다는 더 높은 역가를 지니고 있어 사료공급제로 사용되고 있다.

비타민 K는 혈액응고 단백질 프로트로빈 (prothrombin)의 합성에 필요한 mRNA의 합성에 관여한다. 따라서 비타민 K의 주된 기능은 빠르고 정상적인 혈액 응고 속도를 유지하는 것이다. 개의 경우 비타민 K는 소장 내 미생물에 의해 충분한 량으로 합성되기 때문에 결핍 증상은 나타나지 않는다. 브로콜리(broccoli), 상추, 시금치 등에 널리 분포한다.

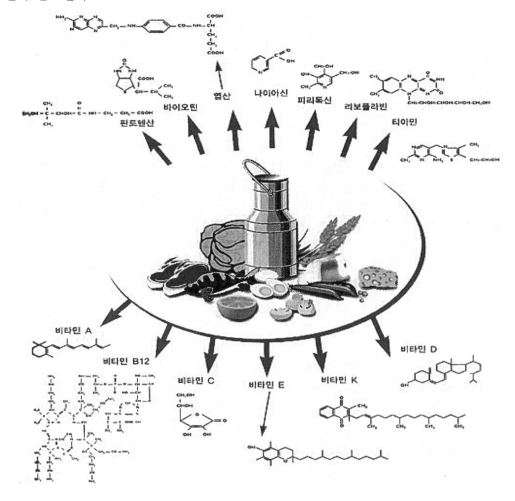

5) 미네랄(minerals, 광물질, 무기물)

미네랄(minerals)은 생명현상을 유지하는데 없어서는 안 될 필수원소로서, 골격구조 형성, 산-염기의 평형조절, 삼투압 조절, 세포막의 투과성 조절 등의 기능을 한다. 또한, 광물질은 호르몬, 효소 및 효소활성체의 중요한 구성분이기도 하다.

5)-1 미네랄(minerals)의 분류

미네랄(minerals)의 분류 및 종류		
1. 필수미네랄 (essential mineral)	1) 다량미네랄 (macro-element)	칼슘(calcium, Ca) 마그네슘(magnesium,Mg) 나트륨(natrium, Na) 칼륨(kalium, K) 인(phosphoorus, P) 염소(chlorine, Cl) 황(sulfar, S)
	2) 미량미네랄 (trace element)	망간(mangannese, Mn) 철(iron, Fe) 구리(copper, Cu) 셀레늄(selenium, Se) 불소(fluorine, F) 몰리브덴(molibdenum,Mo) 비소(arsenic, As)
2. 준필수미네랄 (semiessential mineral)	바륨(barium, Ba), 브롬(brome, Br), 니켈(nickel, Ni) 스트론튬(strontium, Sr), 실리콘(silicon, Si), 루비듐(rubidium, Rb) 바나듐(vanadium, Vd), 알루미늄(aluminum, Al)	
3. 비필수미네랄 (non-essential mineral)	보론(boron, B), 납(lead, Pb), 주석(tin, Sn) 수은(mercury, Hg), 금(gold, Au), 은(silver, Ag)	

(1) 필수 미네랄(essential mineral)

필수미네랄은 건강한 생물의 체조직에 꼭 존재하고 같은 종류는 생물의 특정부위에서 함량이 거의 비슷하거나 같으며, 외부로부터 공급받지 못하면 고유한 생리 화학적 이상이 발생하고, 알맞은 양을 공급하면 성장이 촉진되는 무기물 즉 광물질을 말한다.

이들 중 체내분포나 요구량이 많은 Ca, Mg, Na, K, P, Cl, S 등의 7종을 다량원소 (macro-element)라 하고, 체내분포나 요구량이 적은 Mn, Fe, Cu, I, Zn, Co, Se, F, Mo, As 등의 10가지 무기물들을 미량원소(trace element)라 한다.

①칼 슘 (calcium, Ca)

칼슘과 인은 뼈의 형성이나 산-염기 균형유지 등의 여러 대사작용에 있어 서로 밀접하게 관련된다. 칼슘 (calcium: Ca)은 개의 체내 가장 풍부한 양이온으로 체중의 약 2%를 차지한다. 뼈의 형성이나 골격조직의 유지에 있어서의 중요성 이외에도 칼슘이온은 연조직에 널리 분포되어 있다. 이 밖에 근육수축, 혈액응고, 신경전달, 세포막 통합성유지 및 여러 중요한 효소의 활성화에 관여하고 있다. 세포막에 있어 칼슘은 인지방에 단단히 결합되어 막의 투과성을 조절함으로서, 세포에 의한 영양소의 흡수를 조절하는 역할을 한다.

체내 칼슘의 95% 이상이 뼈에 존재하며, 1~2% 정도가 치아에 존재한다.

골다공증 (osteoporosis)에 대한 관심이 일반화되기 전부터 애견가와 많은 사육가들은 그들 개의 칼슘 섭취량에 신경을 썼다. 특히 성장 중인 강아지나 임신한 모견, 막 분만한 모견과 비유중인 모견의 경우 칼슘 섭취량이 증가할 것이라고 믿었다. 체내 칼슘은 여러 가지 방법으로 조절된다. 만약 혈액 내 칼슘의 농도가 너무 낮다면, 비타민 D와 부갑상선 호르몬(parathyroid hormone: PTH)이 소장으로부터 칼슘의 흡수를 증가시켜 정상수준으로 끌어올리게 된다. 이 경우 사료 내 칼슘의 흡수력이 최대한으로 증가된다.

또한 신장 내 칼슘 축적량을 최대한 높이고, 뇨를 통해 칼슘이 배설되지 않게 한다. 반대로, 칼슘 수준이 높을 경우 칼시토닌(calcitonin)의 도움으로 정상 수준이 유지된다.

이러한 기작은 매우 복잡하지만 정교하게 행해지기 때문에 개에게 별도로 칼슘 보충제를 급여할 필요가 없다. 대부분의 시판사료에는 개가 필요로 하는 것보다 훨씬 높은 칼슘이 함유되어 있다. 이것은 비타민 D의 경우도 마찬가지이다. 비타민 D는 사료를 통해 적정량이 공급되지 않더라도, 개의 체내에서 합성이 되기 때문에 따로 첨가제를 이용해 공급할 필요가 없다. 사실상 거의 모든 개들은 칼슘 결핍의 위험보다 칼슘과다의 위험에 노출되어 있는 것이다.

②인(phosphorus, P)

인(P)은 탄소, 질소, 수소, 산소, 황과 함께 생명현상 유지에 필수적인 여섯 가지 원소 중의 하나로서, 모든 형태의 동, 식물은 성장, 번식, 건강 등의 정상적인 생명활동을 위해 인을 요구하고 있다. 체내 칼슘 다음으로 풍부한 광물질이며, 전체 인의 약 80%가 뼈와 치아에 존재한다. 나머지는 모든 세포 사이에 존재하며 대사과정을 돕는다.

인은 호흡, 광합성, 근수축, 세포분할, 유전정보 전달 및 발효 등의 기본적인 생물화학적 반응에 있어 중요한 역할을 담당한다. 인은 땅에 고착한 상태로 존재하므로, 대기권으로부터 지상동물에게 쉽게 이용되지 않는다.

③마그네슘 (magnesium, Mg)

마그네슘(Mg)은 지방, 탄수화물 및 단백질이 에너지로 전화되는 중간대사에 수반되는 여러 중요한 효소적 반응에 필수적인 광물질이다. 이러한 효소적 반응에는 지방산 산화 과정에 있어 인산기의 전이(phosphokinase), 인산염과 인산기의 가수분해 (phosphokinase 및 pyrophosphatase), 아세틸 CoA의 가수분해 (thiokinase) 반응과 활성 아미노산합성 (amino acid synthetase) 반응 등이 포함된다.

이 밖에도 마그네슘은 골격조직 대사 및 신경근 전달에 필수적이다. 체내 50% 이상의 마그네슘은 뼈에 존재하며, 수량은 연조직 세포내에 들어있다.

마그네슘은 타 영양소와 복잡한 상관관계를 갖는데, 마그네슘 농도가 너무 높을 경우 뼈의 형성이 저해되며, 칼슘의 농도가 높아지면 마그네슘 결핍증상과 같은 임상학적 증상이 발견된다. 근육과 심장의 기능에 있어 마그네슘과 칼슘은 상호보완적 관계를 유지한다. 칼슘이 근육을 자극하면, 마그네슘은 근육의 이완을 유발하게 된다. 이들 두 광물질의 균형은 아주 중요하다. 만약, 심장근내 마그네슘의 농도가 칼슘농도에 비해 너무 낮다면, 심장병의 발생위험이 증가하게 된다. 연수(soft water)를 마시는 사람에 있어 심장병 발생율이 높은 원인 또한 낮은 마그네슘(-그리고 높은 나트륨) 섭취에 기인한 것이다.

견과류, 콩, 곡류, 해산물, 암청색의 잎이 많은 식물에 많이 함유되어 있다.

제품사료에는 충분히 함유되어 있어 보충 급여할 필요가 없으나, 자가 사료 급여 시 결핍증이 유발될 수 있다.

④ 나트륨(Na), 칼륨(K), 염소(Cl)

나트륨(sodium: Na), 칼륨(potassium: K) 및 염소(chloride: Cl)는 살아있는 생물의 체내에 가장 풍부한 전해질로서, 이들 중 체내 세포 외액의 주요 양이온은 Na이며 음이온은 Cl이다. 칼륨과 마그네슘은 세포내의 주된 양이온이다. 이들은 삼투압을 조절하고 산-염기의 균형을 유지하는 기능을 한다.

원형질막은 에너지 의존 나트륨 펌프를 함유하고 있는데, 이것은 세포 내로부터 세포 외부로 나트륨을 활발하게 수송한다.

칼륨 이온은 쉽게 막을 투과할 수 있고, 특성상 나트륨 이온과 유사하기 때문에, Na+가 존재할 때 K+거 들어가게 된다. 이렇게 됨으로서, 세포 내액은 칼륨 이온과 마그네슘 이온의 균형에 필요한 충분한 음이온을 포함하고 있기 때문에 염소이온은 주로 세포 외액에 존재한다. 염소는 위액과 혈액의 주요 음이온이다.

대개의 동물성 단백질 사료에는 나트륨과 염소가 풍부히 함유되어 있으나 식물성 단백질 사료에는 그렇지 않다. 단미사료 내 대부분의 나트륨은 유리된 이온형태로 존재하므로 생물학적 이용성이 높다. 옥수수 글루텐과 어분 내 칼륨의 함량은 낮은 편이나, 대두박, 면실박, 알팔파분, 사탕수수 등은 풍부한 칼륨 공급원이다.

이들 광물질은 사료 내 풍부하게 들어 있기 때문에 결핍증은 흔하지 않다. 드물지만 염소결핍증은 만성적인 구토를 수반하게 된다. 구토 시 체내 위액이 토출되어 pH가 증가되며, 증상이 심할 경우 혈액의 알칼리화가 수반된다. 이러한 상태를 알칼로시스(alkalosis)라 한다. 이 경우 염소의 보충이 필요하며, 정맥주사를 통해 공급한다.

⑤ 철(Fe)

철(iron: Fe)은 세포의 호급 과정과 전자전달 반응에 있어 중요한 역할을 한다.

동물의 체내에서 철은 헴 화합물 (hemoglobin, myoglobin), 헴 효소 (cytochromes, catalase, peroxidase 등) 및 비헴 화합물 (transferrin, ferritin, flavin-iron enzymes)과 같은 단백질에 결합된 복잡한 형태로 존재한다. 면역체계를 증가시켜 질병에 대한 저항력을 높이기 위해 적절한 량의 철분이 공급되어야 한다. 우유부산물을 제외한 동물성 사료는 철의 함량이 높은데, 어분과 육골분에는 400~800mg/kg의 수준으로 함유되어 있다.

곡류에는 30~60mg/kg, 탈지대두박과 같은 유지종자 부산물 사료에는 100~200mg/kg의 철이 함유되어 있다. 애완사료 첨가제인 reduced iron oxide는 사료가 고기 색상의 띄게 하는데 사용될 뿐, 이것은 개의 철분 공급원은 아니다.

출현은 개가 철분 결핍성 빈혈을 유발할 수 있는 유일한 요인이다. 강아지가 십이지장충과 같은 기생충에 감염되었을 때에도 빈혈이 일어날 수 있다. 이들 기생충은 장벽에 기생해 혈액을 흡입한다. 만약 기생충이 많이 존재한다면 강아지는 폐사하게 될 것이다. 대부분 개사료는 권장량보다 20배 이상의 철을 함유한다. 이것은 섬유소와 같은 철분의 흡수를 저해하는 영양소가 많기 때문이다. 철분 중독 현상이 발생하면 식욕이 감소하고 구토, 설사가 수반된다.

⑥ 망간(Mn)

망간(manganese, Mn)은 동물의 조직에 널리 분포되어 있다. 뼈에 가장 높은 수준으로 함유되어 있지만, 간, 근육, 신장, 피부, 생식선 조직 등에도 또한 존재한다. 조직에 있어 망간은 세포질보다는 미토콘드리아에 집중되어 있다. 인산기를 수송하는 여러 효소의 보조인자이며, 아르지닌을 가수분해하여 요소를 형성하는 효소 arginase에 함유되어 효소의 활력을 돕는다.

연결조직, 뼈 및 단백질의 형성에 중요한 광물질이며, 비타민 K와 함께 혈액응고 인자를 생성하는 역할을 담당한다. 시금치와 가공하지 않은 곡류에 풍부히 존재한다.

⑦ 아연(Zn)

아연(zinc, Zn)은 여러 금속함유효소(carbonic anhydrase, alkaline phosphatase 등)의 구성 성분으로서 및 특수한 아연 의존 효소의 활력을 조절하는 촉매로서의 필수적인 기능을 담당하고 있다. 따라서 아연은 탄수화물, 지방 및 단백질의 여러 대사과정을 조절한다. 호르몬과 유사한 프로스타글란딘(prostaglandins)과 여러 단백질의 생산을 돕는다. DNA, RNA의 생산에도 필요하며, 정상적으로 기능하는 면역체계의 정상적인 기능 유지에도 필수적인 원소이다.

지방이 적은 육류, 가금육, 어류에 많이 들어있으며, 곡류에는 소량이 함유되어 있다. 사료 내 아연의 함유량이 충분하더라도, 칼슘, 피테이트, 구리, 철 및 주석 등에 의해 흡수율이 저하될 수 있다. 면역기능이 저하된 개의 경우 아연 첨가제가 흔히 급여된다.

⑧ 요오드(I)

요오드 (iodine, I)는 갑상선 호르몬의 중요한 구성소이기 때문에, 요오드의 대사는 갑상선 기능과 밀접하게 연루된다. 포유동물에 있어, 요오드는 갑상선 호르몬, 티록신 (thyroxine)의 생합성을 위해 필요하다. 갑상선 호르몬은 세포차원의 산화를 조절하며, 성장, 내분비선, 신경근 기능 및 영양소의 대사에 영향을 미친다. 해산어류나 패류 등에 많이 함유되어 있으나, 그 밖의 일반적인 단미사료에는 요오드의 함유량이 낮다. 시판되는 제품사료에는 요오드가 충분히 함유되어 있어 결핍 증상은 쉽게 일어나지 않는다.

⑨ 셀레늄(Se)

셀레늄(selenium: Se)은 미량 광물질이지만 면역체계의 중요한 구성소이다. 체내에서 어느 정도는 비타민 E의 대체물질로서 작용하는 것으로 알려져 있으나 항산화제로서 기능을 하는 지는 밝혀져 있지 않다. 그러나 셀레늄과 단백질의 화합물인 glutathione peroxidase는 아주 효율적인 항산화제이다. 이 효소는 과산화수소 (hydrogen peroxide)의 파괴적인 작용으로부터 세포를 보호한다. 펩타이드 글루타치온 (glutathione: GSH)은 중독 과산화물의 환원제이다. 셀레늄은 필수 광물질인 동시에 중독 광물질이다.

도정하지 않은 곡류 및 식물성 유지에 많이 함유되어 있다. 효율적인 흡수를 위해 셀룰로우스 분해 효소를 함유하는 첨가제를 급여하기도 한다.

⑩ 코발트(Co)

코발트 (cobalt: Co)는 비타민 B12의 구성분이기에 생물학적 기능은 이 비타민의 역할에 연관된다.

(2) 준필수 미네랄(semiessential mineral)

같은 동물 부위에 있어서도 특정 무기물의 농도가 다르고 필수미네랄로 분류되지 않지만, 부족하거나 결핍되면 생명유지가 곤란한 무기물들을 준필수미네랄이라하고 Ba, Br, Sr, Ni, Si, Rb, Al, Vd 등이 이에 속한다.

(3) 비필수 미네랄(non-essential mineral)

동물체내에 들어 있지만 생체내의 특별한 기능이 없거나, 아직 그 기능이 밝혀져 있지 않은 무기물로 식품이나 사료를 통하여 동물체내로 이전된 무기물을 비필수 미네랄이라고 하며, B, Pb, Sn, Cr, Hg, Au, Ag 등이 이에 속한다.

(4) 중독 미네랄(toxic mineral)

동물체내 함유량이 적은 상태에서는 체내에서 중요한 생리적 기능을 수행하지만 그 원소가 필요 이상으로 체내에 함유되어 있을 경우에는 대사작용이나 또는 생명유지에 대단히 나쁜 결과를 나타내는 무기물을 중독 무기물이라 하며 Cu, Se, F, Mo, Cr, As, Hg, Cd 등이 이에 속한다.

① 구리(Cu)

구리(copper,Cu)는 지금까지 연구된 모든 동물에 있어 필수 광물질로서 안정되고 있다. 구리는 몇몇 효소의 구성소로서 그 효소의 활력을 위배 필수적이다. 이러한 효소 중 세포내 전자전달반응 관련 cytochrome oxidase가 있는데, 이 효소에는 구리와 함께 철도 함유되어 있다. 구리를 함유하는 superoxide dismutase와 같은 효소는 아연과 세룰로플래스민(ceruloplasmin)도 함께 함유하고 있다. 후자는 혈장과 간질액 (interstitial fluid)의 주된 구리함유 구성분이다

체내 모든 조직에 존재하며, 뇌, 심장 및 간에 많이 함유되어 있다. 가공되지 않은 곡류나 종자, 육류, 암청색 식물에 많이 들어 있다. 필수 광물질인 동시에 중독 광물질로 분류된다. 구리는 간에 저장되며, 정상적인 조건하에서 담즙으로 많이 배출된다.

만성 간 질환이나 쓸개 질환 시, 구리 배출이 억제되면서 중독 증상이 나타난다.

5)-2 미네랄(minerals)의 상호작용

미네랄이 생체 내에서 대사작용에 관여할 때 미네랄 상호간의 간섭 관계에 의하여 흡수 또는 이용을 돕거나 저해하는 경우가 발생 한다. 이러한 현상을 미네랄의 상호작용 이라고 한다.

예를 들면, Ca-P-Mg, Ca-Cu-Zn, Fe-Cu, Fe-Co, Cu-Mo 등은 서로 일정한 관계를 지니고 있다.

Ca의 이용성은 비타민 D와 인의 공급이 적당하게 이루어질 때 향상이 되고, Mg이나 oxalic acid에 의해 저해된다. 한편 단백질의 공급이 충분하면 Ca와 Mg의 흡수가 촉진 되며, lactose는 장점막에서의 Ca의 흡수를 돕기도 한다.

그러나 Ca의 과다공급은 항생물질의 체내 흡수를 방해하며, Zn 및 Mn의 흡수도 방해 한다. 그리고 지나치게 많은 Fe과 Mn의 공급은 P의 이용률을 저하시켜 구루병을 유발 시킬 수도 있다.

기타 미네랄(minerals)의 상호작용
① Mo와 Cu는 서로 길항작용의 관계가 있다
② 미량의 As는 Se의 중독을 완화시킨다.
③ Cu는 Fe의 흡수 및 이용을 도와서 헤모글로빈 합성을 돕는다.
④ Mo는 S와 같이 Cu가 체내에서 축적되는 것을 저해한다.
⑤ Ag, Hg, Cu, Cd 등도 체내에서 Se의 독성을 완화시킨다.
⑥ Ca의 적정공급은 Zn과 Cu사이의 길항작용을 완화시켜 Cu의 부진한 흡수 및 이용에 의한 빈혈을 예방한다.

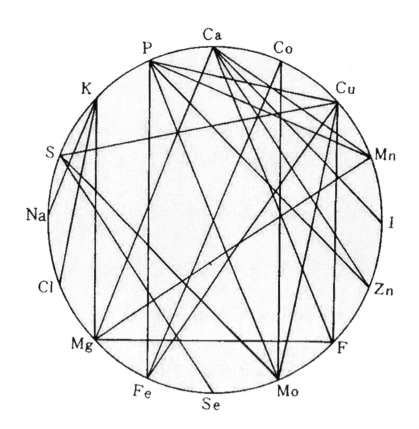

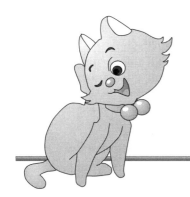

Chapter Ⅲ
동물사료

1. 애완견 사료의 회사별 성분표 분석

1) 자견용 사료분석 (▲ : 이상 ▼ : 이하)

성분 사료	조단백질	조지방	칼슘	조섬유	인	조회분	기타사항
ANF	33%▲	18%▲	2%▲	3%▼	1%▲	7.50%▼	진공포장으로 신선 4대 사료
유카누바	32%▲	21%▲	1%▲	4%▼	0.8%▲	11.2%▼	허약한 강아지에 좋다 4대 사료
사이언스	25.5%▲	16.5%▲	1%▲	3%▼	0.7%▲	5.5%▼	100년 이상의 역사 4대 사료
퓨리나	30%▲	20%▲	0.9%▲	3%▼	0.7%▲	7.5%▼	대한수의사회 추천사료 4대사료
프리셉트	29%▲	19%▲	1.3%▲	3.5%▼	1%▲	8.0%▼	회사마크처럼 강아지의 균형중시
아보	26%▲	16%▲	1.2%▲	4%▼	1%▲	7.0%▼	모질 개선에 탁월한 사료
로얄캐닌	33%▲	20%▲	1.35%▲	2.5%▼	0.8%▲	7.0%▼	체계적인 사료구성으로 강아지의 평생 규칙적인 사육이 가능
캐니대	24%▲	14.5%▲	1.3%▲	4%▼	1%▲	5.5%▼	A등급의 양고기사용 피부, 피모, 알러지 전문사료
솔리드골드	28%▲	14%▲	1.36%▲	5%▼	0.8%▲	9%▼	USDA(미농무성)이 인증한 고기와 1,2등급의 곡물만 사용
아카나	28%▲	17%▲	1.1%▲	4%▼	0.9%▲	7%▼	아카나의 Omega Science 순수한 식물성 기초지방
뉴트리언스	30%▲	20%▲	1.6%▲	3%▼	1.1%▲	9%▼	한방약초가 들어있는 고품질 사료
카스코퍼피	30%▲	21%▲	0.5%▲	3.5%▼	0.5%▲	10%▼	가격대비 영양소 구성 및 소화향상성이 탁월한 사료
베토벤퍼피	30%▲	20%▲	1.10%▲	3.3%▼	1%▲	10%▼	알뜰실속파를 위한 사료 가격대비 탁월한 사료
페디그리	21%▲	10%▲	1%▲	5%▼	0.82%▲	8%▼	쌀을 사용하여 소화기능과 에너지 섭취능력강화

2) 성견용 사료분석 (▲ : 이상 ▼ : 이하)

성분 사료	조단백질	조지방	칼슘	조섬유	인	조회분	기타사항
A N F	26%▲	15%▲	2%▲	3.5%▼	0.8%▲	8%▼	진공포장으로 신선 4대 사료
유카누바	26%▲	15%▲	1.8%▲	4%▼	0.8%▲	10%▼	허약한 강아지에 좋다 4대 사료
사이언스	30%▲	14.5%▲	0.64%▲	3%▼	0.4%▲	5%▼	100년 이상의 역사 4대 사료
퓨리나	22.7%▲	20%▲	0.9%▲	3%▼	0.7%▲	7%▼	대한수의사회 추천사료 4대 사료
프리셉트	24%▲	14%▲	1.1%▲	3.5%▼	0.9%▲	6.25%▼	회사마크처럼 강아지의 균형중시
아 보	20%▲	8%▲	1.8%▲	4%▼	1.05%▲	6%▼	모질 개선에 탁월한 사료
로얄캐닌	27%▲	16%▲	1.35%▲	2.5%▼	0.65%▲	7%▼	체계적인 사료구성으로 강아지의 평생 규칙적인 사육이 가능
캐니대	33%▲	20%▲	1.35%▲	2.5%▼	0.8%▲	7%▼	A등급의 양고기사용 피부, 피모, 알러지전문사료
솔리드골드	22%▲	8%▲	1%▲	5%▼	0.7%▲	8%▼	USDA(미농무성)이 인증 한 고기와 1,2등급의 곡물만 사용
아카나	26%▲	16%▲	1.2%▲	4%▼	1.1%▲	4.6%▼	아카나의Omega Science 순수한 식물성 기초지방
뉴트리언스	26%▲	16%▲	1.2%▲	4%▼	1%▲	9%▼	한방약초가 들어있는 고품질 사료
제로니	27%▲	15%▲	1.3%▲	4%▼	1%▲	10%▼	

2. 사료의 소화율

가축이 이용하는 사료는 소화기관에서 분해·흡수되어 체내 대사과정을 거치면서 필요한 조직이나 부위에 이용된다. 따라서 사료의 소화율은 영양소의 이용효율을 판단하는 중요한 기초 자료가 된다.

1) 소화율과 가소화 성분

(1) 소화율

소화율(digestibility 또는 digestion coefficient)이란 섭취한 사료 중 소화기관에서 소화된 양이 얼마나 되는지를 비율로 표시한 것이다.

소화율은 가축이 섭취한 사료와 배설량을 토대로 산출하는데,
공식은 아래와 같다.

소화율(%) = (흡수한 영양소 / 섭취한 영양소) × 100

이 공식에서 총 흡수영양소의 양은 섭취한 영양소에서 분으로 배설된 영양소의 양을 빼면 산출할 수 있다. 따라서, 소화율은 아래와 같은 공식으로 정리할 수 있다.

소화율(%) = (섭취한 영양소 − 분 중 영양소) / 섭취한 영양소 × 100

동물이 배설하는 분 중에는 섭취한 사료 중 소화되지 않은 내용물(불소화물)과 양은 많지 않으나 소화관의 장 점막 상피세포나 소화액 등도 같이 배설된다. 이를 토대로 소화율을 외관소화율과 진정소화율로 구분한다.

① 외관소화율(apparent digestibility)

실제 측정한 섭취사료와 분으로 배설된 영양소에 근거하여 소화율을 측정하는 경우이다. 위에 제시된 공식에 의하여 산출되는 소화율이 외관소화율이다.

② 진정소화율(true digestiblity)

소화되지 않은 사료영양소와 섞여 배설된 소화액, 장 상피세포, 박테리아 등을 배설 분 중 영양소에서 제외한 순수한 불소화배설영양소를 토대로 산출한 소화율을 진정소화율 이라고 한다. 다만 그 양이 원래 적기 때문에 일반적으로 외관소화율에는 이를 무시하고 있다. 진정소화율은 보다 정확한 소화율이 필요한 경우에 산출한다.

③ 대사분질소(metabolic fecal nitrogen)

배설 분 중에는 체내에서 단백질의 분해로 생성되는 질소 중 일부가 배설물에 섞여 나오기 하는데, 이렇게 배설되는 질소를 대사분질소라고 한다.

(2) 가소화 영양소

가소화 영양소(digestible nutrient)란 소화가 가능한 성분을 나타내는 용어이다. 가소화 영양소는 사료의 조성분에 따라 가소화 조단백질, 가소화 조지방, 가소화 탄수화물 등으로 세분되며, 각각의 조성분에 해당 영양소의 소화율을 곱해서 산출한다.

2) 소화율 측정방법

사료의 소화율 측정방법에는 직접측정방법과 지시제를 이용한 간접측정법이 있다.

(1) 직접측정법

대사틀에 시험축을 넣고 일정기간 동안 사육하면서 사료섭취량과 배설분을 모두 채취 하여 소화율을 측정하는 방법이다. 일명 전분채취법(total collection method)이라고도 한다.

방목을 하는 가축의 경우에는 이동하며 풀을 뜯어먹으므로 특수 제작한 오줌주머니 (urinary bag)와 분주머니(harness bag)를 부착해서 분뇨를 채취하여 측정한다.

소화시험은 반추동물은 7~10일, 단위동물인 경우에는 5~7일의 예비기간을 거쳐 실시하는데 예비기간 중에도 본 시험에서와 같이 조사요령과 제반 사양관리는 동일하게 해주어야 한다.

외관소화율 방법에 의하여 소화율을 산출하는 경우의 예는 아래와 같다.

예를 들어, 젖소가 하루에 조단백질 함량이 8%인 옥수수 사일리지를 20kg먹고, 25kg의 분을 배설하는데, 배설분 중 조단백질 함량이 2%이면, 이 사료의 조단백질 소화율은 68.75%가 된다.

총 조단백질 섭취량 : 1600g(20kg × 8% = 1600g)

· 배설분 중 조단백질 함량 : 500g(25kg × 2% = 500g)

· 옥수수 사일리지의 조단백질 흡수량 : 1100g(1600g - 500g = 1100g)

· 옥수수 조단백질 소화율 : $\dfrac{1.100g}{1.600g}$ × 100 = 68.75%

(2) 간접측정법

시험용 사료에 표시물을 넣어 그 표시물 비율을 토대로 소화율을 측정하거나, 인공 소화기관을 만들어 측정하는 방법이다.

① 표시물을 이용하는 방법

시험용 사료와 분의 성분 함량을 측정하는데 섭취한 사료나 배설 분을 전량 채취하지 않고, 시료에 들어 있는 표시물의 비율에 의하여 소화율을 간접적으로 측정하는 방법 이다.

(1) 표시물의 조건

간접측정에 이용하는 표시물(index substance marker)은 아래의 조건을 갖추어야 한다.

① 소화·흡수 과정에서 불활성 물질일 것.
② 소화율의 목적 성분이 아닐 것.
③ 독성이 없고, 색의 구별이 쉬울 것.

(2) 표시물의 종류

표시물로 적합한 물질에는 다음과 같은 여러 가지가 있는데, 그중 산화크롬이 많이 이용된다. 색소원 또는 리그닌 등은 식물성 표시물로, 풀과 같은 목초류 이외의 사료에 표시물로서 이용이 가능하다.

① 산화철(Fe_2O_3), 황산바륨($BaSO_4$), 산화크롬(Cr_2O_3)
② 동위원소 색소원(chromogen) 또는 리그닌(lignin) 등

(3) 표시물에 의한 산출 공식

표시물에 의한 소화율 측정은 분 중 표시물에 대한 사료 중 표시물의 비율과, 사료 중 영양소에 대한 분 중 영양소의 비율을 기초로 산출하는데, 그 공식은 다음과 같다.

$$\text{소화율(\%)} = 100 - \frac{\text{사료중 표시물}(\%)}{\text{분중 표시물}(\%)} \times \frac{\text{분중 영양소}(\%)}{\text{사료중 영양소}(\%)} \times 100$$

예를 들어, 젖소에 조단백질의 함량이 15%이고, 산화크롬의 농도가 1.5%(15㎎/g)인 착유용 배합사료 5㎏을 섭취하고 분을 2㎏ 배설하는데, 분 중 조단백질 함량이 8%이고 산화크롬 농도가 3.6%(36㎎/g)인 경우의 소화율은 다음과 같이 하여 약 78%가 산출된다.

$$= 100 - \frac{1.5\%}{3.6\%} \times \frac{8\%}{15\%} \times 100 = 100 - \frac{12\%}{54\%} \times 100$$

$$= 100 - 0.22 \times 100 = 100 - 22 = 78\%$$

② 인공소화시험에 의한 방법

동물을 사용하여 직접적 또는 간접적으로 소화율을 측정하지 못할 때 이 방법을 사용한다. 즉, 약품이나 효소를 가지고 시험사료의 불소화물을 산출하여 소화율을 구하는 방법이다.

소화시험의 방법은 다음과 같이 한다.
시험관을 동물의 소화기관과 같은 조건으로 만들어 내부온도를 체온과 같은 39±0.5℃로 유지시킨 다음,
① 완충액(buffer제)을 넣은 후 펩신(pepsin)으로 1차 소화를 시키고,
② 중성 pH조건에서 트립신(trypsin)에 의한 2차 소화를 시킨 후,
③ 최종적으로 남는 질소화물은 불소화물로 간주하여 소화율을 산출한다.

3) 소화율의 영향요인

사료의 소화율은 대상 가축의 종류, 품종, 개체의 특성, 사료의 조건 등 여러 가지 요인에 따라 영향을 받는데, 그중 중요한 특징은 다음과 같다.

(1) 가축에 의한 요인

가축의 종류, 품종, 개체별 특성 등이 영향요인이다. 농후사료는 단위동물의 소화율이 높으며, 조사료는 반추동물이 소화를 잘 한다. 같은 축종 중에서 너무 어리거나 늙은 가축은 소화율이 떨어진다.

(2) 사료에 의한 영향

① 사료 급여량
적절한 양의 사료는 소화율을 높이나, 너무 많은 사료를 섭취하면 소화율이 저하된다. 급여량이 너무 적으면 대사 분 질소가 많아져 진정소화율이 저하된다.

② 사료의 성분
가용무질소물은 소화율을 향상시키나, 일반적으로 조섬유는 사료의 소화율을 저하시킨다. 소금·칼슘·인 등은 과다섭취하거나 부족할 때 소화율을 저하시킨다.

③ 사료의 가공처리
분쇄된 곡류는 반추동물의 소화율을 증가시키나, 조사료는 분쇄 여부가 소화율에 영향을 주지 않는다. 종자와 껍질을 벗기지 않은 사료는 가공처리하면 소화율이 증가된다.

④ 영 양 률
영양률이 높은 사료는 소화율이 떨어진다. 영양률이 높을수록 단백질 비율이 낮기 때문이다. 이러한 사료는 소화시 대사성분질소의 상대적 비율이 높아서 진정소화율은 크게 변하지 않더라도 외관상 소화율은 크게 떨어지게 된다.

주요 가축의 소화율 비교						
구분		영 양 소 별				
		유기물	조단백질	조지방	가용무질소물	조섬유
앨팰퍼 (건초)	소 면양 돼지	61 61 37	70 72 47	35 31 14	71 69 49	44 45 22
옥수수 (곡류)	소 면양 돼지	86 88 90	64 65 80	86 81 70	90 93 93	37 84 47

3. 사료가치의 평가방법

사료가치를 평가하는 방법에는 물리적 평가방법 · 화학적 평가방법 · 생물학적 평가방법 등이 있다.

물리적 평가방법은 사료의 외형 · 냄새 · 색깔 등을 기준으로 평가하는 방법이고, 화학적 평가방법은 사료에 들어 있는 조성분 함량을 기준으로 평가하는 방법이며, 생물학적 평가방법은 사료의 가소화 성분 함량을 토대로 평가하는 방법이다.

1) 화학적 평가방법

사료 중 영양소 함량의 분석을 통해서 측정하는 화학적 평가방법은 일반성분을 분석하는 방법과 섬유질 사료의 분석에 효율적인 반 소에스트법, 미량성분에 의한 평가방법 등으로 나누어 볼 수 있다

(1) 일반성분분석법

사료의 조성분 함량에 기초를 두고 있는 방법이다. 사료에 들어 있는 수분, 조회분, 조단백질, 조섬유, 조지방, 가용무질소물 등을 분석하는 방법이다. 많이 이용되는 방법으로는 벤데(Weende) 분석법과 AOAC 분석법 등이 있다.

사료에 들어 있는 성분은 다음과 같은 방법으로 측정한다.

① 수분(moisture) : 시료를 정온 건조기에 넣고, 100~105℃에서 건조시켜 측정한다.

② 조회분(crude ash) : 시료를 연소로(furnace)에서 500~600℃로 완전히 태워서 측정한다.

③ 조단백질(crude protein) : 시료를 켈달(kjeldahl) 장치에 넣어 황산으로 분해한 후, 질소를 정량하는 방법을 이용한다. 조단백질 함량은 정량된 질소에 6.25배를 하여 산출한다.

④ 조지방(crude fat) : 속슬렛(soxhlet) 장치에 시료를 넣고, 에테르 추출방법으로 지방을 녹여서 측정한다.

⑤ 조섬유(crude fiber) : 시료를 약산과 약알칼리로 끓여서 용해시킨 후, 남은 양을 태워서 무기물을 제거한 다음에 측정한다.

⑥ 가용무질소물(nitrogen free extract) : 가용무질소물은 주로 전분성 물질이다. 직접 측정하지 않고, 다른 성분을 모두 측정하여 제외한 나머지를 가용무질소물로 산출한다. 즉, 전체 영양소 함량 100에서 이미 측정된 수분 · 조단백질 · 조지방 · 조섬유 · 조회분 함량을 제외한 잔량을 산출하는 방법으로 측정한다.

(2) 반 소에스트법

반 소에스트(van Soest)에 의해서 개발된 분석방법이다. 섬유질성 탄수화물성분을 세분하여 측정하므로 초식가축에 유요한 분석방법이다.

이 방법에서는 사료의 건물을 세포 내용물(cell contenrs)과 세포막 구성물질(cell wall constituents)로 나누고, 세포막 구성물질을 다시 셀룰로오스, 헤미셀룰로오스, 리그닌 등으로 정량을 하고 있다. 각각 정량되는 내용물의 특성은 다음과 같다.

① NDS(neutral detergent solubles)

중성세제(3% sodium lauryl sulfate)에 끓여서 용해되는 물질들이다. 즉, 세포 내용물을 의미한다. 여기에는 지방 · 당류 · 전분 · 단백질 등이 들어 있으며, 모두 소화가 매우 잘 되는 부분이다. 소화율은 대개 98% 정도에 이르며, 일반분석방법에서의 조단백질 · 조지방 · 가용성 무질소물 중 대부분이 여기에 속한다.

② NDF(neutral detergent fiber)

중성세제에 끓여도 용해되지 않는 부분이다. 주로 세포막 성분이 해당된다.

셀룰로오스, 헤미셀룰로오스, 리그닌 그리고 실리카 등이 그 예이다.

NDF에 포함되는 영양소 중 가용성 물질인 셀룰로오스, 헤미셀룰로오스 등은 소 · 면양 · 산양 등의 반추위 내 미생물에 의해 소화된다.

NDF 중 리그닌과 실리카는 미생물에 의해서도 소화가 되지 않는 물질이다.

③ ADF(acid detergent fiber)

NDF 부분 중에서 산성세제에 용해되지 않는 성분이다. ADF에는 셀룰로오스 리그린 그리고 일부 규소가 포함된다. 따라서 NDF에서 ADF를 빼면 헤미셀룰로오스 함량이 된다.

④ ADL(acid detergent lignin)

셀룰로오스와 리그닌 함량을 알기 위한 분석방법이다. ADF 부분을 다시 72%H2SO4 용액에 넣고 15℃에서 3시간 끓이면 대부분 셀룰로오스가 용해되며, 이를 여과하여 건조시킨 다음, 태워서 회분 함량을 빼면 리그닌 함량을 측정할 수 있다. 따라서 ADF에서 ADL과 회분을 빼면 셀룰로오스 함량이 된다.

(3) 미량성분에 의한 평가법

사료에 들어 있는 아미노산(amino acid), 지방산(fatty acid), 미량광물질(trace mineral) 및 비타민 등 특정한 미량성분 함량을 측정하여 사료가치를 평가하는 방법이다.

미량성분은 성분 자체가 영양학적으로 매우 중요하며, 특히 필수아미노산·필수지방산·필수광물질은 해당 사료의 영양소의 품질을 결정하는 기준이 된다.

① 아미노산에 의한 단백질 평가법

아미노산의 조성은 단백질의 품질에 영향을 준다. 좋은 단백질일수록 필수 아미노산 (essential amino acid)의 조성이 좋고, 아미노산간 균형이 유지된다.

아미노산 분석은 주로 크로마토그래피(chromatography)법으로 분석하는데, 이 분석 방법에는 가스나 액체 크로마토그래피법의 두 가지가 있다. 최근에는 형광광도계 (spectrophotometer)를 응용한 자동 아미노산 분석기가 주로 이용되고 있다.

② 지방산에 의한 평가법

지방은 주로 구성하는 지방산의 종류에 따라 사료지방의 가치가 평가된다. 특히, 필수 지방산은 단위동물에서 더 중요하다. 반추동물은 위 내 미생물에 의해 합성·이용되므로 크게 중요하지는 않다. 지방산의 분석도 가스 크로마토그래피법이 주로 이용된다.

③ 광물질에 의한 평가법

사료 가운데 필수광물질의 종류와 수준이 사료가치 평가의 기준이 된다. 광물질의 측정에서 원자흡광 원리를 이용한 분석방법이 주로 이용되는데, 그 이유는 각 광물질을 구성하는 원자들이 가지고 있는 고유의 분광으로 흡수하는 빛의 파장을 측정에 이용할 수 있기 때문이다. 최근에 개발·이용되는 원자흡광 분광광도계는 각 원소의 분광농도를 쉽게 측정할 수 있다.

2) 생물학적 평가방법

사료 가치의 생물학정 평가방법은 많은 시간이 소요되고 과정이 복잡하나, 해당 동물을 직접 이용하므로 평가 결과의 정확도가 높다.

(1) 에너지 평가방법

에너지의 평가방법 중 많이 이용되는 것에는 가소화 에너지(DE), 대사 에너지(ME), 정미 에너지(NE), 전분가(SV), 사료 단위(FU), 가소화영양소 총량(TDN) 등이 있다.

① 가소화 에너지

가소화 에너지(digestible energy, DE)란 섭취한 사료의 총 에너지(gross energy, GE)에서 분으로 손실되는 에너지를 뺀 나머지 에너지이다. 간단히 DE로 표시하기도 한다.

DE는 분으로 손실되는 에너지만 제외한 것이기 때문에, 오줌이나 가스로 손실되는 양까지 고려하는 ME보다는 정확성은 다소 떨어진다. 미생물에 의한 발효로 가스 발생의 손실이 높은 반추동물보다는 돼지 등 단위동물에 효과적인 평가단위이다.

사료의 DE 측정은 소화율 시험으로 섭취사료의 총 에너지와 분 에너지를 측정하여 다음과 같이 산출한다.

$$\text{DE} = \text{섭취사료의 총 에너지(GE)} - \text{분 에너지(FE)}$$

젖소에 대한 오처드그래스(orchard grass)의 DE가를 측정할 경우, 오처드그래스의 GE는 4,400kcal/건물 kg이고, 1일 섭취량이 6.5kg이며, 배설분의 DE가는 2.200kcal/건물 kg, 배설량은 5kg일 때, 다음과 같이 DE 1kg 당 2,708kcal를 산출한다.

$$\text{DE(kcal/kg)} = 4{,}400\text{kcal} \times 6.5\text{kg} - 2{,}200\text{kcal} \times 5\text{kg}$$

$$\text{오처드그래스 건물 1kg의 DE} = 17{,}000 \div 6.5 = 2{,}708\text{kcal}$$

② 대사 에너지(metabolized energy, ME)

대사 에너지는 가축이 섭취한 사료의 총 에너지에서 분·요·가스로 손실되는 에너지를 제외한 에너지이다. 주로 호흡대사장치(resporation chamber)와

대사 케이지를 이용하여 섭취사료의 총 에너지와 채취 분뇨의 에너지, 가스로 발생된 에너지의 측정 결과를 기초로 산출한다.

사료의 대사 에너지는 아래와 같은 여러 가지 요인에 영향을 받는다.
대사 에너지의 이용률은 축종간에도 차이가 있다. 같은 곡류사료라도 반추동물인 소가 단위동물에 비하여 떨어진다.
동물의 대사 에너지는 체유지, 임의활동, 체성장 등에 따라 효율성에 차이가 있다. 그중 효율이 가장 높은 것은 체유지를 위한 에너지이다.
사료 급여수준과 사료의 조성도 ME의 이용효율에 영향을 준다. 사료 급여 수준은 ME 이용효율에 영향을 주며, 사료의 밀도도 ME 이용에 영향을 준다.
단백질의 함량도 ME의 이용에 영향을 준다. 과다한 단백질 공급은 ME의 이용효율을 저하시킨다.

③ 정미 에너지(net energy, NE)

정미 에너지는 그림 10-3에서와 같이 사료의 총 에너지에서 분 에너지, 오줌과 가스, 그리고 열량증가 등으로 손실되는 에너지를 제외한 에너지이다.

열량증가(heat increment)란 대사나 소화과정에 손실되는 에너지이다. 소화기 안에서 미생물에 의해서 생성되는 발효열(heat of fermentation, HF)이나 중간대사과정 중 영양소 산화작용에 이용되는 에너지(heat nutrient metabolism, HNM)등이 열량증가에 포함된다.

정미 에너지는 체유지에 필요한 에너지(net energy for maintenance, NEm)와 생산 활동에 필요한 에너지(net energy for production, NEp)로 분류할 수 있다.

유지 에너지(NEm)에는 기초대사와 임의활동, 그리고 외기 온도에서 체온을 유지하기 위한 에너지가 포함된다.

생산 활동의 정미 에너지(NEp)에는 일(work)을 시키거나 증체(growth 또는 fat production), 태아발육, 우유, 달걀, 털(wool), 가죽(fur), 깃털 등의 생산에 필요한 에너지가 포함된다.

사료의 정미 에너지는 호흡시험장치(respiration experimental)chamber)와 대사케이지 등을 이용하여 시험축의 O_2소비량, CO_2배출량, 분뇨, 가스, 에너지 등을 측정한 자료를 기초로 산출한다.

④ 전분가(starch value, SV)

전분가는 체지방 생산능력을 기준으로 만든 에너지 단위이다. 1900년 초 독일의 켈너(kellner)가 처음으로 고기소의 체지방 생산에 대한 전분의 이용성 연구결과를 기초로 개발한 것이다.

전분가는 그 가치를 사료 100kg에 상당하는 전분의 kg 수로 표시한다. 각 사료의 전분가를 계산하는 데에는 표10-2와 같은 각 영양소의 전분가 계수와

당가율(value number)을 이용한다.

영양소별 전분가 계수						
영양소	순단백질	지 방 별			조섬유	NFE
		조사료	곡류	유박류		
전분가 계수	0.94	1.91	2.12	2.41	1.00	1.00

※ 표에서와 같이 순단백질(pure protein)의 전분당량(starch equivalent)은 0.94kg이며, 지방은 공급원에 따라 조사료 지방은 1.91kg 곡류 지방은 2.12kg, 유박류 지방은 2.41kg이 되고, 가용무질소와 조섬유(crude fiber)는 각기 1kg이 된다.

보리 100kg의 전분가(SV) 계산					
영양가	건물량(%)	소화율(%)	가소화성분(%)	전분가계수(kg)	전분당량(kg)
조단백질	11.2	65	7.28	0.94	6.84
조지방	2.1	76	1.60	2.12	3.39
가용무질소물	79.6	92	73.23	1.00	73.23
조섬유	4.6	36	1.66	1.00	1.66
계					85.12

※ 이론적 전분가 = 85.12, 당가율 99.00 ※ 실제 전분가 = $\frac{(85.12 \times 99)}{100}$ = 84.27

※ 이 계산에서 조지방의 전분가 2.12를 적용한 것은 곡류 지방이기 EOans이다. 본 계산에서 건물 100kg의 이론적인 전분가는 85.12kg이 된다. 여기에 당가율 99%를 곱하여 실제전분가 84.27을 산출한다. 즉, 보리건물 100kg의 전분가는 84.27kg이라는 의미이다. 당가율은 곡류·유박류·어분사료 등이 98~100%, 건초가 50~80%, 짚(straw)류가 30~80%, 근채류 70~75%, 생초가 80~90%이다. 조사료(roughage)의 당가율이 농후사료에 비하여 낮은 이유는 조섬유 자체 소화에 에너지를 많이 소비하기 때문이다.

⑤ 스칸디나비아 사료 단위(Scandinavian feed unit, SFU)

스칸디나비아 사료 단위는 건조한 보리 1kg을 에너지의 기준단위로 한 사료영양가의 표시단위이다. 스웨덴의 한손(Hansson, 1913)은 전분가(SV)를 수정하여 SFU를 만들었다.

SFU와 전분가가 차이가 나는 것은 단백질의 계수이다. 전분가에서는 단백질 계수를 0.94로 쓰는데 비하여, SFU에서는 단백질 계수를 1.43으로 쓰고 있다. 같은 단백질이라도 고기 생산보다는 젖 생산의 생성효율이 더 높다는데 근거한다.

아래의 예는 보리 100kg을 SFU로 계산한 것이다. 보리 건물 100kg의 실제 유생산가는 87.89kg이며, 1 SFU당 유생가는 0.75kg이므로, 보리건물 100kg의 SFU는 117.2(87.89÷0.75=117.1)로 환산된다.

보 리 100kg의 SFU 계 산					
영 양 가	건물량(%)	소화율(%)	가소화성분(%)	유생산가(kg)	유생산 당량(kg)
조단백질	11.2	65	7.28	1.43	1.41
조지방	2.1	76	1.60	2.12	3.39
가용무질소물	79.6	92	73.23	1.00	73.23
조섬유	4.6	36	1.66	1.00	1.66
유생산 당량					88.69

※ 이론적 유생산가 = 88.69, 당가율 = 99.00, 실제 유생산가 = 87.89

※ 보리의 가소화성분량은 각 영양소 건물량에 소화율을 곱해서 산출하며, 유생산 당량은 가소화성분에 유생산가를 곱해서 산출한다. 실제 유생산가는 유생산 당량에 당가율을 곱해서 산출한다.

⑥ 가소화영양소 총량(total digestible nutrient, TDN)

가소화영양소 총량(TDN)이란 사료에 들어 있는 가소화열량가의 총합이다. 소화율을 기초로 가소화열량을 산출하는데, 지방의 열량가는 탄수화물과 단백질에 비하여 2.25배 높으므로, 이를 고려하여 TDN 계산은 다음과 같은 공식을 이용하여 계산한다.

TDN = 가소화 조단백질 + 가소화 조지방 2.25 + 가소화 조섬유 + 가소화 가용무질소물

돼지에 대한 옥수수 TDN 계산의 예는 표 10-5와 같다. 즉, 옥수수의 각 조성분에 소화율을 곱해서 가소화영양소를 산출하고 이들 가소화 조성분의 합계를 내는데, 지방은 열량가가 높아 2,25를 곱해 준다. 이렇게 계산한 결과, 옥수수의 TDN은 75.64%가 됨을 알 수 있다.

TDN은 측정이 복잡하지 않고 응용이 간편하거나 저질 조사료의 사료가치를 과잉 평가하는 단점이 있다.

TDN과 DE(가소화에너지)는 상호 전환이 가능하다. 이 두 평가단위는 가소화성분에 기초한다는 공통점을 가지고 있다. 다만 표시단위가 전자는 kg 또는 %이고, 후자는 칼로리이다. TDN 1kg은 DE로 환산하면 4,400 kcal가 되며, 이를 기준으로 환산한다. 예를 들어, TDN이 80% 사료를 DE로 환산하면 다음과 계산과 같이 3,520 kcal가 됨을 알 수 있다.

옥수수의 가소화 영양소 총량 산출				
영 양 소	조성분(%)	소화율(%)	가소화영양소(%)	열 량(%)
조단백질	8.8	69.0	6.07	6.07×1.0=6.07
조지방	1.5	53.0	0.80	0.80×2.25=1.79
가용무질소물	70.0	92.0	64.40	64.40×1.0=64.40
조섬유	4.5	75.0	3.38	3.38×1.0=3.38

※ 가소화영양소 총량 = 75.64% = 6.07 + 1.79 + 64.40 + 3.38

$DE(kcal/kg) = \frac{TDN}{100}$

DE = 4,400×0.80 = 3,520kg

반대로 DE를 TDN으로의 환산은 다음과 같은 요령으로 하며, 환산 결과 DE 3,520kcal는 TDN으로 0.8kg 또는 80%가 됨을 알 수 있다.

$$TDN(\%) = \frac{3,520}{4,400} \times 100 = 80\%$$

$$TDN(\%) = \frac{3,520}{4,400} = 80\%$$

(2) 단백질 평가방법

단백질의 사료가치 평가에는 단백질의 소화율, NPN의 함량, 체단백질 또는 질소축적률, 증체율 등이 기준이 된다. 이를 토대로 한 평가법에는 가소화 조단백질과 단백질당량, 그리고 단백질의 생물가가 있으며, 그 외에 단백질 효율, 정미단백질가, 질소축적률 등이 있다.

① 가소화 조단백질(digestible crude protein, DCP)

조단백질(crude protein)이란 순단백질(true protein)과 기타 질소화합물이 포함된다. 조단백질 중 소화가 가능한 조단백질을 가소화 조단백질이라고 하며, 다음과 같이 계산한다.

가소화 조단백질(DCP) = 조단백질 × 단백질 소화율

단백질의 소화율은 단백질의 종류에 따라 큰 차이가 있다. 유단백질인 카세인(casein) 같은 경우는 소화율이 90% 이상인 데 비하여, 볏짚 단백질의 소화율은 40%을 넘지 않는다. 깻묵류와 농산부산물의 단백질 소화율은 60~85%수준이다. 사료의 조단백질 함량과 단백질의 소화율을 알면, 가소화 조단백질을 계산할 수가 있다.

예를 들어, 밀기울의 조단백질 함량이 15%이고 그 단백질의 소화율이 80%라면, 밀기울의가소화 조단백질은 아래와 같이 계산한다.

밀기울의 DCP = 15% ×0.8 = 12%

② 단백질당량(protein equvalent, PE)

단백질당량이란 조단백질 구성 중 유사단백질을 구성하는 질소화합물의 이용가치를 50%만 인정해 주는 단백질 평가법이다. 유사단백질은 질소화합물의 이용효율이 순단백질에 비하여 평균 50%이기 때문이다.

유사단백질의 질소화합물은 비단백태질소화합물에 해당하므로 NPN으로 표시하며 산출 공식은 아래와 같다.

$$단백질당량(PE) = 가소화\ 순단백질\ +1/2NPN$$

③ 생물가(biological value, BV)

단백질의 생물가는 소화·흡수된 분해단백질의 체단백질 합성량을 기준으로 단백질을 평가하는 방법이다. 단백질 구성성분인 질소를 기준으로 다음과 같이 공식을 이용하여 산출한다.

$$BV(\%) = \frac{체내이용된질소량(\%)}{흡수된질소량(\%)} \times 100$$

위의 공식에서 체내 이용된 질소량이란 체내 질소량과 분 중 내생질소, 오줌 중 내생 질소를 포함하며, 흡수된 질소량이란 소화된 질소량과 분 중 내생질소를 포함한다. 사료 단백질의 생물가는 단백질을 구성하는 필수아미노산이 균형을 이룰 때 높아진다.

④ 단백질 효율(protein effiency ratio, PER)

단백질에 의한 증체량으로 사료단백질의 가치를 평가하는 방법이다. 이 방법은 단백질이 들어 있지 않은 기초사료에 시험용 단백질을 첨가해서 시험기간 중 단백질 섭취량에 의한 증체율로 단백질 이용효율을 산출하며, 산출 공식은 아래와 같다.

$$단백질\ 효율 = \frac{증체량(g)}{단백질섭취량(g)}$$

⑤ 정미단백질가(net protein value, NPV)

정미단백질가란 섭취한 사료단백질에 대한 체단백질로 재합성량을 토대로 한 단백질의 가치평가방법이다.

체내 단백질의 이용효율이라는 면에서 생물가와 비슷하나, 생물가는 흡수된 단백질을 기준으로 이용률을 평가하는 점인 데비하여, 정미단백질가는 사료단백질의 소화율이 고려되고 있지 않으나, 정단백질가는 사료단백질의 소화율과 체내 흡수이용률이 모두 고려된 단백질 평가방법이다. 따라서, 정미단백질가는 다음의 공식과 같이 생물가에 소화율을 곱해서 구하거나, 섭취한 질소량 중에 체내 흡수·이용 질소량 비율로 측정 한다.

$$NPV = BV \times 소화율(\%) = \frac{체내이용질소량(\%)}{섭취한질소량(\%)} \times 100$$

3) 단백질과 에너지 비율에 의한 평가

사료영양소 중 단백질과 에너지의 균형 또는 비율에 의해서 영양가를 평가하는 방법으로 영양률과 칼로리 단백비 등이 있다.

(1) 영양률(nutritive ratio, NR)

가소화 조단백질과 무질소 열량소와의 비율을 영양률이라고 한다. 사료의 영양률은 다음의 공식으로 계산한다.

$$영양률 = \frac{가소화조지방 \times 2.25 + 가소화조섬유 + 가소화가용무질소물}{가소화 단백질}$$

$$= \frac{가소화영양소총량 - 가소화단백질}{가소화조단백질}$$

가소화 조지방 2.7%, 가소화 조섬유 7.1%, 가소화 가용무질소물 48.9% 가소화 조단백질 12%인 밀기울의 영양률의 계산은 다음과 같다.

$$영양률 = \frac{2.7 \times 2.25 + 7.1 + 48.9}{12.0} = \frac{62}{12} = 5.16\%$$

즉, 밀기울의 영양률은 5.16%가 된다. 다음 공식에 의해서 계산하는 경우에는 TDN(가소화영양소 총량)을 알아야 한다. 예에 제시된 가소화 영양소로 TDN을 계산하면 74%가 된다.

$$TDN = 가소화\ 조단백질 + 가소화\ 조지방 \times 2.25 + 가소화\ 조섬유 +$$
$$가소화\ 가용무질소$$
$$= 12 + 2.7 \times 2.25 + 7.1 + 48.9 = 74\%$$

따라서, TDN 74%와 DCP(가소화 단백질) 12%로 계산해도 역시 영양률은 5.16%가 된다. TDN과 DCP를 알 때에는 다음의 공식을 이용하는 것이 편리하다.

$$영양률 = \frac{TDN - DCP}{DCP} = \frac{74 - 12}{12} = 5.16\%$$

사료의 영양가를 영양률로 평가할 경우, 산출된 수치의 크기에 따라 좁다/넓다로 가치를 표현한다.

① 영양률 1~2 : 열량에 비하여 단백질이 높은 사료로, 콩깻묵·어분 등 단백질 사료가 주로 해당한다. 영양률이 좁다고 표현한다.

② 영양률 4~6 : 열량과 단백질이 균형인 사료로, 일반적인 균형사료가 여기에 해당된다.

③ 영양률 10 이상 : 단백질이 적고 탄수화물이 많은 사료로, 조사료나 곡류사료가 여기에 해당된다. 영양률이 넓다고 표현한다.

(2) 칼로리 단백질 비율(calory protein ratio, CPR)

사료의 가치, 특히 에너지와 단백질 균형에 의한 사료영양가 평가방법이다. 주로 닭 등 가금류의 사료나 영양소 요구량을 표시할 때 많이 이용한다. 여기서 에너지와 단백질은 ME(대사 에너지)와 조단백질이 되며, 다음과 같은 공식으로 CPR을 계산한다.

$$CPR = \frac{\text{사료} 1kg \text{ 중 } ME\text{가} (kcal)}{\text{조단백질} (\%)}$$

4. 사양표준의 발달

가축의 사양표준(feeding standard)이란 사용목적에 따라 필요한 가축의 영양소요구량 (nutrient requirement)을 합리적으로 제시하여 놓은 일종의 급여기준이다. 즉, 가축의 종류에 따라 필요한 영양소는 차이가 있다. 뿐만 아니라 같은 가축이라도 생육시기, 성장속도, 번신과 비유 및 비육의 유형에 따라 영양소요구량은 차이가 나게 되는데, 이와 같은 모든 여건을 고려해서 합리적으로 기준을 만들게 된다.

최근에는 나라마다 지역특성 등을 고려해서 각기 특색 있는 사양표준을 제정하여 이용하고 있다.

사양표준에서 급여기준은 대체로 1일 중 영양소요구량이나 사료의 단위중량 당 영양소 함량(%)으로 표시되고 있는데, 요구량의 경우는 1일 24시간 중에 필요로 하는 영양소 량을 의미하며, 비율의 경우는 가축이 자유 채식하는 상태에서 영양소의 균형을 이루는 것을 의미한다.

가축사육에 중요한 사양표준의 제정이 최초로 시도된 것은 1810년 독일의 테르 (Thaer)에 의해서이다. 당시에 테르는 건초가(hay equivalents)로 사료의 영양가를 비교하는 기준을 삼았는데, 이것이 오늘날 사양표준의 시초라고 할 수 있다. 1859년 독일의 그로우벤(Grouven)이 단백질·지방은 물론, 비타민·아미노산 그리고 미량광물질 (trace minerals)의 급여기준까지 제시하는 과학적인 사양표준으로까지 발달하게 되었다.

5. 사양표준의 종류와 특성

1) NRC 사양표준

이 표준은 미국의 대표적인 사양표준으로서, 오늘날 가장 과학적으로 제정된 사양표준 가운데 하나로 인정받고 있다. 이 사양표준은 미국 국가연구위원회(National Research Council)의 가축영양분과위원회(Committee of Animal Nutrition)에서 1942년 처음 만들어졌으며, 이후 가축별로 세분화되고, 여러 차례 수정·보완되었는데, 가금은 1994년, 돼지는 1998년, 비육우는 2000년, 젖소는 2001년에 각각 개정되어 오늘날에 이르고 있다.

NRC 사양표준은 대상동물을 젖소·육우·말·돼지·닭을 비롯해 면양·토끼 그리고 개와 고양이, 밍크(mink)와 여우(fox) 등 실험동물에 이르기까지 다양하게 포함하고 있다. 또한, 영양소요구량도 단백질은 조단백질(crude protein, CP), 총 조단백질(total crude protein, TCP)로, 그리고 에너지는 가소화에너지(digetible energy, DE), 대사 에너지(metabolizable energy, ME) 및 정미 에너지(net energy, NE)로 보다 구체적으로 구분하고 있으며, 특히 정미 에너지는 다시 몸의 유지를 위한 에너지(net energy for maintenance, NEm)와 증체·우유·고기생산·임신 등 각종 생산을 위한 에너지(net energy for production, NEp)로 구분하여 제시되고 있다.

한편, 단백질을 구성하고 있는 아미노산(amino acid)의 각 종류별 요구량, 무기질은 다량·미량·중독 광물질, 그리고 비타민의 종류별 요구량도 제시되고 있다.

돼지의 영양소요구량(NRC, 1998)

생체 중(kg) 사료섭취 예상량(g/일)	3~5 250	5~10 500	10~20 1,000	20~50 1,855	50~80 2,575	80~120 3,075
1. 영양소요구량						
1) 조단백질(%)	26.0	23.7	20.9	18.0	15.5	13.2
2) 가소화 에너지(kcal/kg 사료)	3,400	3,400	3,400	3,400	3,400	3,400
3) 대사에너지(kcal/kg 사료)	3,265	3,265	3,265	3,265	3,265	3,265
4) 필수아미노산(총량기준)						
라이신(%)	1.50	1.35	1.15	0.95	0.75	0.60
아지닌(%)	0.59	0.54	0.46	0.37	0.27	0.19
히스티딘(%)	0.48	0.43	0.36	0.30	0.24	0.19
이소류신(%)	0.83	0.73	0.63	0.51	0.42	0.33
류신(%)	1.50	1.32	1.12	0.90	0.71	0.54
메티오닌	0.40	0.35	0.30	0.25	0.20	0.16
메티오닌+시스틴(%)	0.86	0.76	0.65	0.54	0.44	0.35
페닐알라닌	0.90	0.80	0.68	0.55	0.44	0.34
페닐알라닌+티로신(%)	1.14	1.25	1.06	0.87	0.70	0.55
트레오닌(%)	0.98	0.86	0.74	0.61	0.51	0.41
트립토판(%)	0.27	0.24	0.21	0.17	0.14	0.11
발린(%)	1.04	0.92	0.79	0.64	0.52	0.40
2. 광물질						
칼슘(%)	0.90	0.80	0.70	0.60	0.50	0.45
총 인(%)	0.70	0.65	0.60	0.50	0.45	0.40
무기태인(%)	0.55	0.40	0.32	0.23	0.19	0.15
나트륨(%)	0.25	0.20	0.15	0.10	0.10	0.10
염소(%)	0.25	0.20	0.15	0.08	0.08	0.08
마그네슘(%)	0.04	0.04	0.04	0.04	0.04	0.04
칼륨(%)	0.30	0.28	0.26	0.23	0.19	0.17
구리(mg)	6.00	6.00	5.00	4.00	3.50	3.00
요오드(mg)	0.14	0.14	0.14	0.14	0.14	0.14
철(mg)	100	100	80	60	50	40
망간(mg)	4.00	4.00	3.00	2.00	2.00	2.00
셀레늄(mg)	0.30	0.30	0.25	0.15	0.15	0.15
아연(mg)	100	100	80	60	50	50
3. 비타민						
비타민 A(IU)	2,200	2,200	1,750	1,300	1,300	1,300
비타민 D$_3$(IU)	220	220	200	150	150	150
비타민 E(IU)	16	16	11	11	11	11
비타민 K(IU)	0.50	0.50	0.50	0.50	0.50	0.50
바이오틴(mg)	0.08	0.05	0.05	0.05	0.05	0.05
콜린(g)	0.60	0.50	0.40	0.40	0.30	0.30
폴라신(mg)	0.30	0.30	0.30	0.30	0.30	0.30
나이아신(mg)	20.00	15.00	12.50	10.00	7.00	7.00
판토텐산(mg)	12.00	10.00	9.00	8.00	7.00	7.00
리보플라빈(mg)	4.00	3.50	3.00	2.50	2.00	2.00
티아민(mg)	1.50	1.00	1.00	1.00	1.00	1.00
비타민 B$_6$(mg)	2.00	1.50	1.50	1.00	1.00	1.00
비타민 B$_{12}$($\mu\ell$)	20.00	17.50	15.00	10.00	5.00	5.00

영양소	0~3주	3~6주	6~9주	영양소	0~3주	3~6주	6~9주
브로일러(육계)의 영양소요구량(NRC, 1994)							
1. 단백질	23.00	20.00	18.00	나트륨(%)	0.20	0.15	0.12
2. 아미노산(%)				구리(mg)	8	8	8
아지닌	1.25	1.10	1.00	요오드(mg)	0.35	0.35	0.35
글리신+세린	1.25	1.14	0.97	철(mg)	80	80	80
히스티딘	0.35	0.32	0.27	망간(mg)	60	60	60
이소류신	0.80	0.73	0.62	셀레늄(mg)	0.15	0.15	0.15
류신	1.20	1.09	0.93	아연(mg)	40	40	40
라이신	1.10	1.00	0.85	4. 비타민			
메티오닌	0.50	0.38	0.32	비타민 A(IU)	1,500	1,500	1,500
메티오닌+시스틴	0.90	0.72	0.60	비타민 D_3(ICU)	200	200	200
페닐알라닌	0.72	0.65	0.56	비타민 E(IU)	10	10	10
페닐알라닌+티로신	1.34	1.22	1.04	비타민 K(mg)	0.50	0.50	0.50
프롤린	0.60	0.55	0.46	비타민 B_{12}(mg)	0.01	0.01	0.007
트레오닌	0.80	0.74	0.68	바이오틴(mg)	0.15	0.15	0.12
트립토판	0.20	0.18	0.16	콜린(mg)	1,300	1,000	750
발린	0.90	0.82	0.70	폴라신(mg)	0.55	0.55	0.50
3. 광물질				나이아신(mg)	35	30	25
칼슘(%)	1.00	0.90	0.80	판토텐산(mg)	10	10	10
염소(%)	0.20	0.15	0.12	피리독신(mg)	3.5	3.5	3.0
마그네슘(mg)	600	600	600	리보플라빈(mg)	3.6	3.6	3
무기태인(%)	0.45	0.35	0.30	티아민(mg)	1.80	1.80	1.80
칼륨(%)	0.30	0.30	0.30				

앞에 설명한 여러 가지 영양소는 대부분 축종에 적용되고 있으나, 일부는 대상가축에 따라 선별하여 적용되고 있다.

현재 우리나라에서 사육중인 주요 가축에도 이 NRC 사양표준이 주로 이용되고 있는데, 젖소에서는 단백질은 TCP, 에너지는 TDN이 이용되고, 돼지에서는 CP와 라이신, 가소화 라이신, 가소화 에너지(digestible energy, DE), 그리고 닭에서는 가소화 조단백질 (digestible crude protein)과 ME가 이용되고 있다.

2) ARC 사양표준

이 표준은 영국의 가축 사양표준이다. 이 표준은 영국 농업연구위원회(Agricultural Research Council, ARC)의 영국농업연구기술분과위원회(Technical Committee of British Council)에서 제정한 것으로, 그동안 몇 차례의 개정·보완을 거쳐 오늘에 이르고 있다.

이 표준의 대상가축은 가금(1975), 반추동물(1980), 그리고 돼지(1967)이다. 이 표준에서도 영양소로서 에너지와 단백질 이외에 각종 아미노산과 무기물, 비타민이 대상이 되고 있으며, 각 요구량이 구체적으로 명시되고 있다. 에너지는 특히 ME를 이용하며, 단위는 칼로리 대신 줄(joul)을 사용하고 있다. 단백질은 DCP를 기준으로 하고 있는데, 반추가축의 경우, 반추위 내 미생물에 의한 분해로 이용효율의 정확한 판정의 어려움을 감안해 반추위 분해단백질(rumen degraded protein, RDP)과 비분해단백질 (undergraded protein, UDP)로 구분한 요구량을 제시하고 있다.

ARC 사양표준은 미국의 NRC 사양표준과 함께 오늘날 가장 합리적인 사양표준으로 인정되고 있는데, 특히 반추동물에 대한 DCP를 RDP와 UDP로 구분하고 있는 면에서는 ARC 사양표준이 NRC 사양표준보다 더 발전된 표시방법으로 볼 수 있다.

ARC의 사양표준 중 임신한 젖소의 영양소 요구량은 표 11-3과 같다.

ARC의 사양표준										
임신우(젖소)의 영양소 요구량(사료 kg 중 함량)										
품 종	분만 전 주령	일당건물섭취(kg) 대사율			광물질요구량(g/kgDM) 대사율=0.6				비타민요구량(㎕/kgDM)	
		0.5	0.6	0.7	Ca	P	Mg	Na	A	D
1. 표준	12	6.4	5.1	4.2	3.0	2.5	1.8	0.8	2,300	24
(40kg calf)	8	7.1	5.7	4.7	3.1	2.6	1.7	0.8	2,600	22
	4	8.2	6.6	5.5	3.2	2.6	1.6	0.8	2,300	19
	0(분만)	10.2	8.3	6.9	3.1	2.4	1.4	0.8	1,800	15
2. 프리지언종	12	7.2	5.8	4.7	3.1	2.6	2.0	0.9	3,100	26
(홀스타인)	8	7.9	6.3	5.2	3.2	2.7	1.8	0.9	2,900	24
(32kg calf)	4	9.1	7.3	6.1	3.3	2.6	1.7	0.8	2,500	20
	0(분만)	11.2	9.0	7.6	3.2	2.5	1.4	0.8	2,000	17
3. 에어셔종	12	6.2	5.0	4.1	2.9	2.5	1.9	0.8	3,000	25
(32kg calf)	8	6.8	5.4	4.5	3.0	2.5	1.8	0.8	2,800	23
	4	7.7	6.2	5.1	3.1	2.5	1.6	0.8	2,400	20
	0(분만)	9.3	7.5	6.2	3.1	2.4	1.4	0.8	2,000	17
4. 저지종	12	5.3	4.2	3.4	2.8	2.3	1.8	0.8	2,400	20
(24kg calf)	8	5.7	4.5	3.7	2.9	2.4	1.7	00.8	2,200	18
	4	6.4	5.1	4.2	2.9	2.4	1.6	0.8	2,000	16
	0(분만)	7.5	6.1	5.1	2.9	2.3	1.4	0.7	1,600	14

3) 한국 사양표준

우리나라에서는 과거에 NRC 사양표준이 주로 이용되었다. 그러나 최근에 우리나라 특성에 맞는 사양표준의 제정을 위하여 학계와 연구소 등에서 관련된 시험·연구를 수행하였으며, 그 결과 농림부 산하 농촌진흥청 주관으로 2002년도에 한우, 젖소, 돼지 및 가금류에 대한 한국 사양표준을 제정하였다. 단백질의 경우, 조단백질(CP), 에너지의 경우, 가소화 에너지 및 대사 에너지(DE 및 ME), 그리고 각 광물질 및 비타민에 대한 영양소요구량을 축종에 따라 성장단계별로 자세하게 제시하고 있다. 특히 모든 동물의 영양소요구량을 산출할 때 농가에서 사육되는 동물을 기준으로 하였기 때문에, 우리 실정에 가장 적합하게 제정되었다고 할 수 있다. 또한 한국형 사양표준에서는 성장단계 별 영양소요구량을 제시한 것 이외에, 각 축종별 사양관리방법을 제시하고 있어서, 실제 농가 및 관련 업계에 큰 도움을 주고 있다.

한국 사양표준(돼지)						
	체중(kg)					
영양소	3~5	5~10	10~20	20~50	50~80	80~120
DE(kcal/kg)	3,400	3,400	3,400	3,400	3,400	3,400
ME(kcal/kg)	3,265	3,265	3,265	3,265	3,265	3,265
사료섭취량(g/일)	236	468	943	1,743	2,423	2,889
조단백질(%)	23.0	21.7	20.3	17.5	15.1	12.9
아미노산(%)						
아지닌	0.59	0.53	0.45	0.36	0.26	0.18
히스티딘	0.48	0.43	0.36	0.29	0.24	0.20
이소류신	0.82	0.73	0.62	0.51	0.42	0.33
류신	1.49	1.32	1.12	0.90	0.72	0.55
라이신	1.51	1.34	1.14	0.95	0.77	0.61
메티오닌	0.40	0.35	0.30	0.24	0.20	0.16
메티오닌+시스틴	0.87	0.77	0.66	0.54	0.44	0.35
페닐알라닌	0.90	0.79	0.67	0.55	0.45	0.34
페닐알라닌+티로신	1.41	1.25	1.06	0.87	0.70	0.55
트레오닌	0.94	0.83	0.70	0.57	0.47	0.38
트립토판	0.27	0.24	0.19	0.16	0.13	0.11
발린	1.03	0.91	0.78	0.63	0.50	0.39
광물질						
칼슘(%)	0.89	0.81	0.71	0.59	0.50	0.45
총 인(%)	0.70	0.65	0.59	0.51	0.45	0.40
유효 인(%)	0.54	0.42	0.32	0.23	0.18	0.15
나트륨	0.26	0.19	0.14	0.11	0.10	0.10
염소(%)	0.27	0.19	0.13	0.10	0.08	0.07
마그네슘(%)	0.04	0.04	0.04	0.04	0.04	0.04
칼륨(%)	0.30	0.28	0.26	0.22	0.19	0.17
구리(mg/kg)	6.00	5.48	4.79	3.86	3.18	2.73
요오드(mg/kg)	0.14	0.14	0.14	0.14	0.14	0.14
철(mg/kg)	102.95	94.35	81.13	48.80	48.80	40.03
망간(mg/kg)	4.36	3.51	2.85	2.03	2.03	1.88
셀레늄(mg/kg)	0.33	0.27	0.22	0.15	0.15	0.14
아연(mg/kg)	105.57	92.10	78.26	53.15	53.15	46.93
비타민						
비타민 A(IU/kg)	2,349.12	1,987.79	1,693.62	1,440.93	1,311.30	1,242.68
비타민 D$_3$(IU/kg)	230.29	208.53	187.53	165.81	152.07	143.46
비타민 E(IU/kg)	16.87	14.02	12.11	10.98	10.83	11.03
비타민 K(mg/kg)	0.50	0.50	0.50	0.50	0.50	0.50
바이오틴(mg/kg)	0.08	0.05	0.05	0.05	0.05	0.05
콜린(g/kg)	0.62	0.48	0.39	0.32	0.30	0.29
폴라신(mg/kg)	0.30	0.30	0.30	0.30	0.30	0.30
유효 나이아신(mg/kg)	19.62	15.68	12.36	9.35	7.69	6.74
판토텐산(mg/kg)	11.86	10.25	8.93	7.80	7.22	6.92
리보플라빈(mg/kg)	4.03	3.49	2.97	2.45	2.13	1.93
티아민(mg/kg)	1.50	1.00	1.00	1.00	1.00	1.00
비타민 B$_6$(mg/kg)	1.99	1.60	1.31	1.10	1.01	0.97
비타민 B$_{12}$(㎕/kg)	20.14	17.91	14.23	9.31	6.19	4.43

한 국 사 양 표 준 (한 우)							
체중 (kg)	일당증체량 (kg/일)	건물량 (kg)	조단백질 (%)	가소화 영양소총량 (%)	대사에너지 (mcal)	가소화 에너지 (macl)	가소화 영양소총량 (kg)
150	0.6	3.3	13.9	70	8.37	10.21	2.32
	0.8	3.6	14.9	72	9.28	11.31	2.57
	1.0	3.8	16.0	74	10.14	12.36	2.80
	1.2	4.0	16.8	75	10.96	13.36	3.03
200	0.6	4.1	12.2	70	10.39	12.67	2.87
	0.8	4.4	12.9	72	11.51	14.04	3.18
	1.0	4.7	13.6	74	12.58	15.34	3.48
	1.2	5.0	14.1	75	13.59	16.58	3.76
250	0.6	4.9	12.0	70	12.28	14.98	3.40
	0.8	5.2	12.0	72	13.61	16.59	3.77
	1.0	5.6	12.0	74	14.84	18.13	4.11
	1.2	5.9	12.3	75	16.07	19.60	4.44
300	0.6	5.6	12.0	70	14.08	17.17	3.89
	0.8	6.0	12.0	72	15.60	19.03	4.31
	1.0	6.4	12.0	74	17.05	20.79	4.71
	1.2	6.8	12.0	75	18.43	22.47	5.10
350	0.6	6.2	12.0	70	15.81	19.28	4.37
	0.8	6.7	12.0	72	17.51	21.36	4.84
	1.0	7.2	12.0	74	19.14	23.34	5.29
	1.2	7.6	12.0	75	20.68	25.22	5.72
400	0.6	6.9	12.0	70	17.47	21.31	4.83
	0.8	7.4	12.0	72	19.36	23.61	5.35
	1.0	7.9	12.0	74	21.15	25.80	5.85
	1.2	8.4	12.0	75	22.86	27.88	6.32
450	0.6	7.5	12.0	70	19.08	23.27	5.28
	0.8	8.1	12.0	72	21.15	25.79	5.85
	1.0	8.6	12.0	74	23.11	28.18	6.39
	1.2	9.2	12.0	75	24.97	30.46	6.91
500	0.6	8.2	12.0	70	20.65	25.19	5.71
	0.8	8.8	12.0	72	22.88	27.91	6.33
	1.0	9.3	12.0	74	25.01	30.50	6.92
	1.2	10.0	12.0	75	27.03	32.96	7.47
550	0.4	8.0	12.0	68	19.66	23.98	5.44
	0.6	8.8	12.0	70	22.18	27.05	6.13
	0.8	9.4	12.0	72	24.58	29.98	6.80
	1.0	10.0	12.0	74	26.86	32.75	7.43
600	0.4	8.5	12.0	68	20.99	25.59	5.80
	0.6	9.4	12.0	70	23.68	28.88	6.55
	0.8	10.1	12.0	72	26.24	32.00	7.26
	1.0	10.7	12.0	74	28.67	34.96	7.93
650	0.4	9.1	12.0	68	22.29	27.18	6.16
	0.6	9.9	12.0	70	25.15	30.66	6.95
	0.8	10.7	12.0	72	27.86	33.98	7.70
	1.0	11.4	12.0	74	30.44	37.13	8.42
700	0.4	9.6	12.0	68	23.56	28.73	6.52
	0.6	10.5	12.0	70	26.58	32.42	7.35
	0.8	11.3	12.0	72	29.45	29.45	8.14

한국 사양표준(한우-미량영양소)							
체중 (kg)	일당증체량 (kg/일)	건물량 (kg)	조단백질 (g)	칼슘 (g)	인 (g)	비타민A (1,000IU)	비타민D (1,000IU)
150	0.6	373	458	21	10	6.4	0.9
	0.8	441	532	26	12	6.4	0.9
	1.0	511	605	31	14	6.4	0.9
	1.2	581	678	36	15	6.4	0.9
200	0.6	396	501	21	11	8.5	1.2
	0.8	457	569	26	13	8.5	1.2
	1.0	520	638	31	15	8.5	1.2
	1.2	583	706	36	16	8.5	1.2
250	0.6	416	540	21	13	10.6	1.5
	0.8	427	604	26	14	10.6	1.5
	1.0	472	667	31	16	10.6	1.5
	1.2	517	731	36	17	10.6	1.5
300	0.6	406	577	22	14	12.7	1.8
	0.8	442	635	26	15	12.7	1.8
	1.0	482	694	30	17	12.7	1.8
	1.2	521	752	35	18	12.7	1.8
350	0.6	427	611	22	15	14.8	2.1
	0.8	457	665	26	17	14.8	2.1
	1.0	491	718	30	18	14.8	2.1
	1.2	524	772	35	19	14.8	2.1
400	0.6	472	644	23	17	17.0	2.4
	0.8	504	692	26	18	17.0	2.4
	1.0	541	741	30	19	17.0	2.4
	1.2	577	790	34	20	17.0	2.4
450	0.6	488	675	23	18	19.1	2.7
	0.8	514	719	26	19	19.1	2.7
	1.0	543	762	30	20	19.1	2.7
	1.2	573	806	34	21	19.1	2.7
500	0.6	504	705	24	19	21.2	3.0
	0.8	523	744	27	20	21.2	3.0
	1.0	546	782	29	21	21.2	3.0
	1.2	569	821	32	22	21.2	3.0
550	0.4	514	699	22	20	23.3	3.3
	0.6	519	733	24	21	23.3	3.3
	0.8	531	767	27	21	23.3	3.3
	1.0	547	801	29	22	23.3	3.3
600	0.4	536	732	23	21	25.4	3.6
	0.6	534	761	25	22	25.4	3.6
	0.8	538	790	27	22	25.4	3.6
	1.0	548	819	29	23	25.4	3.6
650	0.4	558	764	24	23	27.6	3.9
	0.6	548	788	25	23	27.6	3.9
	0.8	546	812	27	24	27.6	3.9
	1.0	549	836	29	24	27.6	3.9
700	0.4	579	795	24	24	29.7	4.2
	0.6	561	814	26	24	29.7	4.2
	0.8	552	834	27	25	29.7	4.2

4) 볼프-레만의 사양표준

이 사양표준은 독일의 볼프(Wolff, 1864)가 처음으로 창안하였으며, 그 후 레만 (Lehmann, 1897)에 의해서 수정·보완되었다. 따라서 이후 볼프-레만(Wolff-Lehmann) 사양표준이라고 부른다. 볼프는 가축사양시험을 통하여 얻은 가소화 영양소를 기초로 표준을 만들었으며, 이후 레만이 문제점을 수정·보완하여 보다 발전적인 사양표준을 제정하였다.

이 표준은 가축별로 체중 455kg을 기준으로, 필요한 건물(dry matter), 가소화 조단백질 (digestible crude protein), 가소화 탄수화물(digestible carbohydrate), 가소화 지방 (digestible fat), 그리고 영양률(nutritive ratio)을 명시해 주고 있다. 이 사양표준은 그 후, 제정된 많은 사양표준의 기준서 역할을 하였는데, 그 중 대표적인 것으로 1898년 미국의 헨리(Henry)에 의해 개발된 TDN 방법, 1907년 독일의 켈너(Kellner)에 의하여 주장된 전분가(starch calue, SV), 1912년 월(Woll)의 스칸디나비아 사료 단위, 1914년 미국의 해커(Haecker)의 젖소의 표준, 1915년 암스비(Armsby)의 정미 에너지가, 1939년 덴마크의 묄고(Möllgaad)의 생산단위 등을 들 수 있다.

5) 켈너의 사양표준

1907년 켈너가 만든 표준으로, 역용이나 비육용 가축에 효과적이다. 이 사양표준은 건물과 가소화 조단백질, 가소화 조지방, 가소화 탄수화물, 그리고 가소화 순단백질 (digestible pure protein, DPP)과 전분가(SV)를 가축별로 제시하고 있다. 특히, DPP와 SV를 사용하고 있는 것을 특징으로 들 수 있는데, 그 중 전분가는 켈너에 의해 창안되어 본 사양표준에 이용되었을 뿐만 아니라, 많은 학자들이 각기 사양표준을 제정하는데 기본 자료로 활용되었다. 전분가가 사료의 영양가를 체지방 생성력을 기준으로 하는 영양가 표시단위이다.

켈너는 거세우로 시험을 거쳐 사료 1 kg의 체지방 생성량은 248 g이라는 사실을 확 인하고, 이를 사료 1 kg의 전분가로 표시하여, 모든 사료의 전분가를 이 기준에 의거하 여 나타내게 되었다.

6) 한손의 사양표준

스웨덴의 한손(Hansson)과 덴마크의 표르드(Fjord)에 의하여 만들어진 표준이다. 이 표준에서는 건물량, 가소화 순단백질(DPP), 사료단위, 전분가 등을 가지고 사양표준을 제정하였는데, 스칸디나비아 지역을 비롯한 북부 유럽국가에서는 아직도 젖소나 돼지 등에 합리적인 사양표준으로 활용되고 있다.

이 표준이 젖소 등에서 보다 합리적인 이유는 켈너의 전분가 대신 사료단위를 적용한 점 때문이다. 전분가는 육우에 대한 체지방 생성력에 중점을 두었으나, 이전분가가 젖소의 생산능력을 정확히 나타내지 못하고 있다. 즉, 한손은 특히 단백질의 경우, 체지방보다 유생산 효율이 높다는 점을 확인·규명하고, 이를 토대로 전분가를 수정하여 사료단위 (feed unit)를 제정하였으므로, 젖소 등에는 전분가보다는 사료단위가 더 합리적인 것이다.

가축별 체중 및 용도별 가소화 순단백질과 사료단위를 체중 100 kg 기준으로 명시 하여 응용하도록 되어 있다. 젖소의 경우, 체유지에 필요한 단백질은 체중 kg 당 70%의 기준을 근거로 하여 산출한 공식 [0.7×W(생체 중, kg)] 을 이용하여 계산한다. 한편, 에너지 요구량 산출은 아래의 공식을 이용하여 산출하는데, 두 공식을 기준으로 할 때, FCM 우유 1kg 생산에 필요한 가소화 조단백질은 70 g이 되며, 에너지는 0.4 SFU가 된다.

$$\text{에너지(SFU)} = \quad + 1.5$$

7) 암스비의 사양표준

미국의 암스비(Armsby)에 의하여 1915년에 제정된 사양표준이다. 가축별로 필요한 영양소를 정미 에너지(net energy)와 가소화 순단백질을 기준으로 한 사양표준이다.

암스비의 사양표준에서는 가축이 필요로 하는 총 영양소를 에너지로 나타내고, 이를 정미 에너지로 표시한다. 가축에 대한 사료의 가치를 매우 정확하게 표시하고 있는 편이다. 젖 생산에 있어서 유지영양소와 생산영양소를 구분하고 있는 점이 당시로는 한 단계 발전한 표준으로 볼 수 있으며, 유지 에너지를 표시함에 있어 체중보다 체표면적을 기준으로 하고 있는 점도 발전적인 것으로 평가될 만하다. 체표면적을 기준으로 한 체중을 대사체중(metabolic body size)이라고 부른다.

8) 모리슨의 사양표준

1936년 미국의 모리슨(Morrison)이 제정한 사양표준으로, 독일의 볼프-레만 사양표준이 기초가 되고 있다. 처음에는 모리슨이 볼프-레만 사양표준을 미국의 실정에 맞게 개정하여 사용하였으나, 이후 1936년에 다시 개정하여 사양표준을 만들었다.

이 사양표준에서는 가축별로 체중과 용도에 따라 필요한 영양소를 건물(dry matter), 가소화 조단백질(digestible crude protein), 가소화 영양소 총량(total digestible nutrients), 칼슘, 인, 카로틴(carotene), 그리고 정미 에너지(NE)까지 구체적으로 제시하고 있다.

이 표준은 과거에 미국을 비롯하여 많은 지역에서 사용되었으며, 우리나라에서도 한동안 사용되었다. 이 표준에서는 가소화영양소 총량(TDN)을 사양시험이나 대사시험을 거치지 않고 화학적 분석결과에 근거하고 있다는 문제점이 지적되고 있다.

9) 일본의 사양표준

일본의 사양표준은 일본농림수산기술회의 주관 아래 농림성 축산시험장의 공동연구에 의해서 제정되었다. 사양표준에서 대상으로 하고 있는 가축은 가금(poultry)·젖소·고기소·돼지 등이며, 영양소요구량은 체중별·증체량별로 되어 있고, 영양소 표시단위 중 단백질은 조단백질(CP), 가소화 조단백질(DCP)로, 그리고 열량 또는 에너지는 가소화 영양소 총량(TDN)과 가소화 에너지(DE)로 표시되고, 무기물로는 칼슘과 인, 비타민으로는 A가 명시되고 있다. 대상가축에 따라 아미노산 등 미량영양소 요구량까지 제시되고 있다.

10) 기타 사양표준

앞에서 설명한 사양표준 이외에도 현재 널리 알려져 있지 않거나 사용되지 않는 사양표준에는 여러 가지가 있다. 그중 몇 가지를 보면, 열량가(available fuel value)를 기초로 하는 애트워터(Atwater)의 사양표준(1890), 미국의 해커(Haeker)의 사양표준(1914)과 포트(Pott)의 사양표준, 프랩스(Fraps)의 사양표준, 에클(Eckle)의 사양표준, 스웨덴의 사바즈(Savage)의 사양표준, 덴마크의 묄고(Möllgaad)의 사양표준 등이다.

memo

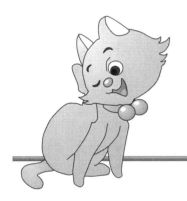

Chapter Ⅳ
가축사육관리

Ⅳ.1 가축사육관리

1. 소

소는 세계적으로 약 700여종이 서식하고 있으며, 그 중 경제적 가치가 있는 것은 약 300여종에 이른다. 그 중 우리나라의 기후 및 풍토에 맞는 것은 제한되어 있어 실제 우리나라에서 사육되고 있는 소는 몇 종에 지나지 않는다.

1-1. 소의 역사와 유래

소의 가축화는 고대 인류 발상지역의 부족 촌락의 유적과 이집트 고분에서 부장품으로 축토된 소의 유골, 부조(浮彫), 벽화의 장각우의 군상과 같은 고고학적 증거에 따라 티그리스, 유프라테스, 나일, 인더스 강 등의 농경이 발달한 유역에서 가축화되었을 것으로 생각되고 있다.

소는 광역인 '메소포타미아"에서 동서양 4개 지역으로 분산 전파되었을 것이라고 하는데 그 경로는

① 동북부로서 중앙아세아, 중국의 화북, 몽고, 만주, 한국 및 일본으로 전래한 한우와 같은 원조우(原祖牛)로서 중국의 황우, 몽고우, 만주우, 한우 및 일본의 화우 등 이고,
② 중동지방, 인도와 인도지나반도의 제국과 그 인접도서 등이며,
③ 구주대륙과 소련의 서남부 및 스칸디나비아 반도 등이다.
④ 그밖에 구주의 남부일부와 아프리카 전역이다.

1-2. 소의 종류와 특징

소는 자원동물로서 크게 고기를 생산하는 육우(고기소)와 유제품을 생산하는 유우(젖소)로 나누어진다.

목적별 소의 분류	
육우	쇼트혼, 헤어포드, 에버딘앵거스, 샤롤레, 브라만, 한우 등
유우	홀스타인, 저어지, 건지, 에이셔, 브라운스위스 등

1) 육 우(고기소 beef cattle)

(1) 쇼트혼(Shorthorn)

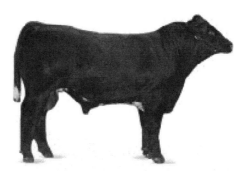

원산지는 영국이며, 쇼트혼이라는 이름은 영국의 초기 육종가 들이 뿔이 긴 이 품종을 단각(짧은 뿔)으로 개량하고자 선발, 번식시키는 과정에서 얻어 졌다. 모색은 적색에서 백색까지 다양하며 뿔은 짧고 굵다. 체형은 직사각형으로 몸체가 깊고 등선이 직선형이다.

뼈가 가늘고 근육의 마블링이 좋아 육질이 연하고 육즙이 풍부하다.

생체중은 암소 600 kg, 수소 약 900 kg에 달하며 도체율은 65~69%이다. 폴드 쇼트혼(Polled Shorthorn)은 1870년경 미국에서 개량된 품종이다.

(2) 헤어포드(Hereford)

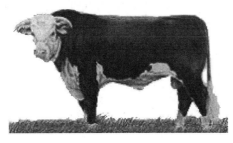

원산지는 영국이며 체형이 육우로서는 작은 편이나 체질이 강하여 넓은 초원을 이동하며 방목하기에 적합한 품종이다.

1893년부터 미국과 캐나다에서는 뿔이 없는 헤어포드를 사양하기 시작하였으며, 1955년에는 영국에서도 뿔이 없는 헤어포드가 형성되었다. 그 후 이 품종은 오늘날 전 세계적으로 분포, 사육되고 있는 품종의 하나로 미국 및 호주 등지에서 가장 많이 사육되고 있는 육우 품종이다.

특히, 영국에서는 거의 대부분의 교잡종 생산에 헤어포드 수소가 사용되고 있다.

헤어포드종의 가장 뚜렷한 특징은 진한 적색의 피모색과 얼굴 전체의 흰색이다. 얼굴의 흰색은 아래턱으로 이어져 아랫배 부위를 따라 흰줄을 이루고 있다. 충분한 근육과 골격구조로 인하여 도체율이 이상적인 육우품종이다.

암소의 경우, 체중이 약 550 kg, 수소는 700 kg 내외이며 도체율은 약 65~67%이다.

(3) 에버딘앵거스(Aberdeen Angus)

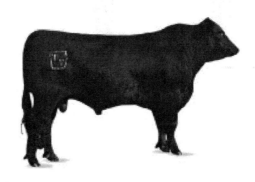

원산지가 스코틀랜드이기 때문에 환경적응력과 조악한 사료조건에 견디는 힘이 아주 강하다. 털 색깔은 진한 흑색이고 비교적 부드러운 피모와 원통형에 가까운 체형을 가졌다. 오늘날 전 세계적으로 분포하고 있으며, 미국에서 가장 많이 사육되고 있는 육우 품종 중 하나이다.

곡물 비육시 지방의 발달이 다른 품종에 비하여 빠르며 따라서 마블링(Marbling, 근내 지방도)가 우수하여 육질과 풍미가 우수하다. 일반적인 체형은 장방형을 형성하고 있으며, 다리가 짧은 편이다.

특히 이 품종은 조숙성이 강하게 나타나고, 또 도체의 지방발달이 다른 품종에 비해 유달리 많은 것이 특징이다.

생체중은 암소의 경우 500~600 kg 내외이고 수소의 경우는 약 800 kg 내외로 도체율은 약 65~67%에 이른다.

(4) 샤롤레이(Charolais)

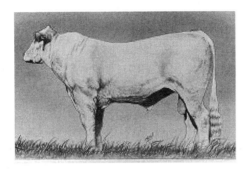

샤로레 종은 프랑스 Charolais와 Nievre 지방에 분포되어 있던 재래종으로서 과거에는 육우, 유우 및 역우로 이용되었다. 오늘날 이 품종은 순수 육용종으로서 프랑스 전 축우의 약 10%를 차지하고 있다.

피모색은 흰색에서부터 피부에 옅은 핑크색이 혼합된 흰색, 크림색에 가까운 흰색 등이 있는데, 입 근처와 뿔에는 훨씬 밝은 빛을 띠고 있다. 체구는 대형종에 속하고 대체로 증체속도가 빠르며, 특히 후구 쪽의 근육형성이 왕성하다. 육색이 적육으로 유명하다.

샤로레 종은 도체율이 67%~69%, 정육율은 70.3%로 아주 양호하고 우수한 육질로 인해 파리의 도축장에서 큰 인기를 모으고 있다. 암소의 생체중은 약 600~700 kg, 숫소 900kg 내외이고 큰 것은 1,200 kg이 나가기도 한다.

(5) 브라만(Brahman)

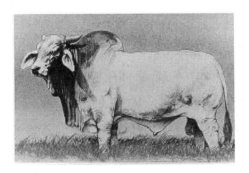

미국에서는 일반적으로 브라만이라고 불리고, 유럽 및 남미에서는 Zebu라고 부르기도 한다. 브라만종의 외형상 특징은 어깨부위에 커다란 견봉, 긴 얼굴, 목덜미에 축 늘어진 목 가죽, 그리고 상당히 큰 귀가 앞을 향하듯이 45° 각도로 늘어져 있는 것이다.

가장 대표적인 피모색은 약간 흰빛이 도는 회색이다. 송아지 육성 능력이 양호하고 비교적 장수한다. 특히 높은 온도와 습기에 견디는 힘이 강할 뿐만 아니라 특수한 질병에 저항력이 강하다.

그리고 외부 기생충에 대한 저항력도 강하여 미국의 특정 남부지역에 적합한 품종을 찾게 되었던 것이 바로 미국 브라만종의 사육동기가 된 것으로 생각할 수 있다.

오늘날 브라만종은 미국의 여러 품종과의 교잡용으로 많이 사용되고 있고, 특히 아열대 지방이나 건조한 지역에 적합한 신품종의 작출에 많이 이용되고 있다.

(6) 한 우

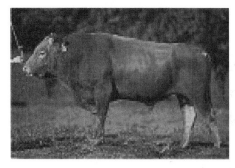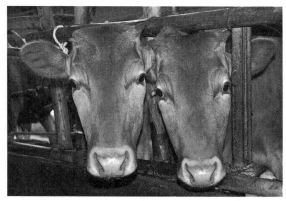

원산지는 한국이며 원래는 역용종으로 이용되어 왔으나 70년대 이후 육용종으로 변화되었다. 피모색은 황갈색이 대부분으로 성질이 온순하고 체질이 강할 뿐 아니라 환경적응력이 뛰어나 조악한 사료에도 잘 적응한다.

암소의 경우 체중이 약 400kg 내외이고, 수소는 약 500kg 내외이다. 체형은 전체적으로 작은 편이며 특히, 후구가 빈약해 송아지 출산 후 산유량이 적어 산육성이 나쁘다는 단점이 있으나, 육 조직이 세밀하고 치밀하여 고급육 생산 시 마블링 형성이 좋아 국내의 소비자 선호도가 높다.

2) 유 우(젖소 dairy cow)

(1) 홀스타인(Holstein)

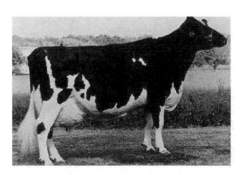

원산지는 네덜란드 북부 프리지렌드 지방으로 젖소 중 사육 역사가 가장 오래된 품종이다. 홀스타인은 세계 각국에 분포되어 있으며 유럽에서는 일반적으로 흑백반 화란우, 영국에서는 브리티쉬-프리지만 그리고 미국에서는 홀스타인 프리지안이라고 불리고 있다.

홀스타인은 사육하는 나라의 필요성에 따라 개량되었다. 즉, 미국·일본·캐나다 등에서는 우유생산능력 위주로, 유럽에서는 우유와 고기를 동시에 생산할 수 있도록 그리고 호주와 뉴질랜드에서는 가공용 우유 생산에 적합하도록 개량되었고 우리나라에서는 산유능력을 중점으로 개량한 결과 현재 능력검정우의 연간 평균 산유량은 7,800 kg으로 크게 향상되었다.

(2) 저 지(Jersey)

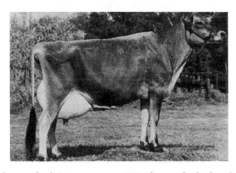

브레톤(Bretonne)종과 놀만디(Normandy)종이 교잡되어 성립된 것으로 미국, 영국 그리고 호주 등에서 사육되고 있으나 그 수는 홀스타인보다 많지 않다.

모색은 회갈색 또는 담갈색이 많고 요각·십자부 복부는 담색이고 꼬리는 흑색이다.

년 간 평균 산유능력은 4,000~5,000 kg이며, 유지율이 5.0~5.5%로 높고, 우유 내 고형분, 카로틴의 함량이 높아 우유는 진한 황색을 띄고 지방구는 4.05㎛로 버터제조 시 지방의 분리가 쉽다.

(3) 건 지(Guernsey)

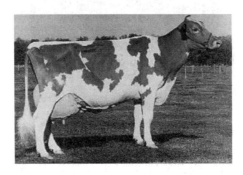

영국·미국·캐나다 등에 다수 분포되어 사육되고 있으나 현재 우리나라는 거의 사육되고 있지 않다. 모색은 담황색 적황색 그리고 황갈색 바탕에 백색반 점이 뚜렷하고 한계가 분명하다. 코와 눈 주위는 담색이고 유방의 털은 백색이다.

우유의 색깔은 농황색을 나타내어 황색유라고 불리며 사료중의 카로틴을 흡수하여 우유 중에 잘 분비하는 능력이 있다. 비유량은 연간 4,000~5,000 kg, 유지율은 5.0~5.5% 으로 버터나 크림 생산에 알맞다.

(4) 에이셔(Ayrshire)

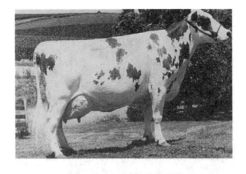

영국 스코틀랜드에서는 여러 품종의 혈통이 혼혈되어 성립된 품종으로 미국·캐나다· 스웨덴 그리고 노르웨이 등지에서 사육되고 있다. 모색은 백색에 적갈색이 많으나 거의 백색인 것도 있으며 가슴과 어깨의 폭이 넓고 등줄기는 곧고 튼튼하다. 허리는 수평이고

네 다리는 짧은 편이나 관절이나 발굽은 강하고 유방은 잘 발달되어 있다

산유량은 3,500~4,500 kg, 유지율은 3.5~4.0%이다. 고기의 질은 젖소 품종 중 가장 좋으며 근육사이에 지방의 축적이 잘된다. 유두가 짧고 작은 경우가 많아 착유하기에 불편한 개체도 있다.

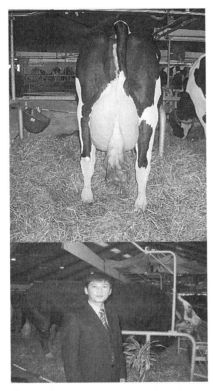

헤어포드와 함께한 저자

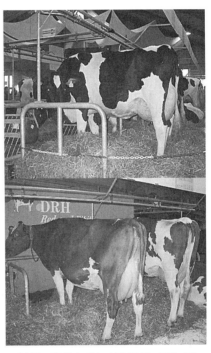

연간 산유능력 1만톤의 고능력
홀스타인(위)
고유지방의 건지(아래)

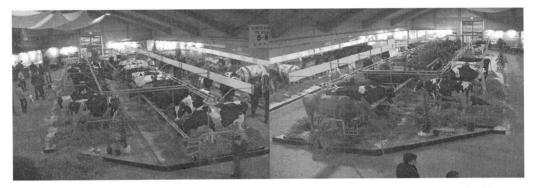

2003.1.24 덴마크 국제축산박람회장의 품평회-우수혈통의 종빈우와 종모우가 선보였다

2. 돼지

돼지는 통통한 몸체, 짧은 다리가 특징인 잡식성 동물이며, 두꺼운 피부에는 짧은 강모가 나있다. 발굽에는 기능을 하는 발가락과 기능을 못하는 발가락이 각각 2개씩 있다. 북아메리카에서 사육되는 돼지는 유럽·아시아·북아프리카의 삼림에서 아직도 발견되는 멧돼지로부터 유래된 것으로, 원래 북아메리카에는 멧돼지가 없었는데 1493년 콜럼버스의 두 번째 항해 시에 도입되고, 1500년대 초에 본토에도 이입된 것으로 보인다. 멧돼지와 가축용 돼지는 뚜렷한 차이가 없으며, 단지 날카로운 송곳니가 멧돼지에 더 발달되었을 뿐인데, 그 날카로운 이빨은 뿌리를 찾거나 방어용 무기로 사용된다. 멧돼지는 25년 정도 살며, 평균 산자수는 8~12마리이다.

2-1. 돼지의 역사와 유래

돼지는 야생의 멧돼지가 가축화 된 것으로 BC 3000년경에 유럽의 야생돈이 가축화 되어 유럽재래종이 되었으며, 아시아 지역의 야생돈은 BC 6750년 이전에 가축화되어 아시아 재래종이 된 것으로 알려져 있다.

현재 세계적으로 사육되고 있는 품종은 약 100여종이며, 대부분이 유럽 재래종과 아시아 재래종이 교잡되어 이루어진 개량종으로 알려져 있다.

개량종은 크게 베이컨형과 고기형으로 나누어진다.

우리나라의 재래돼지는 고구려 시대에 한민족의 농업이민 시에 중국의 북방 대륙에서 가축으로 순화된 집돼지로 만주지방에서 사육되고 있던 대형, 중형, 소형종의 재래종 중에서 소형 재래종이 한민족과 함께 남하한 것으로 추측된다.

재래돼지의 사육은 1904년 「조선농업 편람」에 의하면 집 부근에 울타리를 만들어 방사하거나 말뚝에 매어서 기르기도 하였고 사료는 풀, 설거지 물, 농산부산물 등을 급여하였다고 하였다.

1910년대에 외국으로부터 버크셔종이 도입되면서 누진교배에 의해 재래종의 교잡종이 사육되기 시작하였다.

재래돼지의 사육은 교통이 불편하고 정보교환이 불리한 산간지대와 섬 지방에 계속적으로 사육되어왔을 것으로 추정되며, 재래돼지가 많이 사육된 지방의 이름에 따라 불리던

돼지가 있었는데 경기도 강화도지방의 강화돈, 경상북도 김천 지례지방의 지례돈, 경상남도 사천지방의 사천돈, 전라북도 정읍지방의 정읍돈, 제주도지방의 제주돈 등이 독특한 형태를 가지면서 사육되어 왔다. 그 후에 개량종인 랜드레이스, 요크샤, 듀록, 햄프샤 등의 품종이 도입되면서 번식능력, 산육능력이 저조한 재래돼지의 사육두수는 점차 감소하여 거의 멸종상태였다.

2-2. 돼지의 종류와 특징

1) 버크셔(Berkshire)

버크셔종의 털 색깔은 흑색이지만 얼굴, 네다리의 끝과 꼬리의 끝부분인 6개 부위가 백색이므로 6백종(六白種)이라 불리어왔다.

얼굴이 위로 움푹 들어간 접시형이 특징이며, 귀는 직립으로 바로 서고 사지(다리)가 짧고, 등선은 궁형을 이루며, 체폭은 넓으며 턱에 살이 많이 붙어있어 무겁고, 흉부가 충실하고 넓적다리의 발달이 좋은 장방형의 대표적인 라아드형(Lard type) 돼지이다. 체질이 강건하고 거친 사료의 이용성이 우수하며 조숙성이며 모성애가 강하여 자돈의 포육능력이 우수한 품종이다. 비육 시 지방침착이 많아 지방층이 두껍게 형성되지만 근육(살코기)중의 지방분포 상태가 좋아 육질이 우수하다. 버크셔종의 일반적인 능력은 산자수가 7~9두 정도로 번식능력이 보통 정도이며 체질이 강건하며 환경적응성이 강하며 성돈의 체중은 암컷이 200~270 kg 정도이고 수컷은 250~320 kg 정도인 중형종이다.

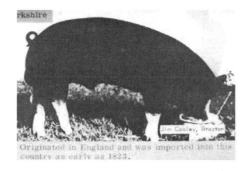

버크셔

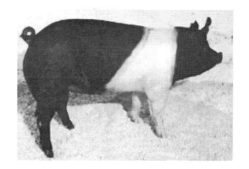

햄프셔

2) 햄 프 셔 (Hampshire)

햄프셔종의 털 색깔은 검정색이고, 어깨부터 가슴을 둘러싸고 앞다리까지 폭이 10~30cm 정도 되는 흰색 띠를 두르고 있는 것이 특징이다.

체형은 대형종에 가깝고 발육이 좋으며 전체적으로 반월형(半月形)을 나타내고 등선은 머리에서 엉덩이까지 궁형(弓形)이며 복부선은 수평이고 각 부위의 균형이 좋고 후구가 잘 발달되어 있다. 얼굴의 길이가 중정도이고 안면은 곧으며, 귀는 앞을 향하여 서 있으며 머리와 목부분은 가볍고 몸통으로의 이행이 잘 되어있다.

햄프셔종의 일반체형의 특징은 다른 품종에 비하여 머리와 목부분이 가벼운 점과 체고는 중정도이고, 후구 특히 하퇴부가 잘 발달되어있는 점과 몸의 체형이 긴장되어 있어 반월형을 하고 있다.

3) 듀 록 (Duroc)

듀록종의 털 색깔은 담홍색으로부터 적갈색으로 다양하며, 머리는 체격에 비하여 작은 편이며, 얼굴의 길이는 중정도이고 약간 굵은 편이며 약간 오목한 편이나 직선에 가깝고 코끝이 좁지 않다. 귀는 작은 편으로 앞으로 향하여 서 있으나 귀 끝의 선단이 앞으로 굽어서 쳐져있는 반하수형이다. 체형은 대형종에 가깝고 발육이 양호하며 전체적으로 반월형을 이루고 있으며, 등선은 머리에서 엉덩이까지 활모양을 보이며 복부선은 평직하다.

체구는 길고 깊고 두꺼우며 어깨는 풍만하고 늑골이 잘 발달되어 있으며 다리와 목은 가볍고 체고가 높으며 후구의 발달이 좋은 전형적인 살고기형(Meat type)의 돼지이다.

듀록종은 햄 부위가 충실하고 등심이 굵으며 근육과 살고기내에 지방 침착이 좋아 맛이 우수하며 체질이 강건하여 기후풍토에 대한 적응성이 강하고 야외사육에 잘 견딘다.

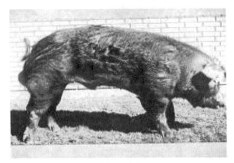

듀 록

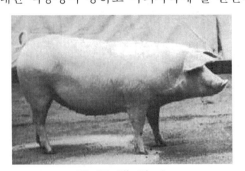

랜 드 레 이 스

4) 랜드레이스(Landrace)

랜드레이스종의 털 색깔은 백색이며, 머리는 가볍고, 얼굴은 긴 편이고 코는 직선으로 곧고, 귀는 전방을 향하여 늘어진 완전하수형으로 얼굴과 눈을 60~70%가린다. 체형은 대형종으로 발육이 좋고 체장이 길고 늘씬하며, 등선은 수평이거나 약간 궁형(弓形)이며, 복부선은 거의 평직하고, 어깨는 가볍고, 늑골(갈비뼈)은 잘 펴져있고, 전구에 비하여 후구가 넓고 잘 발달되어 있으며, 몸전체가 균형이 잘 잡혀있는 유선형을 띤 쐐기형이다.

3. 가 금(닭)

가금은 일반가축과 다른 특성은 몸 전제가 깃털로 덥혀 있으며, 머리가 작고 이가 없으며, 뼈에는 기실이 있고 몸속에는 기낭이 있으며, 앞다리는 날개로 변해있고, 소낭과 근위가 있다. 또한 방광이 없으며, 항문은 총배설강으로 되어 있고 암컷의 난소와 난관은 좌우측에 있으나 좌측에만 성장 발달한다.

그리고 병아리의 체온은 39℃이고 성계의 체온은 40.6~41.7℃정도로 다른 가축보다 높다. 닭을 용도 별로 분류하면 난용종, 육용종 및 난육겸용종으로 나누어지며 난용종은 계란생산을 주목적으로 사육되며, 대표적 품종은 레그혼종, 미노르카종, 햄버그종, 안달루시안종 등이며, 육용종은 고기를 목적으로 사육되며 대표적 품종은 코니쉬종, 코친종, 브라마종, 도킹종, 량산종 등이 있다. 난육겸용종은 계란과 고기의 2개를 모두 이용하며, 대표적 품종은 플리머스록종, 로드아일랜드레드종, 뉴헴프셔 등이 있다.

우리나라에서 육성된 품종은 한국 재래닭과 재래오골계가 있다.

3-1. 닭의 역사와 유래

닭은 조류 중에서 가장 먼저 사람에 의해 축화 된 가금의 일종으로서 축화 연대는 2,000년 전 경으로 추측되며, 축화지역은 아직도 야계들이 살고 있는 말레이시아. 미얀마 등 동남아지역이라 하며, 중국에서는 이미 기원전 400년경에 기르고 있었다고 한다.

우리나라에는 중국을 거처 들어 온 듯하다. 닭의 축화동기에 대해서도 확실히 알 수 없으나 난육을 이용하고자 하는 경제적인 목적보다도 처음에는 오락적 또는 종교적 목적 때문에 축화 되었다가 후일경제가축으로 기르게 된 것이 아닌가. 추측하고 있다. 닭의 기원문제는 결국 원종 문제로 이는 인도와 동남아시아 지방에 널리 분포되어 현존 하는 야계(jungle fowl)와 이미 감종 된 야계일 것이라는 것이 지배적이다.

3-2. 가금의 종류와 특징

닭의 모습	닭의 품종	특 징	주 로 이용하는 것
	재 래 종	▪ 다리 색깔이 다른 닭들보다 조금 더 짙고 굵기가 조금 가늘다. ▪ 고집이 있고 많이 먹지 않아 많이 크지 않는다.	알과 고기
	레그혼종	▪ 전 세계에서 가장 많이 퍼져 있는 품종 ▪ 깃털과 귓볼이 흰색 ▪ 체질이 건강하다 ▪ 알을 많이 낳는다 (연간 220-230개)	알
	코시니종	▪ 가슴과 넓적다리의 살 붙음이 좋다 ▪ 백색 깃털 ▪ 귓볼은 붉은색	고기
	플리머스록종	▪ 흑백색의 줄무늬 깃털 ▪ 귓볼은 붉은 색	알과 고기
	뉴햄프셔종	▪ 깃털은 갈색 ▪ 귓볼은 붉은 색	알과 고기

3-3. 사양관리 방법

우리가 이용하는 닭은 실용계로서 실용계를 생산하기 위한 기초계를 종계라고 하는데
이러한 종계는 오랜 기간 동안 여러 가지 선발방법을 적용하여 선발된다. 예를 들면
육용계는 육량과 육질, 산란계는 산란형질에 높은 비중을 두고 선발을 실시하여 개량된
계통을 기초로 교배에 의해 생산된다.

닭은 인간이 사육하는 목적에 따라 사양관리 방법이 크게 달라진다. 즉 실용계를
생산하기 위한 종계는 종란을 생산을 목적으로 종계농장에서 사육되므로 수컷과 암컷을
혼사하여 사육되어져야 하고 종란을 수집, 부화하여 생산된 실용계는 실용계 농장에서
사육되며 종란을 목적으로 하지 않기 때문에 산란실용계는 암컷만을 사육하고 육용실용계는
암수 모두를 일정기간 사육하여 도계하여 이용한다.

일반적으로 종계의 종란생산 기간은 산란을 시작한 후 약 40주령 정도로 종계의 연령이
약 64주령까지이다.

산란실용계는 계란생산을 목적으로 부화 후 약 20주령부터 78주령까지 사육되며,
육용실용계는 부화 후 약 5~8주 정도 사육된다.

(1) 육용종계의 사양관리

육용종계는 크게 육추기(1~5주령), 육성기(6~24주령), 산란기(24주령 이후)로 나누어
사육되며 육추기에는 육추 적온유지가 중요하며, 육성기에는 과비가 되지 않도록 사료
급여량을 제한하는 제한 급이를 실시하여야 하며, 계군의 성성숙을 동기화(同期化)하고
산란을 촉진하기 위해 점등 관리를 실시하여야 한다.

산란기 동안에도 에너지 요구량에 맞추어 사료급여를 실시하여야 한다.

(2) 육계의 사양관리

육계는 사육 전기간 동안 자유채식(full feeding)을 시키고 사료를 많이 먹으면 먹을
수록 빨리 자라고 사료요구율도 좋아진다. 육계는 발육단계에 따라 급여하는 사료의
종류가 3가지가 있는데 NRC 사양 표준에서는 0~3주령까지는 단백질 함량 23%,
대사에너지가 3,200㎉인 전기사료(starter)를 급여하고 3~6주령에는 조단백질 20%,
대사에너지가 3,200㎉인 중기사료(grower)를 급여하고 6주령이후에는 단백질 함량
18%, 대사에너지 수준이 3,300㎉의 후기사료(finisher)를 급여한다. 육추적온에 맞추어
육추하여야 하며, 습도와 깔짚 및 환기 관리가 중요하다. 또한 브랜드 닭이라고 불리는

육용재래닭 및 토종닭 등은 산란계와 육용계의 교잡에 의해 생산되며 성장속도가 육계
보다 느리며 육질이 우수하다. 이와 같은 닭은 보통 사육기간 65~80일, 평균체중
1.8~2.0kg 정도로써 주로 육계사료를 급여하여 생산된다.

(3) 산란계의 사양관리

산란계는 평사 또는 케이지에서 사육되며, 일반적으로 20주령까지 육성하면 산란을
시작한다. 병아리의 육성은 발육과정에 따라 0~6주령까지를 유추기(starter chick),
7~13주령까지 중추기(grower chick), 14~20주령까지는 대추기(developer chick)로
구분하며 급여하는 사료와 육성방법도 발육단계에 따라 구분하고 알맞은 사양관리를
하여야 한다.

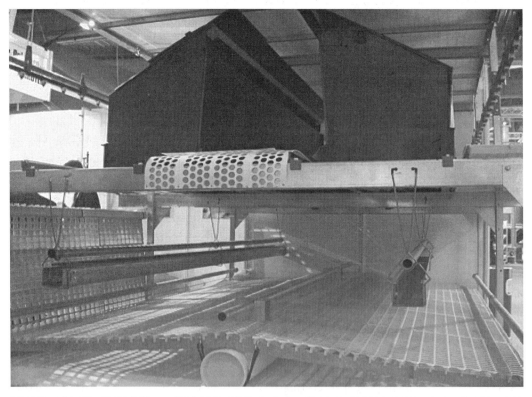

평사형 케이지 자동난상-EU국가들은 가두어 놓는 케이지 사육이 금지 되어 개방형 자동
케이지시스템으로 변해가고 있다.

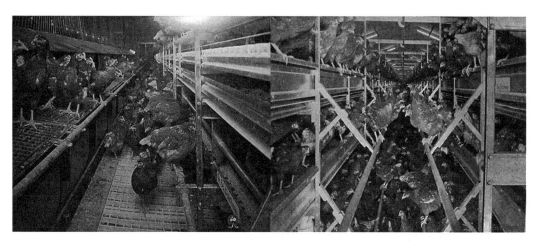

산란성계용 개방형 자동난상 및 케이지 시스템/산란육성계용 개방형 자동 케이지 시스템

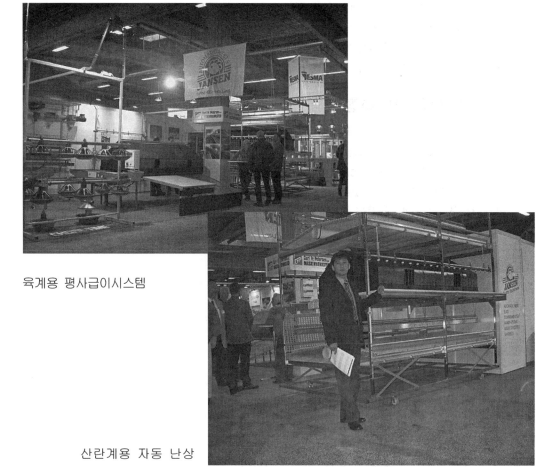

육계용 평사급이시스템

산란계용 자동 난상

덴마크 축산박람회에 참가중인 저자 2003.Jan.

Ⅳ.2 애완동물사육관리

1. 개의 종류와 기원

1) 개의 기원

(1) 선사시대

① 구석기시대 후반기부터 동반자로 추정 (12,000~20,000년 전)
② 맹수의 접근 감시 / 집 지키기
③ 동반 사냥 등 상부상조
④ 가축화한 지역 : 덴마크 발틱해 연안

(2) 현대시대

① 친구로서의 애견 (PET -> COMPANION)
② 가족의 일원 (가축의 범주에서 벗어남)
③ 복잡한 사회생활에서 오는 압박감이나 스트레스 해소
④ 생명의 신비, 사랑의 마음, 생명의 존엄성 느끼게 해줌
⑤ 치료견, 맹인견, 경찰견, 구조견등 우리 생활에서 중요한 역할 함

2. 개의 진화과정

① 약 3만 5백만년전 MISCIS(마이아키스)
② 약 2천 5백만년전 곰 - Cynodictis(사이노딕티스) - 고양이, 삵괭이
③ 약 1천 5백만년전 Cynodesmus(사이데스머스)
④ 약 1천 만년전 여우 - tomarctus(토마크터스) - 너구리
⑤ 약 1천년전 코요테, 자칼- Canis(캐니스) - 늑대
⑥ 현대 개

3. 개의 분류 및 종류

개의 역할적 분류	
목 양 견	콜리, 보더콜리, 쉽독 등
파 수 견	세퍼트 그레이트 덴 등
호 위 견	도벨만, 마스터프 등
사 역 견	세인트 버나드, 피레네 마운틴 독, 시베리안 허스키 등
엽 견	포인터, 세터, 코커스파니엘, 비글 등
애 완 견	포메리안, 푸들, 요크셔테리어, 시츄 등
경 주 견	그레이하운드

1) 독일 세퍼드(German Shepherd Dog)

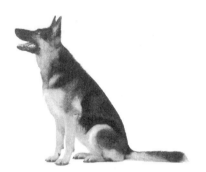

- 원산지: 독일
- 목양견과 늑대 교잡종
- 이용 측면 : 군용견, 경찰견, 맹도견, 조난 구조견, 사역견 등 이용
- 장/ 단모 (2종)
- 감각이 예민, 충성심이 있어 훈련이 용이하다.
- 체고:♂60~65,♀55~60cm
- 체중:♂33~38,♀26~31kg
- 눈: 암색의 아몬드 모양
- 귀: 직립되어 있고 끝이 뾰족하다.
- 꼬리: 늘어져 있고 끝이 약간 굽었음.
- 털: 색을 회색 담황갈색, 등은 검거나 밝은 밤색

2) 콜 리 (collie)

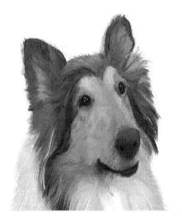

- 원산지: 스코틀랜드 영국왕실-> 미국
- 장/ 단모 (2종)
- 경계심이 강함
- 교외 사육이 적합하다.
- 주둥이가 길며, 다리 골절이 많은 편이다.
- 체고: ♂61~66, ♀56~61cm
- 체중: ♂27~34, ♀23~29kg
- 눈: 아몬드 모형
- 귀: 반 직립, 끝은 약간 굽음.
- 꼬리: 늘어졌다.
- 털: 거칠고 양이 많다. 색은 흑색, 황갈색, 흰색 등

3) 셔틀랜드 쉽독 (Shetland Sheepdog)

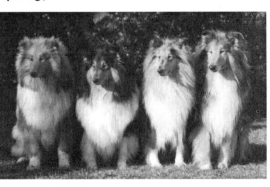

- 원산지: 셔틀랜드 셔틀랜드섬
- 콜리와 흡사한 외모, 두부가 짧다. 충실한면이 있는가 하면 모르는 사람은 경계하며 짖는다.
- 행동이 재빠르고, 훈련 용이.
- 체고: 33~41cm
- 체중: ♂9~12,♀8~11kg
- 눈: 아몬드형태의 암색
- 귀: 반직립
- 꼬리: 비절까지 늘어져 있다.
- 털: 상모, 하모 모두 풍부함. 색은 흑색, 황갈색, 백색의 3종류

4) 올드 잉글리쉬 쉽독
(Old English Sheepdog)

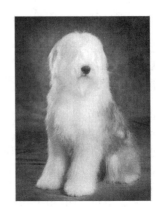

- 원산지: 영국
- 동작 느림, 훈련 어려움.
- 백내장, 호흡기, 피부병 호발.
- 체고: 56 cm 전후
- 체중: 25~40kg
- 눈: 암색이 좋다.
- 귀: 늘어졌다.
- 털: 모량이 풍부함, 회색 또는 암청색

5) 그레이트 덴(Great dane)

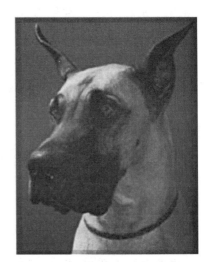

- 원산지: 독일
- 단이(귀를 잘라줌)
- 주인에 순종
- 규칙적 운동 필요
- 복종 훈련 필요-훈련이 되지 않는 대형견은 타인에게 위험하다.
- 체고: ♂80 이상, ♀72cm 이상
- 체중: ♂54 이상, ♀45kg 이상
- 눈: 둥글은 암색이 좋다.
- 귀: 중간 정도로 늘어짐(단이 하면 일어선다.)
- 꼬리: 늘어졌으나 흥분하면 세워서 구부린다.
- 털: 짧고, 색은 단색, 호모, 얼룩점 등

6) 복 서(Boxer)

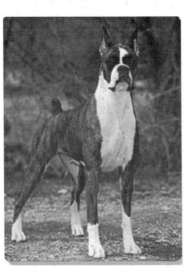

- 원산지: 독일
- Bulldog 및 Great dane과 혈연관계가 있다.
- 이용 측면: 군용견, 경찰견, 변견, 가정견 등 사용 앞발을 들고 싸우는 모습이 권투선수와 닮았다고 하여 복서란 이름이 붙여졌다.
- 복종 훈련 필요, 비만 주의.
- 체고: ♂57~64, ♀54~60cm
- 체중: ♂30 전후, ♀28 kg 전후.
- 귀: 늘어진 귀, 유럽에서는 단이하여 직립시킴.
- 꼬리: 높게 부착, 단미함
- 털: 매끄럽고 광택있음. 색은 담황갈색, 황적색

7) 도 벨 만(Doberman)

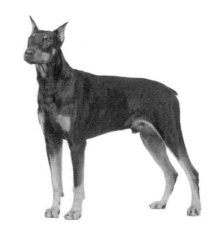

- 원산지: 독일
- 주인에게 충실, 타인경계, 훈련용이
- 이용 측면: 군용견, 경찰견, 변견.
- 공격적임.
- 체고: 최대 68~70 cm
- 체중: 30~40kg
- 눈: 짙은 암색
- 귀: 서 있는 것이 좋다.
- 털: 짧고 부드럽다. 색은 검정, 적색, 청색 등

8) 마 스 티 프(Mastiff)

- 원산지: 고대 로마
- 이용 측면: 예전(투견) 현재
  (변견, 호신견, 군용견)으로 발달함.
- 맹수와 싸우는 광폭성을 가지고 있지만,
  주인에게는 헌신적인 충실함을 가지고
  있다. 복종 훈련 필요.
- 체고: ♂75 이상, ♀65 cm 이상
- 체중: 75~90 kg.
- 눈: 작고 어두운 다색
- 귀: 작고 머리에 밀착되어 늘어졌다.
- 꼬리: 흥분하면 약간 들려서 굽는다.
- 털: 짧고, 색은 담황갈색, 은 갈색 등

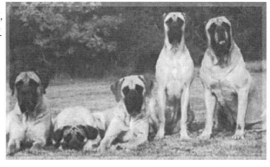

9) 도 사 견(Tosa)

- 원산지: 일본 도사지방 (일본 재래종)
- 일본 재래종 + 마스티프 + 불독 + 그레이트 덴
- 타인 경계
- 철저한 훈련 필요
- 체고: ♂60 이상, ♀55 cm 이상
- 체중: ♂67, ♀60 kg.
- 눈: 암색이지만 밝은 표정
- 귀: 얇고 머리에 밀착되어 늘어졌다.
- 털: 짧은 털이 발생, 색은 붉은색, 갈색 등

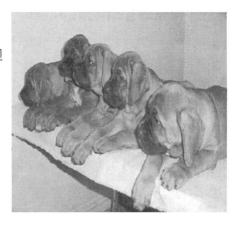

10) 세인트 버나드(Saint bernard)

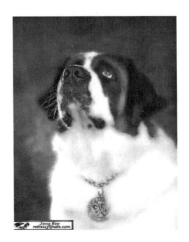

- 원산지: 스위스 (세인트버나드 사원 번식)
- 이용 측면: 조난 구조견, 산악지대 우유, 버터 운반견
- 경계심이 강하여 침입자를 보고 잘 짖지만, 공격 하지는 않는다.
- 복종 훈련이 필요 하다.
- 체고: ♂70 이상, ♀65 cm 이상
- 체중: ♂64~91, ♀54~77 kg.
- 귀: 삼각형으로 늘어짐.
- 꼬리: 굵고 끝이 뾰족함.
- 털: 장모와 단모의 두 종류.
- 색: 백색에 적색무늬, 적색에 백색무늬 등.

11) 불 독(Bulldog)

- 원산지: 영국
- 황소와 싸움 시키려고 개량한 투견이다. 아랫입술이 튀어 나온 것이 특징적이다. 강한 턱을 가지고 있으며, 머리가 클수록 좋다.
- 공격성 억제 훈련 필요. 출산에 어려움이 많다.

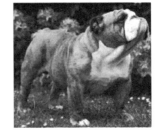

- 체고: 33~41 cm
- 체중: ♂25 전후, ♀23 kg 전후.
- 눈: 눈 사이가 넓게 벌어져 있음.
- 귀: 로즈 귀.
- 꼬리: 항상 늘어져 있음.
- 털: 짧고 밀생. 색은 흑색과 황갈색이 조합된 이외의 어떤 색도 좋다.

12) 로트와일러(Rottweiler)

- 원산지: 로마 -> 독일 로트와일러 지방
- 힘이 강하여 가축유도 용이, 짐차 견인 용이
  (20세기 이후 사역 금지. 급격히 감소)
- 이용 측면: 경찰견, 변견으로 사육.
- 끈기, 활력, 지구력 겸비.

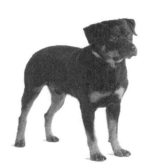

- 체고: ♂ 63~68, ♀ 58~63 cm
- 체중: 45~55 kg
- 귀: 늘어짐(단이하지 않음)
- 꼬리: 단미한다.
- 털: 짧고 밀생. 색은 검정색에 황갈색 무늬

13) 시베리안 허스키 (Siberian Husky)

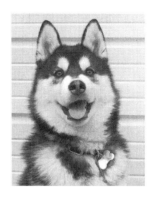

- 원산지: 미국
- 털 색: 회색, 검정색, 붉은색 등
- 알래스카유래, 추운지방출신, 썰매끌고, 순록을 지킴.
- 체고:53~60cm
- 체중:16~27kg

14) 스므스 폭스 테리어 (Smooth fox terrier)

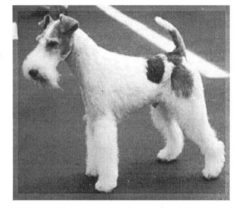

- 원산지: 영국 (굴속 사냥, 여우사냥)
- 이용 측면: 가 정 견, 서커스 견.
- 단미, 충실, 훈련용이, 짖지 않게 교육 필요.
- 체고: ♂ 39 cm, ♀ 수컷보다 약간 작음.
- 체중: 7~8 kg
- 눈: 둥글고 생기 있음.
- 귀: V자형으로 앞으로 굽음.
- 꼬리: 높이 붙었고 말리지 않음.
- 털: 짧고 부드럽게 밀생. 색은 흰색이 많은 면적을 차지함.

15) 불 테리어 (Bull terrier)

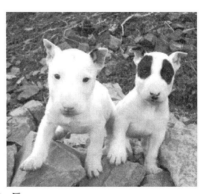

- 원산지: 영국 (화이트 잉글리쉬 테리어와 불독을 교배 시켜 만들었다.)
- 소싸움->가 정 견.
- 근육질이며, 견고함
- 광폭한 견종-> 애정 있는 견종.
- 끈기 있는 훈련 필요.
- 체고: 50 cm정도
- 체중: 20~28 kg
- 눈: 아몬드 형
- 귀: 작고 서 있다.
- 꼬리: 중간 정도 길이로, 뒤쪽으로 뻗침.
- 털: 짧고 억세다. 색은 백색, 백과 담황갈색, 호모 등

16) 에어데일 테리어(Airedale terrier)

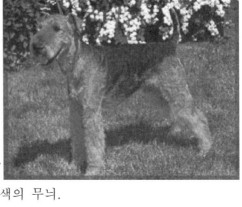

- 테리어 주에서 가장 크기가 크다
  (세퍼드 크기만 하다.)
- 수영 능숙 - 수달, 수금류를 능숙하게 사냥
- 이용 측면: 경찰견, 호신견, 변견, 애완견.
- 끈기있는 훈련 필요.
- 체고: ♂ 58~61 cm, 우 수컷보다 약간 작다.
- 체중: 21~27 kg
- 눈: 암색으로 작다.
- 꼬리: 단미한다. 높게 직립하고 늘어지지 않음.
- 털: 바늘처럼 딱딱. 손질이 필요.
- 색은 검거나 회색 바탕에 암갈색이나 황갈색의 무늬.
- 머리와 다리는 밝은 동색.

17) 비 글 (Beagle)

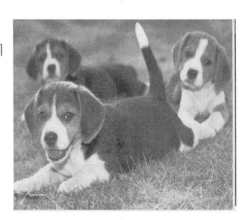

- 원산지: 영국(인기있는 엽견으로 토끼사냥에
  주로 이용)
- 목소리 울림. 훈련 필요. 집중력 떨어짐.
  식욕 왕성, 비만주의
- 체고:33~38cm
- 체중:7~12kg
- 눈: 밤색으로 온화한 표정
- 귀: 길게 늘어진 귀.
- 꼬리: 높게 들여 있다.
- 털: 매끄럽고 두껍다. 색을 청흑반점,
- 백, 흑, 오렌지, 황갈색 반점 등.

18) 바셋 하운드(Basset hound)

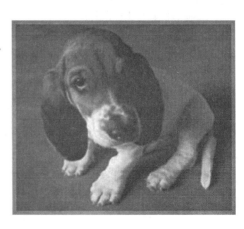

- 원산지: 프랑스
- 후각 발달. 사냥 능숙. 훈련 어려움.
- 비만, 변비, 고창증 호발. 큰 귀(상처 호발),
  피부질환 호발.
- 다산- 칼슘부족, 골격이상, 산욕열 호발.
- 체고: ♂ 약 36, 우 약 34 cm
- 체중: ♂ 약 28, 우 약 26 kg.
- 눈: 우묵 들어갔음.
- 귀: 길어서 머리 아래 부위까지 늘어짐.
- 꼬리: 위로 굽음.
- 털: 윤기가 있고 짧은 털 색은 검정과
  갈색, 흰색의 삼색.

19) 그레이하운드(Greyhound)

■ 원산지: 고대 그리스와 이집트에서 사육했던 역사가 오래된 견종이다.
■ 엽견->경주견, 가정견.
■ 시각 발달, 훈련 어려움.
■ 비만, 다산- 칼슘부족, 골격이상, 산욕열 호발.
■ 체고:♂ 71~77, ♀ 69~72cm
■ 체중: ♂ 29~32, ♀ 27~29 kg.
■ 눈: 밝고 생기 있다.
■ 귀: 작고 부드러운 로즈 귀
■ 꼬리: 가늘고 늘어져 있다.
■ 털: 짧고 촉감이 좋다. 색은 어느 것이나 인정 받는다. 보통은 백색, 그레이 색.

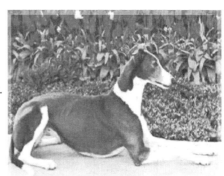

20) 포 인 터 (Pointer)

■ 중세 유럽 프랑스, 독일 등 여러 나라에서 유행적으로 사육.
■ 폭스 하운드, 불 테리어, 그레이하운드, 불독 여러 품종 혼합 교배.
■ 이용측면: 엽 견, 경주용, 가정견.
■ 철저한 훈련 필요. 규칙적 운동 필요.
■ 체고: ♂ 63~69 , ♀ 61~66 cm
■ 체중: ♂ 22~25, ♀ 20~22 kg.
■ 눈: 밤색으로 선량한 표정.
■ 귀: 머리에 밀착되어 늘어짐.
■ 꼬리: 동체에 수평으로 들려 있음.
■ 털: 짧고 아름답다. 색을 레몬과 백색, 오렌지와 백색, 흑과 백, 적갈색과 백색 등.

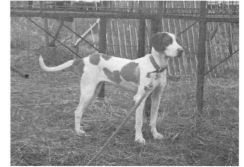

21) 닥스훈트(Dachshund)

■ 독일 원산의 엽견.
■ 짧은 다리, 긴 허리 특징. 훈련 어려움.
■ 척추손상 호발, 비만 주의.
■ 피모- smooth, long, wire 의 3종류.
■ 체고: 표준형 35 , 소형종 20 cm
■ 체중: 표준형 7~12, 소형종 4 kg미만.
■ 눈: 난형으로 중간 크기.
■ 귀: 머리에 밀착되어 늘어졌다.
■ 꼬리: 등에서 곡선으로 뻗어 있다.
■ 털: 짧고 광택이 있다. 색을 황갈색, 초콜렛 색에 황갈색, 적갈색 반점.

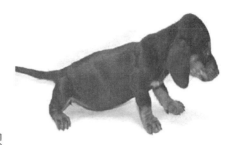

22) 잉글리쉬 세터(English setter)

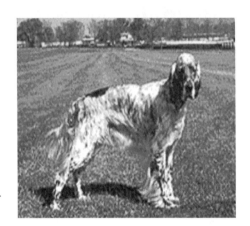

- 원산지: 영국(조렵견으로 활동)
- 방향지시, 지구력, 민첩성 우수. 후각발달, 충직, 온순, 민첩. 털이 늘어지는 품종, 피부가 약하므로 관리가 필요함.
- 체고: ♂ 64~68 , 우 61~65 cm
- 체중: ♂ 약 32, 우 약 29 kg.
- 눈: 검은 밤색.
- 귀: 부드러운 피모로 늘어짐.
- 꼬리: 약간 굽음.
- 털: 길고 견사의 촉감. 색은 흑백, 오렌지와 백, 적갈색과 백색 등

23) 잉글리쉬 코커 스파니엘
(English cocker spaniel)

- 원산지: 영국
- 이용 측면: 조렵견, 가정견.
- 특징: 귀가 크다.(주의-먹이 먹을 경우, 귀 청소잘하기.)
- 체고: ♂ 39~41 , 우 38~39 cm
- 체중: ♂ 11~15, 우 11~15 kg.
- 눈: 크고 다색.
- 귀: 낮게 부착, 길고 늘어짐.
- 꼬리: 단미해준다.
- 털: 견사처럼 부드럽다.
- 색: 적갈색, 오렌지색, 황색, 검정색 등

24) 라브라도 리트리버(Labrador retriver)

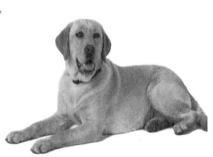

- 원산지: 캐나다 (19세기 영국으로 건너감.)
- 이용 측면: 조렵견, 맹도견, 경찰견, 마약탐지견, 사역견 등 만능견의 역할담당. 충분한 공간 사육, 수영 즐김, 규칙적 운동필요.
- 체고: ♂ 56~62, 우 54~58 cm
- 체중: ♂ 27~34, 우 25~32 kg.
- 눈: 밤색으로 표정이 풍부
- 귀: 머리에 부착되어 늘어짐.
- 꼬리: 굵고 끝이 가늘게 되어 있음.
- 털: 짧고 밀생 되었음. 모색은 흑색이나 황색의 단색 또는 황색과 혼색.

25) 핀 셔(Pinscher)

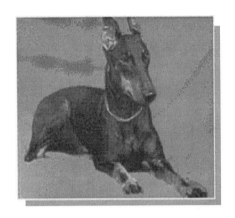

- 19세기 말 독일.
- 체고: 45~48cm
- 체중: 8~10kg
- 눈: 난형으로 암색
- 귀: 직립한 것이 좋다.
- 꼬리: 3미추에서 단미.
- 털: 짧고, 조강하며 밀착. 색은 흑에 황갈색
  무늬, 초콜렛색, 밤색에서 다갈색 등

26) 요크셔 테리어(Yorkshiree terrier)

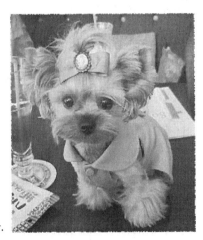

- 19세기 중엽 스코틀랜로부터 요크셔지방.
- 혼합교잡종, 쥐 사냥용, 상류사회 애완용.
- 체고 : 15~18cm
- 체중 : 1.5~3.0kg
- 눈 : 암색으로 빛난다.
- 귀 : V자 형으로 서 있다.
- 꼬리 : 보통 단미한다.
- 털: 견사처럼 촉감이 좋다. 색은 어두운 청색으로
  가슴, 머리, 다리에는 황갈색의 무늬를 가지고 있다.

27) 일본 스피츠(Japanese spitz)

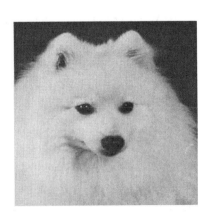

- 캐나다 사모이드->수입하여 소형화.
- 체고 : 30~38cm
- 체중 : ♂ 7~10, ♀ 6~9kg
- 눈 : 아몬드 형
- 귀 : 작은 삼각형으로 직립.
- 꼬리 : 등에 부착.
- 털 : 순백색으로 상모와 하모가 있다.
- 예민, 영리, 밝은 성격, 아름다운 자세.
- 피모 손질은 환모기에 신경 써서 사모를
  제거해주고, 운동은 산책 정도 시키고,
  야외에서 기를 때는 따로 시킬 필요가 없다.

28) 퍼 그 (Pug)

■ 중국에서 기원, 티베트의 승원에서 사육.
■ 주둥이가 나올수록 잡종임. 성격-완고하고
  게으른 점도 있다. 주인에게는 가지고 있는
  애정을 모두 줄 정도로 우호적.
■ 호기심 왕성 -> 훈련 용이.
■ 체고 : 25cm 전후 이상
■ 체중 : 3~6kg
■ 눈 : 둥글은 암색으로 빛난다.
■ 귀 : 작은 검정색으로 융단 모양의 버튼 귀.
■ 꼬리 : 전형적으로 말린 꼬리.
■ 털 : 짧고 부드럽다. 색은 황갈색, 은색, 흑색 등
■ 주름이 많아 추한 것처럼 보이지만 이것은 결점이
  되지 않고 오히려 보기가 좋은 모습을 하고 있다.

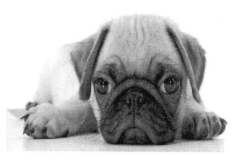

29) 친(Chin)

■ 시츄, 페키니즈와 흡사, 신라에서 일본으로 건너갔다.
■ 활기 넘치는 경쾌한 걸음걸이, 우아한 태도
■ 애완견으로써 자신의 집과 주인에게 애착, 하지만
  타인경계.
■ 체고 : 23 cm 정도
■ 체중 : 2~3 kg
■ 눈 : 아몬드형으로 돌출되었음.
■ 귀 : 우모상의 털로 텁수룩하게 늘어진 귀.
■ 꼬리 : 말린 꼬리
■ 털 : 견사처럼 촉감이 부드러운 긴 직모
■ 색은 백색에 검정이나 붉은 반점.
■ 고온다습에 약하므로 외출이나 운동 할 때,
  시간을 선택하여 실시할 것.

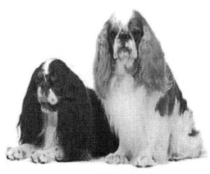

30) 미니어쳐 슈나우저 (Miniature schnauzer)

■ 원산지: 독일
■ 독특한 눈썹과 턱수염이 특징.
■ 애정이 깊고 주인과 같이 생활하기를 즐김.
■ 타인 경계, 하지만 투쟁심은 없다.
■ 체고 : 30~35cm
■ 체중 : 5~7 kg
■ 눈 : 암색으로 난형, 돌출되지 않음.
■ 귀 : 높게 부착, 반직립(유럽에서는 단이시켜서 세운
  다.)
■ 꼬리 : 제3미추에서 단미.
■ 털: 길고 뾰족한 눈썹털과 굵고 억센 수염색은 검정
이나 검정에 은색 등의 혼색.

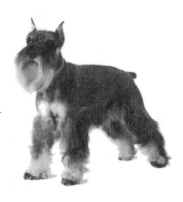

31) 빠 삐 용(Papillon)

- 원산지: 프랑스
- '빠삐용'이라는 이름은 얼굴과 양쪽 귀의 무늬가 마치 나비가 날개를 펼친 것처럼 보여서 붙여졌다.
- 애정 필요, 노년에 적합. 밝고 쾌활한 성격. 주위 물건에 호기심
- 체고 : 20~28cm
- 체중 : 3.5~4.5kg
- 눈 : 아몬드형으로 표정이 풍부.
- 꼬리 : 우상장식모로 등위에 말려 있다.
- 털: 모량이 풍부, 광택은 있으나 촉감은 적다.
- 색은 백 적 황, 흑색중의 2색 또는 3색.

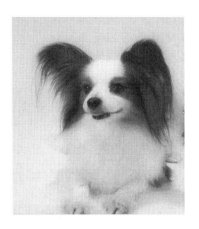

32) 푸 들 (Poodle)

- 원산지: 원래는 독일이나 러시아가 발생지로 추정
- 오랫동안 프랑스와 대표적인 국견으로 인정.
- 수금류 사냥에 이용 (헤엄치는 것을 용이)
- 잦은 손질 필요
- 체고 : standard 45~55, miniature 25~35, toy 25cm 이하.
- 체중 : standard 22, miniature 12, toy 3~7 kg 이하
- 눈 : 검정이나 호백색으로 표정이 풍부.
- 귀 : 뺨에 늘어진 귀.
- 꼬리 : 보통 1/3 길이에서 단미
- 털 : curl 또는 줄을 꼰 것처럼 치장. 색은 흑, 백, 밤색, 회색 등.

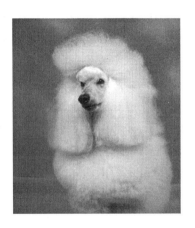

33) 말 티 즈(Maltese)

- 역사가 오래된 견종. 지중해 말타섬.
- 중세 유럽-상위신분.
- 잦은 손질 필요. 추위, 더위주의.
- 흰털의 강아지는 눈물이 착색, 관리주의.
- 대형견에 비해 소형견은 약하므로 관심이 필요로 한다.
- 체고: 21~25 cm
- 체중: 2~3 kg.
- 눈: 크고 생기 있음.
- 귀: 삼각형으로 늘어졌음.
- 꼬리: 방모가 있고 등에 굽어있음.
- 털: 모량이 많고, 장모, 광택이 있으며 견사와 같은 촉감.

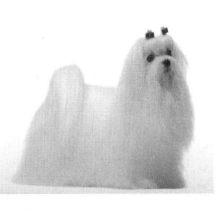

34) 치 와 와(Chihahua)

■ 멕시코 유래설.
■ 멕시코 치와와 지방.
■ 최소형견.
■ 체력 약함, 추위 주의, 난산 위험, 급식 어려움.
■ 단모종이 털이 더 잘 빠짐.
■ 체격이 작은 편이라 눈이 커보인다.
■ 체고 : 13 cm 내외
■ 체중 : 0.9~2 kg 정도.
■ 눈 : 흑, 청, 밤색으로 또렷.
■ 귀 : 폭이 넓고 45도로 부착.
■ 꼬리 : 길고 굽어 있다.
■ 털 : 장단이 있고 모색의 지정은 없다.

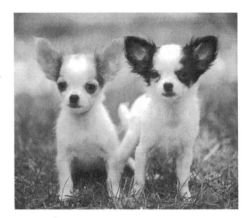

35) 달마티안(Dalmatian)

■ 원산지 : 유고슬라비아 달마치 지방.
■ 사냥 추적견, 애완견, 호신 견번견, 서커스견 등
■ 정규 운동 필요. 청각 장애. 피부질환 다발.
■ 훈련 필요, 잘 짖는 대형견은 주의.
■ 체고: ♂ 58~61, 우 56~58 cm
■ 체중 : ♂ 22~29, 우 22~25 kg.
■ 눈 : 둥글고 흑색, 밤색
■ 귀 : 넓고 머리에 달라붙은 늘어진 귀.
■ 털 : 짧고 억세다. 색은 순백에 검정이나 적갈색의 무늬.

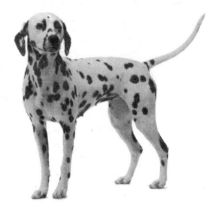

36) 페키니스(Pekingese)

■ 고대 중국 왕실. 짧은 주둥이 특징. 난산 다발, 백내장, 녹내장 다발. 비강협소 다발 품종 중 흰색견이 더 약함.
■ 체고 : 20cm 전후
■ 체중 : 3~7 kg 정도
■ 눈 : 크고 돌출됨.
■ 귀 : 하트형으로 머리에 부착되어 늘어짐.
■ 꼬리 : 등에 굽어 있음.
■ 털 : 길고 직립. 색은 백색 및 적갈색이외는 관계 없음.

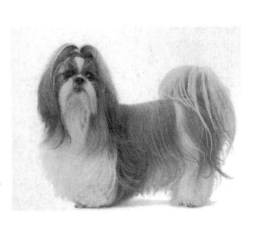

37) 보르조이(Borzoi)

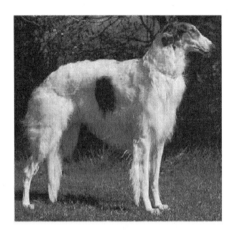

- 원산지: 러시아(교잡종)
- 감각 예민, 신경 섬세, 성격 온화, 익살과 재롱을 잘 부림.
- 특별한 소질은 필요 없으나 피모의 광택을 유지하기 위하여 매일 손질해 주어야 함.
- 체고 : ♂ 71~86, ♀ 66 cm
- 체중 : ♂ 34~48, ♀ 27~39 kg.
- 눈 : 타원형으로 암색.
- 귀 : 늘어졌다.
- 꼬리 : 겸상미로 늘어져 있다.
- 털 : 길고 곱슬곱슬함, 색은 대개 백색, 백색에 황색이나 적색의 무늬.

38) 시 츄(Shih Tzu)

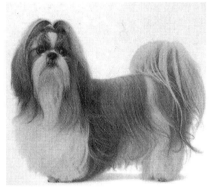

- 원산지 : 중국(티베트 지방), 라사압소에서 유래
- 애완견으로 인기 증가
- 체고 : 22~26cm
- 체중 : 4~7kg
- 색깔 : 모든 색이 가능.
- 감성이 풍부하고 애교도 많다.
- 장모종이라 매일 털 손질의 요한다.

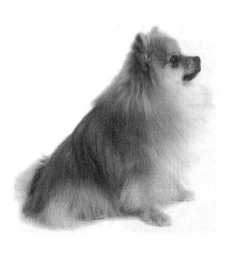

39) 포 메 라 니 언

- 독일령이었던 발트해 연안의 포메라니아
- 지방에서 기원
- 털 관리 주의, 더위 주의
- 체고 : 20.3~27.9cm
- 체중 : 1.4~3.2kg

40) 아 키 다 (Akita)

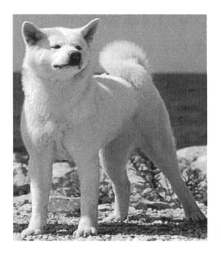

- 일본 동북 지방 유래.
- 1931년 천연기념물로 지정. 일본을 대표하는 견종
  . 성품은 침착, 충실, 순종하며 성격은 감각이 예민한 편.
- 체고 : 60~71cm
- 체중 : 34~50 kg
- 털 색 : 모든 색이 가능
- 이용 측면 : 경비견
- 감각이 예민하고 민첩하다. 충성심이 강하다.

41) 진 돗 개

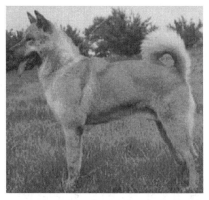

- 원산지 : 한국 (한국 특산 견)
- 이용 측면 : 변 견, 수렵 견
- 체고 : ♂45~58, ♀43~53cm
- 눈 : 삼각형으로 꼬리가 위로 치켜 올라감.
- 귀 : 삼각형으로 작은 편이며 약간 전방으로
  숙어 있음.
- 꼬리 : 등위에 말려 있음
- 털 : 상모는 약간 뻣뻣하고 꼬리털은 약간 김,
  모색은 황색과 백색이 환영 받는다.
- 충견이며 귀소성이 강하다. 대담하고 용맹스러움
  . 별한 훈련 없이도 뛰어난 자질을 갖춘 견이다.

42) 삽 사 리

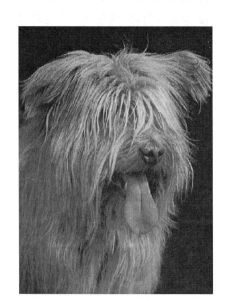

- 원산지 : 한국 (신라 왕궁유래)
- 체고 : 45.5~53.4cm
- 체중 : 15.4~21.8 kg
- 털 색 : 황색, 청색
- 이용 측면 : 가 정 견
- 1992년도에 천연기념물 제 368호 지정.
- 귀 : 아래로 처짐
- 머리 : 숫 사자를 연상할 정도로 크다.
- 꼬리 : 선 꼬리, 말린 꼬리
- 경계심, 충성심이 강하다.

43) 풍 산 개 (Poonsan)

■ 원산지 : 한국 (북 한 견)
■ 체고 : 55~60cm
■ 체중 : 20~30kg
■ 털 색 : 흰색, 잿빛 섞인 색
■ 이용 측면 : 사냥, 경비견북한 1964년도에 천연기념물 제 128호 지정현재 북한의 국가적 보호 아래 사육

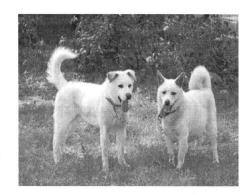

44) 아프간 하운드 (Afhgan Hound)

■ 원산지 : 아프카니스탄
■ 체고 : ♂66~73, ♀63~68cm
■ 체중 : ♂27kg , ♀23kg 정도
■ 눈 : 삼각형으로 암색이나 금색
■ 귀 : 길고 늘어졌다.
■ 털 : 길며 견사와 같은 촉감 .
■ 색 : 색은 지정되어 있지 않다.

■ 시각우수, 뛰어난 스피드, 인내력, 용기, 강한 정신력. 사냥견

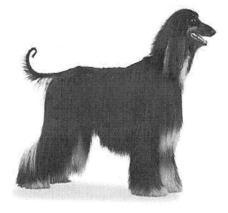

4. 개의 몸 구조

개의 골격을 만드는 뼈는 300여 개가 넘는데, 뼈는 품종에 따라 그 길이와 생김이 아주 다르게 나타난다. 몸의 뼈는 개의 형태를 결정하는데, 머리뼈(두개골)의 경우 세퍼드나 콜리 같은 품종은 주둥이 뼈가 아주 길고, 퍼그나 시추 같은 품종은 주둥이 뼈가 매우 짧다. 주둥이가 긴 품종은 '장두종'이라고 부르고, 주둥이가 짧은 품종은 '단두종'이라고 부르는데, 단두종은 코뼈가 매우 짧아 코가 뭉뚝하게 보인다.

사람은 갈비뼈가 12개 인데, 개는 13개 이고, 엉덩이 뼈인 '천주'가 사람은 4개인데, 개는 3개이다. 또한 사람은 손가락이 5개인데, 대부분 개들은 앞발의 뼈가 4개씩 있어 손가락이 4개인 것처럼 보인다. 그리고 꼬리뼈는 많은 경우 20개가 넘는 경우도 있다. '웰시코키'나 우리나라의 '댕견'과 같은 품종은 태어날 때부터 꼬리뼈가 없거나 몇 개 밖에 안 되는 특징이 있기도 하다. 그 이외의 골격은 대부분 사람과 개가 같은 모양과 이름을 가진다.

체중이 30 Kg이 넘는 개들은 대형견에 속하는데, 리트리버, 세퍼드, 세인트 버나드 같은 대형견 품종은 키가 매우 빨리 자라기 때문에 골격이 자견 시기에 매우 빠른 속도로 길이 자람을 하게 되어 골격과 관절에 이상이 생기는 수가 있다. 이러한 품종들은 성장기 자견 시기에 무기질과 영양소를 충분히 공급해 주어 뼈가 이상이 생기지 않도록 주의하는 것이 좋다.

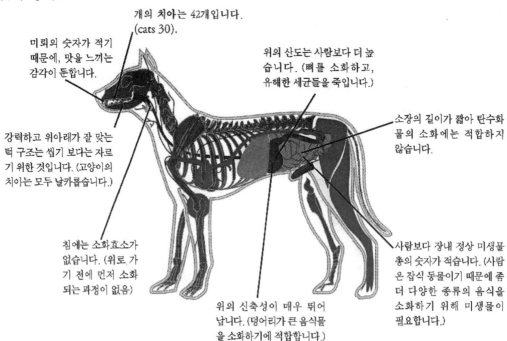

개의 몸속에는 여러 가지 장기가 있는데, 그 중에 소화기와 호흡기가 대표적이다. 식도, 위, 소장, 대장, 췌장 등을 소화기라고 하는데, 사람과 거의 비슷한 모양을 하고 있다. 그런데, 개들은 사람처럼 침을 뱉어 낼 수 없는 입모양을 가지고 있어서 대신 구토를 아주 잘하게 된다. 속이 불편하거나 이상한 음식을 먹은 경우 그것을 우선 삼키고 나중에 토하게 된다. 그래서 아주 가끔 한두 번 구토를 하는 것은 정상이다. 그러나 개들은 소화기가 사람보다 약해서 위염이나 장염에 쉽게 걸리는 경우가 많다.

개의 이빨은 생후 3-4주일쯤 해서 나기 시작해서 6주 정도가 지나면 모두 모양을 갖추게 된다. 태어나서 처음 나는 이빨을 '유치'라고 부르는데, 유치는 위턱과 아래턱에 각각 14개씩 모두 28개가 있다. 그리고 생후 3-6 개월쯤부터 이갈이 가 시작되어 새로이 돋아나는 치아는 평생 가지고 살아가는 이빨이라 '영구치'라고 한다.

영구치는 위턱에 20개, 아래턱은 22개가 돋아나 모두 42개의 이빨을 가지게 된다. 개도 사람과 마찬가지로 영구치가 나기 시작하면 유치가 빠지는데 어떤 경우 유치가 빠지지 않고 남아 있거나 옆으로 밀려있는 경우가 있다. 이런 것을 '잔존유치'라고 한다. 잔존유치가 있으면 잘 씹을 수 없게 되는 경향이 있고 치주염을 일으킨다. 그리고 개들도 양치를 하면 건강한 치아를 가지게 되어 수명이 늘어나도 질병이 30%나 줄어들게 된다.

가슴에 있는 호흡기도 개와 사람이 비슷한 모양을 가지고 있다. 허파는 오른쪽과 왼쪽이 다른 모양을 하고 있다. 오른쪽 폐는 3개로 나누어져 있고, 외쪽은 두 개로 나누어져 있다. 폐가 나누어 진 것을 폐엽 이라고 하는데, 개도 역시 왼쪽의 폐엽이 두 개이고 오른쪽 폐엽이 세 개이다.

5. 개의 감각

1) 시각

사람은 정면을 주로 보게 되지만, 말은 옆면을 잘 볼 수 있다. 눈이 앞쪽에 달려 있으면 앞면을 분명하게 보지만, 눈이 옆쪽에 달려 있으면 보다 넓은 시야를 갖게 된다. 그래서 육식동물은 눈이 앞쪽에 달려 있고, 초식동물을 눈이 양 옆에 달려 있다.

개는 고양이보다 눈이 옆쪽에 달려 있는 경향이 있어 주변을 보다 넓게 볼 수 있다. 이렇게 시야가 넓은 것은 사냥개에는 매우 중요한 기능이 된다. 그레이 하운드, 살루키, 아프칸 하운드 등은 주둥이가 길고 눈이 양 옆에 달려 있어 시야가 매우 넓다.

그렇지만, 개의 시각은 난시인 경우가 많다.

2) 후각

개의 후각은 사람과 비교하여 200배 이상 좋은 것으로 알려져 있다. 후각세포가 매우 발달되었기 때문이다. 개의 코가 항상 촉촉하게 젖어 있는 것도 냄새 입자를 쉽게 포착 하여 냄새를 보다 더 잘 맡기 위해서이다. 특히 비글, 블러드 하운드, 바셋 하운드 등은 코에 습도가 높아 후각이 매우 발달한 품종이다. 그리고 개는 특별하게 입에서도 냄새를 맡을 수 있다. '야콥슨 기관' 이라는 특별한 구조를 가지고 있기 때문이다. 야콥슨 기관은 개의 입천장에서 코로 연결되어 있는 작은 도관을 말한다. 즉, 개는 입속에 작은 구멍이 코로 연결되어 있어 입 속에서도 냄새를 맡을 수 있는 특별한 구조를 가지고 있다.

3) 촉각

털에는 감각기관이 연결되어 있다. 개들은 온 몸이 털로 덮혀 있어 촉각이 발달되어 있는 편이다. 그래서 강아지들은 접촉을 좋아하는데, 자극이 심하지 않은 접촉은 강아지의 성장과 행동발달을 도와준다. 강아지가 쓰다듬어 주는 것을 좋아하는 것처럼 개들은 접촉을 통해서 성장하고, 이 접촉 과정이 사람에게도 안정감을 주게 된다.

스킨 쉽은 개나 사람에게 모두 즐거운 일이며 건강에 도움이 되는 것이다. 강아지를 양육하는 가정과 양육하지 않는 가정 내의 어린이의 성장발달을 조사하면 강아지와 접촉할 기회가 많은 어린이가 육체적으로 그리고 심리적으로 건강하다는 조사가 많이 나오고 있는데, 이러한 결과도 접촉이 주는 심신의 건강 때문이다.

간혹 접촉을 거부하거나 싫어하는 개들이 있는데, 이러한 경우는 행습문제로 정서적 으로 안정되지 못한 것을 뜻한다.

4) 청각

개들은 귀 모양이 각양각색이다. 쫑긋한 귀에서부터 늘어진 귀까지 매우 다양한 모습을 보이는데, 대부분 사냥개들은 귀가 쫑긋합니다. 귓바퀴가 오똑하게 서 있으면 소리를 더 잘 들을 수 있기 때문이다. 개의 청력은 거의 완벽하다고 한다. 아주 멀리서 들려오는 발자국소리나 자동차 엔진 소리만 듣고도 그것이 누구인지 금 새 알아차린다. 개에게 청각과 후각은 사람들의 시각보다 매우 우수하게 발달되어 있다.

5) 미각

이것은 후각과 관계가 있는데 개는 단맛, 신맛, 쓴맛, 짠맛을 구분하지 못하고 단지 좋은 맛, 무감각한 맛으로 맛을 구분한다. 개에게도 맛을 감지하는 미뢰세포 가 혓바닥에 돋아나 있지만, 사람만큼 발달되어 있지는 못합니다. 그래서 개들은 종종 먹어서는 안 되는 이물들을 먹고 탈이 나는 경우가 많다.

6. 개의 먹이

1) 개의 식성

야생시대 개는 무리를 지어 사냥을 하며 포획물을 잡아 고기나 내장을 먹는 육식습성을 가지고 있었다. 그러나 약 20,000년 전부터 인간에 의해 순화되고 밀접한 생활을 하면서 인간이 먹고 남긴 음식물 찌꺼기를 주게 되면서 현재는 잡식성으로 변했다.

개의 이가 육식 동물의 특징을 그대로 나타내고 있고 장의 형태, 길이, 기능도 늑대와 거의 다르지 않다는 것과 포획물을 잡았을 경우 만복이 될 때까지 먹고 다음 포획물이 손에 들어올 때까지 견딜 수 있을 만큼 큰(전체 소화관 60% 이상)위 등으로 인해 이런 특징들이 야생 시대의 흔적임을 쉽게 알 수 있다. 그리고 이런 특징을 가지고 있는 만큼 육식 위주의 식사를 해야 한다. 그러나 개가 원래부터 육식성이었다고 해서 닭고기의 살이라든지 쇠고기의 좋은 부분만을 먹이게 되면 육류의 영양적 특성상 일부 영양소만의 편식을 유발하게 되어 전체적인 영양 균형이 깨어지기 때문에 장기간의 편식은 질병을 유발하는데 이러한 질병을 일명 "전육식 증후군" 이라고 하는 증상으로 골격의 형성이 나쁘게 되기도 하고 약한 치식, 관절염을 일으키기도 하며 쉽게 골절되며 비뇨기병을 유발하기도 한다.

2) Pet Food 급여 방법

고기, 곡물, 유제품, 생선, 야채, 등을 열량과 식성에 알맞게 조리하여 주며 음식에 열을 가하면 비타민이 파괴되는 점을 감안한다.

Pet Food 종류 중 통조림은 고기만으로 된 것과 여러 가지 가 균형 있게 배합된 것이 있으며, 고기 통조림은 DOG MEAL 등을 섞어줘야 한다. 그 외에 DRY FOOD, SOFT FOOD, SEMI-MOIST FOOD 등이 이 사료는 시중 센터에서 구입하며 완전 영양식으로써 다른 첨가물이 필요 없다. 수분이 많을수록 흡수력은 좋으나 변질되기 쉬우므로, 장시간 보존을 위한다면 DRY FOOD가 좋다.

우리들이 상품으로 구입할 수 있는 사료는 건식사료와 습식사료로 나누어 볼 수 있다. 건식사료는 알갱이로 된 사료를 말하는데, 수분 함유량은 10% 미만 이고 건조한 상태 여서 건식사료라고 부른다. 보존성이 좋고, 급여하기도 좋고 영양균형이 알맞아 가장 흔히 사용되는 형태이다.

단단한 건식사료는 강아지의 이를 튼튼히 할 수 있고 턱 뼈의 성장에도 도움을 준다. 그러나 수분이 적어 충분한 물을 함께 주어야 좋다. 습식사료는 수분 함량이 70 % 정도인 것이 보통인데, 캔으로 포장되어 판매한다. 건식사료보다 습식사료는 냄새가 좋아 강아지 들이 선호하지만 지속적으로 급여 하는 데는 적합하지 않고, 식욕이 없는 경우나 간식 으로 사용하는 것이 좋다.

음식은 보통 체중의 5-8 % 정도를 주는 것이 원칙인데 주의할 점은 너무 적은 양을 주거나 식탐이 심한 강아지에게 너무 많은 양을 주어서는 안 된다는 것이다. 강아지 때는 너무 적게 먹어 허약해지기 쉽고, 또 음식량을 조절 하지 못하고 너무 많이 먹어 비만의 원인이 되기도 하니까 식사량에 관심과 주의를 기울이는 것이 필요하다.

건식과 습식의 2가지 방법 (Pet Food)

① 건식 급여 방법
- Pet Food가 항상 밥그릇에 채워져 있게 하며 계속 보충해 주는 Free-choice
- 경우에 따라 여러 번으로 나누어준다.

② 습식 급여 방법
- 하루 2- 3회로 나누어 준다 (곰팡이나 유해세균 오염으로 인한 설사, 질병예방)
- 밥그릇 세척을 자주한다.
- 가능하면 매일 같은 시간에 Pet Food 급여한다.
- 가족의 식사시간에 맞춰주는 것이 이상적이다.

3) 필요 영양소

개는 태어나서 1년 만에 체성숙이 다 될 정도로 매우 빠른 성장을 하는 동물이다. 개의 출생 후 1년은 사람의 15, 16세 해당하는 데 그 기간의 요구량도 사람의 영양과는 당연히 차이가 있다. 또 다 자란 개와 성장기의 개와는 그 에너지 섭취량도 달라진다. 강아지는 생후 1년 동안에 체중에서 보면 약 60배의 성장을 한다. 인간의 경우는 약 2배이다. 그만큼 강아지는 영양을 필요로 한다. 또 개의 종류, 운동량 등에 따라서 필요한 에너지 섭취량이 달라지므로 개의 상태에 따라 급여하도록 한다.

강아지에게 필요한 영양을 주는 것은 강아지의 활동에 필요한 열량을 공급하는 것 외에 견종 마다의 특징을 더욱 두드러지게 하는 효과도 있다. 영양이 골고루 들어 있는 먹이를 주면 장모종이나 견모종의 애견들은 털에 광택이 흐르고 우람한 근육질 강화를 위해 스테로이드계의 약을 투여하기도 한다.

기르는 강아지를 좀 더 건강하고 멋있게 키우기 위해서는 균형 있고 합리적인 먹이가 필요하다.

먹이는 영양학적으로 단백질25%, 탄수화물50%, 지방8% 정도의 비율이 이상적이다. 먹이량은 견종에 따라 대충 종이컵으로 비율을 맞추어 급여하면 된다. 필요 열량은 소형견일 경우 체중 1Kg당 110 Calorie, 대형견은 체중 1Kg당 60 Calorie가 필요하며 발육기의 강아지나, 임신 중의 개 는 평소보다 2배정도의 칼로리가 필요하다.

4) 사료급여

● 개의 미각은 사람의 1/5일 정도에 불과함으로 이것저것 자주 바꾸다 보면 입맛이 까다로워지는 원인을 제공하게 된다. (미각점수)-뱀 0, 개 1,706, 닭 24, 사람 9,000, 오리 200, 돼지 15,000, 고양이 473, 소 25,000
● 만일 먹이를 바꿀 때는 점진적으로 사료 비율을 섞어가며 5-7일간에 걸쳐 서서히 한다.
● 임신견, 포유중인 모견, 성장기 강아지, 운동을 많이 하는 애견은 더 많은 영양을 요구하며 1일 2-3회 나누어 급여하는 것이 좋다.
● 항상 조금 여윈 듯한 상태로 모든 움직임이 힘차고 민첩하게 건강을 유지하게 한다.
● 비만 여부를 체크 할 때에는 복부가 아래로 처져있는지, 위에서 내려다보았을 때 복부가 좌우측으로 불러있는지, 1,2늑골 부분이 육안으로 확인되지 않는지를 검토한다.
● 만일 비만하다고 생각되면 원하는 체중을 정해서 그 체중이 되도록 서서히 급여량을 줄이거나 운동량을 높여 준다.

(1) 일일 먹이 급여량 계산법

● 소형견 생후 6주~10주 사이의 강아지는 체중의 6~7%를 급여.
  (예: 체중 600g, 9주된 강아지 -> 600 X 6% = 36g)
● 소형견 생후 10주~18주에는 체중의 4~5%를 급여.
● 소형견 생후 18주~26주에는 체중의 3~4%를 급여.
● 소형견 생후 26주 이상 된 애견은 체중의 2~3%를 급여.
● 중대형견은 소형견 급여량의 15% 정도 덜 급여.
  (예: 체중 600g, 9주된 중 대형견 강아지 -> 600 x 6% = 36g, 36g x 85% = 30.6g)
● 중대형견 성견은 체중의 1.2%~1.7% 정도 급여.

(2) 애견 사료 급여 방법

● 갓 젖 뗀 강아지에겐 소화하기 쉬운 먹이를 주되 체중 당 영양소 요구량이 성견에 비해 2배 이상으로 많음으로 하루에 3차례씩 나누어 급여한다.
● 초소형 견종은 6개월, 소형 견종은 10개월, 중대형 견종은 12-24개월 만에 발육이 완성되며 최소한 이 기간 동안에 강아지용 애견식품을 급여해야 한다.
● 소형 애완견의 경우 이유 전 (6-8주)까지는 습식상태로 급여하되 급여시간은 가능한 가족들의 식사시간에 맞추는 것이 좋다. 급여량은 대개 대변상태를 보고 급여 적량을 판단하는데 적량을 섭취한 애견의 대변은 형태가 분명하고 어느 정도 수분이 있어 휴지로 줍기가 쉬우며 적당히 단단하다.
● 밥그릇 은 매일 청소하고 신선하고 깨끗한 물을 항상 급여한다. 다만 건조 애견식품을 불려서 줄 때는 가능한 너무 차지 않은 물에 불려준다.
* 개는 유당 분해 능력이 떨어지기 때문에 우유를 먹고 나서 설사할 수도 있다.

(3) 직접 만드는 먹이

신선한 재료를 사용하여 집에서 강아지 음식을 만들어 주는 것은 좋은 방법이다. 강아지와 유대관계도 높일 수 있고 또 재료가 신선하여 좋지만 한 가지 단점은 개가 필요로 하는 미량원소까지 할 수 없기 때문에 영양적으로는 불균형한 식단이 될 수 있다. 주의 할 점 중 하나는 너무 뜨겁거나 차가운 것을 주지 않는 것이다. 생선류는 반드시 익혀서 주고, 기본적으로 **고기**와 **채소**가 강아지에게 적합한 신단의 재료가 될 수 있다. **파스타**에는 탄수화물이 있으므로 에너지원이 될 수 있고, 소나 돼지고기의 간에는 인과 비타민 함유량이 많고, **닭고기**는 소화가 잘되며 다른 고기에 비해 칼로리가 낮고 소화가 잘되어서 선호하는 식품이다. **쌀밥**은 소화가 잘되고 회복기에 닭고기와 같이 먹이면 훌륭한 식이 요법이 될 수 있다.

먹이를 만들어 주고자 할 때는 아래의 주의해야 될 음식을 피해 균형 있는 식단을 짜도록 한다.

(4) 주의해야 할 먹이

● **파와 양파** : 개에게 매우 독이 되는 식품이다. 파와 양파는 적혈구를 파괴시켜서 혈뇨를 누게 하고 심한 경우 빈혈로 사망하게 만든다. 혹시 실수로 파와 양파를 먹은 경우에는 초기에 치료를 받으면 안전하게 회복 할 수 있으니 급히 병원으로 데려 가도록 한다. 항상 조심을 해야 될 것이 자장면이나 탕수육에 포함된 양파이다. 먹고 남은 탕수육이나 자장면을 함부로 놓아 두어 사고 나는 경우가 종종 있다.

● **새우** : 괜찮을 수도 있으나 소화 불량의 의한 구토증상을 보이는 경우가 많다.

● **향신료** : 고추, 후추, 식초 등 자극성 음식 및 감미료, 위를 강하게 자극하여 위염이 되기도 한다.

● **초콜릿** : 중독의 원인이 되 심장질환을 일으키고 잘못 하다가는 치명적일 수도 있다.

● **햄과 소시지** : 염분이 많아 해가 되기도 한다.

● **닭 뼈** : 닭고기의 뼈 등은 매우 날카롭게 잘려서 찔리기가 쉬우므로 절대로 줘 서는 안 된다. 닭고기를 먹은 후 휴지통에 버릴 때에는 개가 접근하지 못 하도록 각별한 주의가 요망된다. 간혹 휴지통의 닭 뼈를 먹고 사망하는 경우들이 발생한다.

● **짠 음식** : 강아지는 땀샘이 적어 땀으로 배출이 안 된다.

● **문어, 오징어 류** : 저단백이며 소화 잘 안 된다.

● **꽁치, 정어리 등** : 지방이 많은 어류는 습진이나 알레르기, 탈모의 원인이 된다.

● **과자, 사탕 등** : 당분이 많은 과자류는 충치의 원인. 설사의 원인이 되며 비만의 원인이 될 수 있다

● **계란의 흰자위** : 설사의 원인

● **우유 및 유제품** : 우유를 차게 하면 설사의 원인, 너무 뜨거우면 응고되어 흡수력이
떨어진다. 유당 분해 효소인 락타아제의 분비가 적기 때문에
사람이 먹는 우유를 먹게 되면 설사를 일으킬 수 있으므로 개전용
분유를 먹인다.

● **뼈** : 과다하면 변비

5) 개의 습성

(1) 개는 사회적 동물이다.

개의 선조인 늑대가 무리 지어 사는 습성이 있는 것처럼 개들도 집단생활을 좋아한다.
그래서 외로움을 잘 타고 사람과 같이 살아가는 것을 좋아한다. 그리고 개들은 그 무리
안에서 서열을 정하는데, 자기보다 서열이 높은 존재와 낮은 존재로 구분하여 인식한다.
그래서 사람은 개에게 주인이라는 점을 분명하게 알려주는 것이 필요하다. 때때로 개가
생각하기를 사람보다 자신이 서열이 높다고 생각하는 경우가 있고 이러한 상태는 사람을
문다거나 말을 듣지 않는 사고를 일으키기도 한다.

따라서 개를 정신적, 물리적으로 지배를 할 수 있어야 한다.

(2) 개는 놀이를 좋아 한다

개는 매우 활발하고 사교적이며 놀이를 좋아한다. 장난을 치고 어떤 것들을 물어뜯는
행위들은 이러한 놀이의 습관 중 하나이다. 이때 무턱대고 야단을 쳐서는 안 된다. 원래
개의 본능이나 습성이 그런 것 이라는 점을 이해할 필요가 있다.

야단보다는 오히려 같이 놀아주어야 한다. 강아지 때는 특히나 더욱 놀이를 좋아한다.

(3) 개는 감정에 솔직하다

개는 자신의 감정을 그대로 솔직하게 표현한다. 좋으면 와서 좋아하는 행동을 하고
싫으면 싫은 내색을 한다. 개의 눈동자를 가만히 들여다보면 맑고 투명하게 사심과
거짓이 없다. 잘 해주면 그 만큼 보답을 하고 관심이 없어 하면 개도 마찬가지로 가까이
다가오지 않는다. 어떤 경우에 개가 잘못해서 혼을 내려고 하면 금세 알아차리고 마치
반성하는 것 같은 표정으로 한 쪽에서 웅크리거나 숨는 것을 보면 웃음이 나오지 않을 수
없는데, 이럴 때 혼내야 할 것은 단호하게 알려주어야 한다. 개의 솔직한 감정과 맑은
눈은 개의 최대 매력일 것이다.

개의 감정

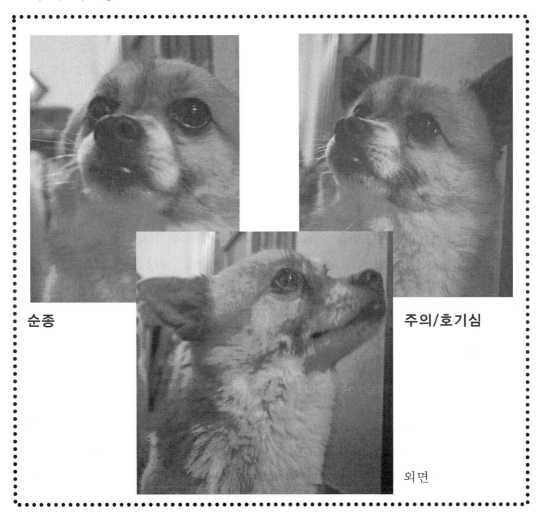

순종

주의/호기심

외면

2. 고양이

1) 애완 및 반려고양이의 유래와 역사

고양이의 애완화는 9,000여 년 전 중동 지방에서 시작된 것으로 여겨진다. 이후 애완고양이는 사람과 다양한 관계를 맺으며 현재 반려라는 동반자 입장에서 살고 있다. 고대 이집트에서는 고양이가 숭배의 대상이기도 했지만, 중세 유럽에서는 악마의 상징으로 여겨지기도 했다. 그 후 점차 집이나 무역선 같은 선박에 서식하는 쥐와 같은 해로운 동물을 사냥하는 재능 때문에 많은 사람들로부터 이로운 동물로 취급받기 시작하여 19세기 초반에 인기 있는 애완동물이 되었다.

애완지금과 같이 고양이의 종류가 다양화된 것은 19세기 빅토리아 여왕이 집권하던 후반기에 식물이나 가축류 등을 선택적으로 교배시키는 팬시(fancy)가 처음 나오게 되었다. 이 시기에 사람들에게 고양이의 외모를 보여주는 행사인 캣쇼(cat-show)는 인기 있는 사교 행사로 자리 잡아 영국의 귀족은 물론 빅토리아 여왕도 참석할 정도로 인기가 높았다. 이때부터 다른 사람들에게 보여주기 위해 품종개량이 본격적으로 시작되었다.

2) 품종개발

고양이의 선택적 교배가 시작된 시기는 100여년이 조금 넘는다. 위에서 언급한 캣쇼에서는 뚜렷한 표준이 갖추어지지 않아 오늘날 사용되는 표준도 다소 개방된 해석이 가능할 뿐만 아니라 협회마다 서로 다른 표준을 제시할 수 있으나, 크게 두 가지 의 중요한 양상이 전통적으로 포함되어 왔다.

두 가지의 전통적 표준과 기질
① 각 품종이 가지고 있는 이상적인 외견
② 품종에 따라 색깔 및 무늬에 대한 지침
③ 품종의 고유한 기질(성질)

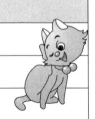

3) 털색의 개발

고양이 품종 개발의 초기와 비교하면 오늘날 많은 사람들이 고양이 유전학을 보다 분명히 이해하고 있다.

이 학문을 기초로 새로운 품종의 고양이를 개발하고자 하는 사람들은 유전학을 토대로 새로운 색깔이나 무늬의 고양이 육종을 위한 교배 프로그램을 개발하고 있다. 하지만 유전자를 매개하는 염색체가 무작위적으로 결합하기 때문에 교배 결과 태어난 새끼의 색깔을 장담할 수는 없다.

4) 고양이의 외형적 특성

고양이의 몸길이는 47~51 cm이고, 꼬리길이 22~38 cm, 몸무게 7.5~8.5kg이다. 귓바퀴는 삼각형이고, 귀의 등 쪽에 살쾡이에서 볼 수 있는 흰 무늬는 없다. 앞발에 다섯 발가락, 뒷발에 네 발가락이 있으며, 예리한 발톱이 있는데, 발톱은 속에 감출 수 있다. 앞 뒷발의 발바닥에는 연한 pad (육구, 肉球)가 있어 소리를 내지 않고 걸을 수 있으며, 뒷발이 비교적 길어서 도약력(跳躍力)이 뛰어나다.

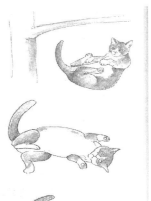

1. 눈
    ㉠ 어두운 곳에서 잘 볼 수 있음
    ㉡ 사람이 볼 수 있는 빛의 양의 7분의 1정도
    ㉢ 색을 잘 볼 수 없음

2. 귀

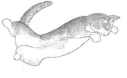

    ㉠ 개보다 청각이 좋음(가청주파수: 30Hz ~ 60KHz)
    ㉡ 개의 가청 주파수: 20Hz~40KHz
    ㉢ 사람의 가청 주파수 : 20Hz~20KHz
    ㉣ 사람이 들을 수 없는 소리도 들을 수 있음

3. 이빨

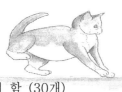

    ㉠ 유치와 영구치가 있음.
        ⓐ 유치- 생후 8주 전에 모두 갖춤(26개)
        ⓑ 영구치- 생후 3개월~ 5개월 사이 영구치로 이갈이 함 (30개)
    ㉡ 송곳니-크고 날카로움,
    ㉢ 어금니-표면이 뾰족함(찢는 기능)

4. 코
　ⓐ 개보다 뒤떨어짐,
　ⓑ 세력권(Home Area 와 Hunting Area가 있음)을 냄새로 확인
　ⓒ 음식의 부패 여부, 맛 등을 냄새로 확인
　ⓓ 유해 물질의 제거 적당한 온도와 습도의 조절과 냄새를 맡는 역할

5. 꼬리
　ⓐ 미추라는 작은 뼈로 이어져 있음. 점프나 높은
　　곳에서 뛸 때 균형유지
　ⓑ 꼬리의 움직임으로 고양이의 기분을 알 수 있음
　　　ⓐ 심하게 휘휘 돌릴 때 - 기분이 나쁠 때
　　　ⓑ 꼿꼿이 세울 때 - 기분이 좋음
　　　ⓒ 꼬리를 부풀릴 때 - 흥분 또는 공포를 느낄 때

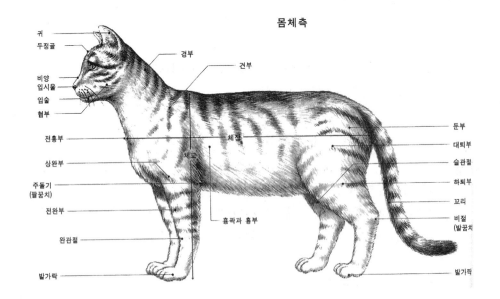

6. 수염
　정보 수집을 위한 고성능 측정기로 감각모라고 불리는데 사람에게는 이런 기관이 없다. 입 주위, 눈, 코, 앞다리뒤쪽에 있는 식모 안에도 있다.

7. 등
　고양이의 털 색깔을 내는 겉털과 속털에 덮힌 몸통은 교묘하게 공격을 피할 수 있는 이점이 있다. 땀샘이 없어 털 손질로 털을 눅눅하게 만들어 체온을 조절하고 피부가 두꺼워 자유롭게 신축할 수 있다.

8. 다리
　단거리 경주라면 동물 가운데 상위권에 둔다. 앞발보다 긴 뒷발의 강한 근육과 부드러운 관절이 점프, 나무타기에 최적이다. 뒷발은 추진력뿐이고 방향을 바꾸는 것은 앞발의 역할이다.

몸체측

귀
두정골
경부
견부
비양
입시울
입술
협부
전흉부
체장
둔부
상완부
세고
대퇴부
슬관절
주돌기
(팔꿈치)
하퇴부
전완부
흉곽과 흉부
꼬리
비절
(발꿈치)
완관절
발가락
발가락

5) 고양이의 종류

고양이는 장모종(長毛種)과 단모종(短毛種)으로 분류된다. 개와 달리 체격 상 차이가 적으므로 각 품종 중의 내종(內種)이 발달되어 있다. 고양이는 누가 뭐라고 해도 개와 더불어 가장 대중적인 애완동물이다. 품종은 약 30여 종이 되며 다른 동물에 비해 비교적 오래 사는 편으로 보통 15~25년쯤 산다.

1. 장모종

1) 페르시안 고양이

● 원산지 : 페르시아 → 영국
● 기원 : 1800년대
● 체중 : 3~ 4 kg
● 털종류 : 장모
● 체형 : 통통하고 둥글다
● 털색 : 단일색, 실버, 스모그, 바이칼라 등 7가지로 분류
● 눈색 : 청동색
● 특징 : 둥글고 큰 머리에 작은 귀를 지녔다. 아주 동그란 큰 눈에 짧고 납작한 코.목은 짧고 굵으며 어깨 폭은 넓고 몸통은 짧다. 다리와 꼬리도 짧으며 정사각형 체형이다. 긴 털이 장식하듯 몸 전체를 덮고 있다.

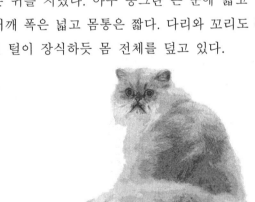

2) 히말라얀 (Himalayan)
● 원산지 : 영국, 미국
● 기원 : 1955
● 털종류 : 장모
● 체형 : 통통하고 둥글다
● 털색 : 포인트컬러
● 눈색 : 청색
● 특징 : 색깔은 안면 마스크와 다리에만 나타나며, 몸체는 흰색부터 엷은 황갈색까지의 다양한 색조로 나타난다. 히말라얀은 페르시안의 형태에 시아미즈의 반점 색깔을 결합시키기 위하여 페르시안을 시아미즈에 교배시켜서 개발한 품종이다.

3) 아메리칸컬 (American curl)

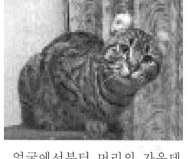

- 원산지 : 미국
- 기원 : 1881
- 체중 : 3~5 kg
- 털종류 : 장모
- 체형 : 약간 가는 체형
- 털색 : 다양. 몸 끝은 진한 색
- 눈색 : 청색
- 특징 : 아메리칸컬의 귀는 만져보면 견실하고, 얼굴에서부터 머리의 가운데 뒤를 향하여 우아한 아치를 그리면서 뒤집혀있다. 이것은 바로 부모 대로부터 물려받은 유전적인 변화이다. 호기심이 많고, 동료애가 있으며, 매우 사람을 잘 따른다.

4) 발리니즈 (Balinese)

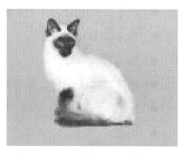

- 원산지 : 미국
- 기원 : 1950년 돌연변이
- 체중 : 2.5~5kg
- 털종류 : 장모
- 체형 : 약간 가는 체형
- 털색 : 회색, 청색, 초콜렛 색, 라일락 색
- 눈색 : 청색
- 특징 : 발리니즈의 기원은 시아미즈 고양이가 자연발생적인 돌연변이를 통해 롱 헤어가 된 것으로 보는 것이 일반적이다. 시아미즈와 밸리니즈 사이에 단지 털 길이만 다를 뿐이다. 털이 길고 비단 같은 오버 코트이다. 날씬하고 유연하다.

5) 버만 (Birman)

- 원산지 : 버마 미얀마 → 프랑스
- 기원 : 1916년 (1966년 공인) 샴 교배종
- 체중 : 4.5~8 kg
- 털종류 : 장모
- 체형 : 길고 튼튼한 체형
- 털색 : 네발의 끝이 버선을 신은 듯 하얗다.
- 눈색 : 진한 파랑
- 특징 : 미얀마에서 이 고양이는 Kittah 승려들의 반려 고양이로서 신성하게 여겨졌다. 길고, 비단결 같은 털을 지녔으며, 페르시안의 털처럼 굵지 않고, 얽히지 않는 질감을 지녔다. 정말 단단하고, 놀라우리 만치

강한 근육질이면서도 우아하고 세련되었고, 때로는 약하기까지 한 모순이 양립되어있는 고양이이다. 날씬한 몸매와 흘러내리는 털이 바위처럼 단단한 몸체를 가려줌으로써 곡예사의 솜씨와 같은 기막힌 비례를 이루고 있다. 거의 둥그런 눈은 청색이고, 강한 얼굴에 큰 턱, 빵빵한 아래턱, 매부리코를 지녔으며, 콧구멍은 낮게 생겼다. 매우 특징적인 흰색 발은 이상적인 대칭을 이룬다.

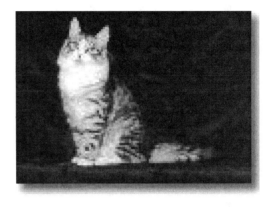

6) 노르웨이 숲 (Norwegian forest) - 노르웨이지안 포레스트 캣

- 원산지 : 북유럽 (노르웨이)
- 털종류 : 장모
- 체형 : 당당하고 큰 체형
- 털색 : 다양
- 눈색 : 초록색, 황금색
- 특징 : 밝은 에메랄드 녹색 눈에 황금 띠가 둘러있다. 털은 길게 흘러내린다.
   얼굴은 상냥한 표정을 띤다. 귀는 말쑥하고, 발가락은 다듬어져 있다.

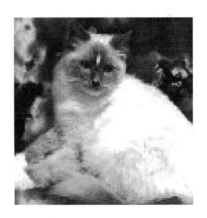

7) 래그돌 (Ragdoll)

- 원산지 : 미국
- 기원 : 1960년대
- 털종류 : 장모
- 체형 : 대형
- 털색 : 바이칼라
- 눈색 : 푸른색
- 특징 : 래그돌은 1960년대에 캘리포니아의 번식가 앤베이커에 의하여 개발 되었다. 크고, 사랑스럽고, 긴 털이 아름다우며, 커다란 청색 눈을 지녔다. 몸체는 연한 색깔이며 얼굴, 다리, 꼬리, 귀에 진한 시아미즈 형태의 반점이 있다.

8) 소말리 (Somali)

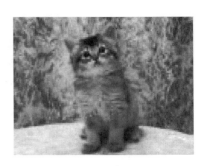

- 원산지: 영국
- 기원: 1963년 아비시니안의 돌연변이
- 체중: 3.5~ 5.5 kg
- 털종류: 중모
- 체형: 약간 가는 체형
- 털색: 적갈색, 붉은 색, 푸른 색, 연갈색
- 눈색: 황금색, 초록색
- 특징: 작은 여우를 닮아서 귀가 크고, 얼굴에 마스크 무늬가 있고, 목 갈기 털이 풍성하고, 꼬리가 수북하다. 영리하며 역동적이고, 부드러운 목소리를 지녔으나, 보통은 조용히 지낸다. 부드러운 울음소리로 사람들과 의사소통을 하며, 매력적인 장식 깃털을 지녔다. 외향적이고, 매우 사교적이며 장난을 좋아하며 동물이나 사람과 함께 있기를 좋아한다.

9) 터키쉬 앙고라 (Turkish Angora)

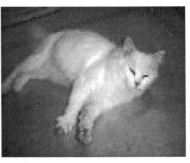

- 원산지: 터키
- 기원: 1400년대
- 체중: 2.5 ~ 5 kg
- 털종류: 장모
- 체형: 가늘고 길다
- 털색: 다양
- 눈색: 다양
- 특징: 순수한 자연 품종으로서 본래 타타르인이 기르던 마눌 (Manul)에서 기원한 것으로 보인다. 그들이 터키로 건너 와서 오늘날은 터키의 보배로 여겨지고 있다. 고양이 중에서는 가장 영리한 품종이다. 자신의 주인을 일편단심으로 섬기며, 길고, 우아하며, 가는 뼈대와 뾰족한 얼굴을 지녔다. 이 품종은 일반적으로 단일색, 태비, 스모크, 파티 칼라로 나타난다. 흰색이 아직은 가장 인기 있는 색깔이다.

11) 터키쉬 밴 (Turkish Van)

- 원산지: 터키 (중앙 아시아)
- 기원: 고대 터키 → 1950년대 개발, 1988년 등록
- 털종류: 장모
- 체형: 길고 튼튼한 체형
- 털색: 하얀 몸에 머리와 꼬리에 색이 있다.
- 눈색: 호박색, 청색
- 특징: 이란, 이라크, 남서소비에트 연합과 극동 터키를 포괄하는 중앙/남서 아시아 에서 개발된 희귀하고 오래된 품종이다. "van"은 수많은 도회지,

마을, 호 수- 밴 호수 -를 포괄한 지역을 지칭하는 말이므로, 그 지역을 원산지로 하는 독특한 무늬의 고양이를 밴이라고 부른다. 얼룩 유전자를 지닌 원조 품종의 무늬는 흰색의 롱헤어에 가까운 고양이가 머리와 꼬리에만 색깔이 있는 무늬를 가진 형태이다. 터키쉬 밴은 크고, 활동적이고, 영리하다. 털은 매우 독특한 캐시미르 같은 질감을 지녔으며 방수성이 있어서 질감이 그렇게 독특하다. 여기에서 알 수 있는 흥미로운 사실은 물을 매우 좋아하여 원산지에서는 "수영하는 고양이"라고 부른다고 한다.

2. 단모종

1) 샴 (Siamese)

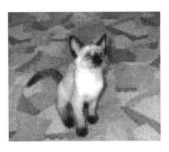

- 원산지: 태국
- 기원: 14세기→ 1700년대 개발
- 체중: 2.5~ 5.5 kg
- 털종류: 단모
- 체형: 매우 가늘고 길다.
- 털색: 포인트
- 눈색: 사파이어 블루
- 특징: 근육질이고, 파이프 모양의 몸체를 긴 다리가 받치고 있으며, 기다란 목과 꼬리가 우아하다. 짧고, 빽빽하고, 비단결 같은 털이 긴 몸매를 강조해준다. 기다란 머리는 아주 똑바른 옆모습과 미끈한 쐐기꼴이다. 커다란 귀는 쐐기꼴을 완성해 주며, 진한 청색의 아몬드 모양의 눈은 기울어서 자리 잡고 있다. 이 고대의 품종은 족보가 있는 고양이 중에서 가장 오래된 고양이이다.

2) 아비시니안 (Abyssinian)

- 원산지: 에티오피아→영국
- 기원: 고대 이집트 집고양이.1800년 대 말 영국
- 체중: 4~ 7.5 kg
- 털종류: 단모
- 체형: 가는 체형.
- 털색: 적갈색, 청색, 붉은 색, 황갈색
- 눈색: 황금색, 초록색
- 특징: 매우 사람에게 맞도록 길들여진 고양이이다. 무릎 위의 고양이가 아니라 사람과 어울리기 좋아하고, 사람이 뭘 하는지 알고 싶어 하고, 도와주기를 원하는 고양이이다. 아비스보다 더 사람에게 충직한 품종은 아마 없을 것이다. 만일 아비스를 동반자로 기르게 된다면 결코 후회하지 않을 것이다. 아비스는 사람들이 원하는 바를 행할 수 있는 수준으로 훈련이 잘 된다.

3) 아메리칸 숏헤어 (American shorthair)

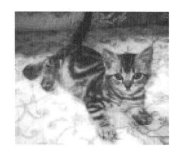

- 원산지: 미국
- 기원: 1600년대
- 체중: 3~ 7 kg
- 털종류: 단모
- 체형: 중형으로 약간 통통
- 털색: 다양

- 눈색: 다양
- 특징: 아메리칸 숏헤어는 미국 고유의 품종이며, 조상은 유럽으로부터 건너온 개척자들과 함께 북미에 도입된 고양이들이다."메이플라우어"호와 함께 몇 마리의 고양이들이 도착했음을 시사하는 기록들이 있다. 긴 수명, 튼튼한 건강, 어린이 및 개와 잘 어울리는 것, 잘 생기고 태도가 정숙한 것으로 유명하다.

4) 아메리칸 와이어헤어 (American wirehair)

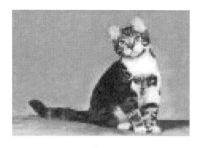

- 원산지: 미국
- 기원: 1966년 (1967년 등록)
- 체중: 3.5~ 5 kg
- 털종류: 단모
- 체형: 중형으로 약간 통통
- 털색: 다양
- 눈색: 다양
- 특징: 1966년 뉴욕 주, 업스테이트의 한 고양이 농장에서 태어난 새끼고양 이들 중에서 자연발생적으로 일어난 돌연변이로 시작되었다. 아메리칸 와이어헤어와 다른 품종을 구별하는 특징은 털이다. 태어날 때의 털 전체가 와이어인 것이 이상적이다.

5) 봄베이 (Bombay)

- 원산지: 미국
- 기원: 1953년
- 체중: 3.5~5 kg
- 털종류: 단모
- 체형: 중형으로 약간 통통
- 털색: 검정색

- 눈색: 황금색, 구리 빛
- 특징: 큰 눈과 검정색 짧은 털을 가지고 민첩하고 적응성이 강하다. 버만과 검정색 아메리칸 숏헤어의 혼성 교배종이다.

6) 브리티시 숏헤어 (British shorthair)

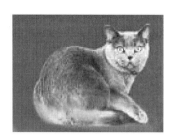

- 원산지: 영국
- 기원: 1901년
- 털종류: 단모
- 체형: 튼튼한 체형
- 털색: 다양
- 눈색: 청동색
- 특징: 브리티쉬 쇼트헤어는 아마도 영국에서 가장 오래된 고양이 품종으로서 조상을 추적하면 로마의 집 고양이로 거슬러 올라간다. 이 품종은 육체적으로 강하고, 사냥 능력 때문에 처음에 인정받았으나, 곧 이어 정숙한 태도와 지구력과 사람에 대한 충직성 때문에 인정받고 가치를 평가 받게 되었다.

7) 코니시 렉스 (Cornish Rex)

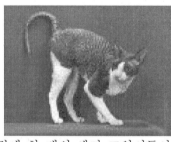

- 원산지: 영국
- 기원: 1950년대
- 털종류: 단모
- 체형: 가늘고 몸길이가 매우 길다.
- 털색: 다양
- 눈색: 다양
- 특징: 영국의 Cornwall이 원산지이다. 1950년경에 한 배의 새끼 고양이들이 한 헛간에서 처음으로 모습을 나타냈다. 외모를 보면, 곡선이 유려하면서도 튼튼하게 생긴 고양이다. 털은 매우 짧고, 몸체에 바싹 드러 누워있고, 만져 보면 믿을 수 없을 정도로 부드럽고, 비교하자면 공단이나 카라쿨 양, 토끼털이나 비단과 같다. 이 품종은 털 뿐만 아니라 머리와 몸체 형태도 독특하다. 커다란 귀가, 달걀 모양 같은 머리에 높이 자리잡고 있으며, 광대뼈가 불거져 있고, 볼은 움푹하며, 로마인 코(매부리 코)의 콧대는 높고, 턱은 강하다. 몸체를 보면, 등이 아치형이고, 가슴이 통 모양이고, 허리는 작고 매우 길며, 다리는 길기 때문에 휘페트 견종에 비교된다. 우아한 외모에도 불구하고 지극히 단단한 몸과 근육을 지녔으며, 잘 발달된 엉덩이와 긴 다리로 빠르게 달릴 수 있고 순간적으로 멈출 수 있으며, 잽싸게 회전하고, 높이 도 약할 수 있다.

8) 샤트룩스 (Chartreux)

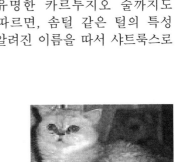

- 원산지: 프랑스
- 기원: 1700년대
- 털종류: 단모
- 체형: 중간 체형으로 늠름
- 털색: 청회색

- 눈색: 오렌지색
- 특징: 전설에 따르면, 샤트룩스는 프랑스의 카르투지안 (Carthusian)이라는 이름의수도승과 살았으며 아마도 그 유명한 카르투지오 술까지도 나누어 마셨다고 한다. 최근의 연구에 따르면, 솜털 같은 털의 특성 때문에 18세기 초에 스페인의 솜으로 잘 알려진 이름을 따서 샤트룩스로 지어졌다고 한다.

9) 엑조틱 (Exotic)

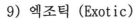

- 원산지: 미국, 기원: 1960년대
- 체중: 3~ 3.6 kg
- 털종류: 단모
- 체형: 통통하고 짧은 체형.
- 털색: 다양

- 눈색: 다양
- 특징: 엑조틱의 털은 품종의 특징이며, 부드럽고, 둥그스름한 장난감 곰처럼 보이게 한다. 그들의 멋진 털은 페르시안 보다 빗질을 훨씬 덜 해주어도 되며, 얽히거나 매듭을 만들지 않는다. 이 특별한 품종은 털 관리가 쉽기 때문에 부지런 하지 못한 사람들에게는 때로는 엑조틱이 페르시안 대신에 사랑을 받는 대상이 된다.

10) 하바나브라운 (Havana Brown)

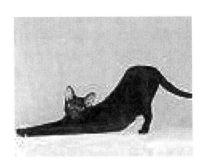

- 원산지: 동남 아시아 Siam
- 기원: 1956년 (1964년 공인)
- 체중: 2.7~ 4.5 kg
- 털종류: 단모
- 체형: 통통하고 짧은 체형.
- 털색: 갈색
- 눈색: 녹색, 크고 타원형

10) 코렛 (Korat)

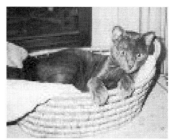

다른 고양이들과 잘 지내면서도 우선권을 가지려고 하며, 다른 고양이들이 주인 곁에 있는 것을 그냥 보고 있지 않는다. 그들의 고향인 태국에서 수세기 동안 잘 보살펴져 왔다.

털은 몸을 뻗거나 웅크릴 때에 흘러 떨어지지 않으므로 고양이 털 알레르기가 있는 많은 사람들은 가까이 해도 괜찮다. 털뿌리는 연하게 푸르스름한 색깔이며, 끝의 전까지 점점 진해지다가 끝은 은색이 된다. 이 은색은 몸 전체에 걸쳐서 할로우 (후광 효과) 혹은 오로라 효과를 내야하며, 빽빽하게 드러누운 털이 마치 은빛 달라 지폐처럼 빛난다.

11) 망스 (Manx)

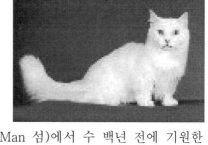

- 원산지: 영국
- 기원: 1800년대
- 체중: 3.5~ 5.5 kg
- 털종류: 단모와 장모
- 체형: 등이 짧고 체형이 둥글다.
- 털색: 다양
- 눈색: 청동색
- 특징: 망스는 영국 해안의 맨 아일랜드 (Man 섬)에서 수 백년 전에 기원한 것으로 생각된다. 많은 무역선들이 섬에 정박하여 고양이를 실어 갔기 때문에 조상 고양이가 정확히 누구라고 말할 수는 없다. 분명한 것은 롱헤어와 쇼트헤어 모두 돌연변이의 원조라는 점이다. 새끼 고양이들은 완전한 꼬리, 짧은 꼬리 ("엉덩이 융기"로 알려진)융기를 지녔거나 꼬리가 아예 없을 수 있다. 한 배 새끼라 할지라도 꼬리 길이가 이렇게 다양하게 나타난다. CFA 챔피언쉽 카테고리에는 오직 엉덩이 융기 고양이만이 참가할 수 있다. 망스의 털에는 쇼트헤어와 롱헤어 (이전의 Cymric) 두 종류가 있다. 쇼트헤어는 이중모를 지녔으며, 바깥 보호털이 약간 단단하고, 윤기가 나는 외양이다. 롱헤어의 털의 질감은 비단결 같다. 털은 중간급 길이이고, 둔부, 배, 갈기 털은 몸체의 털보다 더 길다. 비단결 질감은 부드럽고, 몸체에 매끄럽게 흘러 떨어지면서 빈자리 없이 다 나있고, 이중모인 까닭에 호화롭다. 일반적으로 매우 장난을 좋아한다. 상상을 초월하여 높이 뛸 수가 있고, 방 안의 가장 높은 곳에 앉아있는 것을 수시로 볼 수 있다.

13) 오리엔탈 (Oriental)

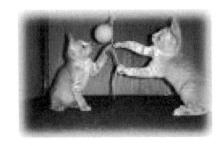

- 원산지: 영국
- 기원: 샴고양이→1960년대 개량
- 털종류: 단모와 장모
- 체형: 체형이 가늘고 매우 길다.
- 털색: 다양

- 눈색: 초록색
- 특징: 긴 얼굴이 날카로운 V 자형을 만들고 큰 귀와 길게 뻗은 코를 가졌다. 아몬드형으로 길게 찢어진 눈은 아름다운 짙은 초록색이다. 애교부리기를 좋아하고 표정이 풍부하다.

14) 러시안 블루 (Russian Blue)

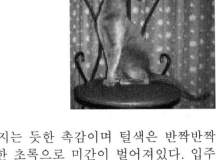

- 원산지: 북유럽
- 기원: 1800년대
- 체중: 3 ~ 5.5 kg
- 털종류: 단모
- 체형: 약간 가는 체형.
- 털색: 청회색

- 눈색: 초록색
- 특징: 피모는 이중이고 고급 융단을 만지는 듯한 촉감이며 털색은 반짝반짝 빛나는 라이트 블루이다. 둥근 눈은 진한 초록으로 미간이 벌어져있다. 입주 위의 독특한 미소는 러시아의 스마일로 불린다. 다리는 길고 몸통은 가늘고 길며 몸놀림이 부드럽고 아름답다.

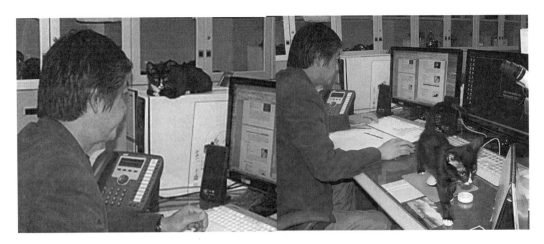

저자 집무실의 고양이

6) 고양이의 습성

① 감정 표현은 몸짓으로 한다.

㉠ 어리광- 꼬리를 꼿꼿이 세우고 머리를 사람에게 비빈다.

㉡ 위협- 몸을 크게 보이려고 한다.(등을 둥글게 굽히고 꼬리를 부풀림. 털을 세움)

㉢ 공포- 실제보다 작게 보이려고 함

㉣ 불안 - 몸을 핥는다.

㉤ 제 6감으로 사람의 마음을 읽는다.

㉥ 좋아한다고 무리하게 안으려고 하면 공격으로 알고 달아남

② 고양이의 습성

㉠ 야행성 동물 - 낮에는 자고 밤 11시경 가장 활발함

㉡ 단독으로 생활하는 동물

㉢ 어릴 때는 여러 마리를 함께 기르는 것이 좋다.

㉣ 적응력이 뛰어나 각기 자기의 생활 스타일을 만들어 갈 수 있다.

㉤ 한 밤중에 한자리에 모이는 습성이 있다.(밖에 나가는 경우)

③ 세력권을 가진다.

㉠ Home Area - 다른 고양이의 출입을 허락하지 않는 영역

㉡ Hunting Area - 가까운 곳으로 다른 고양이와 공유하는 공간(반경 100~500m)

㉢ 냄새 묻히기 - 자기의 세력권에 자신의 냄새를 묻혀 둔다.

㉣ 여러 마리를 같이 키우는 경우 고양이들 사이에 우열의 순위가 결정됨

④ 발톱 갈기를 한다.

㉠ 고양이의 발톱 갈기는 본능입니다.

㉡ 행동개시를 할 때 발톱 갈기를 함

㉢ 일정한 곳에서 발톱 갈기를 할 수 있도록 도와줌

㉣ 발톱 갈기를 시작하려고 할 때 발톱 갈기 도구가 있는 곳에 데려다 줌

⑤ 정해진 곳에 배변하는 습성을 가짐

㉠ 정해진 곳에 배설하는 습성을 가지고 있음

㉡ 맨 처음이 중요함 – 맨 처음 화장실에서 배설하도록 도와주면 거의 성공

⑥ 자기 구역엔 자기 냄새를 표시

동물은 본능적으로 충분한 먹이가 확보되고 안전하게 숨을 수 있는 곳(자신의 세력권)을 만든다. 사람이 기르는 고양이는 자신이 살고 있는 집을 자신의 구역으로 여기며, 가구 등에 몸을 문질러 자신의 냄새를 묻혀둔다. 자신의 냄새가 나는 장소에 대해서는 안심할 수 있기 때문이다.

이처럼 고양이는 얼굴의 관자놀이와 그 아래 취선을 통해 자기 구역에 자신의 냄새를 묻히는데 어른이 된 숫고양이는 서서 뒤로 소변을 보는 '스프레이'라 불리는 행동을 통해 자신의 냄새를 남긴다.

동물들은 자기 영역에 자기의 냄새가 나지 않으면 불안해하고 스트레스를 받는다.

⑦ 야밤엔 외출

고양이는 야행성 동물인 만큼 낮에는 자고 밤이 되면 활기를 띠는 습성을 가지고 있다. 실내에서 키우는 고양이는 비교적 사람의 생활 패턴과 비슷하게 움직이지만 밤 11~12시쯤 가장 활발한 모습을 나타낸다.

풀어놓고 키우는 고양이의 경우에는 한밤중에 2~3번을 외출을 하여 '밤의 집회'에 다녀오기도 한다. 이것은 밤이 깊어지면 빈 공터에 그 지역에 사는 고양이들이 한곳에 모이는 것으로 10마리 이상의 고양이가 조금씩 떨어진 위치에 앉아 있기만 할 뿐 모여서 무엇을 하고 무엇 때문에 모이는지 등은 알려진 바가 없다.

⑧ 타고난 사냥꾼

고양이는 움직이는 공이나 장난감 등을 가지고 장난치는 것을 좋아한다. 또한 낮은 자세로 몰래 숨어 있다가 갑자기 달려들곤 하는데 이 모든 행동들은 야생동물로서의 사냥꾼 기질에서 비롯된 것이다.

⑨ 더 좋은 환경으로 가출.

고양이는 그 어느 동물보다 자신을 깨끗하게 가꾸는 깔끔한 동물로 생활환경에 민감한 편이다.

자신의 생활공간이 쾌적한지 아닌지, 살만한 곳인지, 그렇지 않은지를 판단한다.

고양이가 쾌적하다고 느끼는 생활조건은 주인이 애정을 쏟아주고 먹이가 충분하며 안전이 확보되어 있을 때를 말하는 것으로 자신의 환경이 쾌적하지 못하다 여겨지면 더 좋은 환경을 위해 집을 떠나는 일도 있다.

⑩ 우열을 위해 싸움

고양이들이 처음 만나면 싸움을 하곤 하는데, 이는 자신의 구역을 위해 그리고 우열을 가르기 위한 것이다. 두 마리의 간의 다툼에서 한 번 승패가 결정되면 그 이후에는 싸움이 일어나지 않는다. 약한 쪽을 발견하면 길을 양보하거나 달아나는 등 말 그대로 약한 모습을 보인다.

여러 마리의 고양이가 함께 살 경우에는 우열의 순위를 위해 싸우고 난 후에는 그 순위에 도전하지 않는 한 더 이상의 싸움은 없다. 힘이 비슷한 고양이끼리는 서로를 무시하는 태도를 보이기도 한다.

7) 고양이 사육 및 관리

(1) 고양이의 체온 측정법

항문에 체온계를 살며시 2cm 정도 넣어 잰다. 고양이의 평상시 온도는 38~39도로 잠깨자마자는 38도 이하일 경우도 있다. 또 일반 적으로 여름에 높고 겨울에 낮으며, 1일 중에도 아침이 낮고 저녁은 높은 경향이 있다. 안정시의 맥박은 1분에 100~150회, 호흡수는 20~30회이다. 맥은 뒷다리와 몸이 연결되는 부분 안쪽에 있는 동맥에 오른손의 인지를 대어 잰다.

(2) 고양이의 먹이

㉠ 사람이 먹는 것은 절대로 주지 않는다.
㉡ 가족의 식사 때 고양이에게 사람이 먹는 것을 주게 되면 식사 때마다 달라고 조르게 되고 더욱 곤란한 것은 음식에 조미료나 염분이 들어있어 질병의 원인이 됨
㉢ 한 번에 많이 주지 않는다.
㉣ 아기 고양이는 하루에 3~4회, 어른 고양이는 하루 2회가 기준
㉤ 간식을 너무 많이 주는 것은 금물
㉥ 먹기 전에 반드시 냄새로 확인하는 습관
㉦ 드라이 푸드가 최고
㉧ 신선한 쇠고기는 날 것으로 주어도 됨
㉨ 돼지고기는 반드시 익혀서 줄 것

ⓩ 언제나 깨끗한 물을 준비해 준다.(물 대신 우유를 주어도 좋음)
ⓚ 실내에서 키우는 경우 고양이 풀(개다래)을 준비하여 때때로 줄 것
　 개다래의 생잎이나 줄기 열매 등을 주면 좋아하나, 이것을 먹으면 술에 취한 것 같은
　 일종의 황홀상태가 되는데, 이것은 개다래나무 성분이 대뇌나 연수(延髓)를 자극
　 하여 마비시키기 때문이다. 이와 같은 현상은 고양이과 동물 전반의 공통된 특징
　 이다.
ⓣ 적합한 음식물
　 ① 닭의 가슴살
　 ② 육류
　 ③ 계란 노른자
　 ④ 생선
　 ⑤ 밥
　 ⑥ 야채
　 ⑦ 고기는 전체의 1/3 정도 급여

(3) 고양이 사료

고양이 전용 사료에는 타우린이 포함되어있어 별도의 타우린 공급을 하지 않아도 되는
등의 영양 공급이 용이하다는 장점이 있기 때문에 전용 사료를 공급하는 것이 좋다.
퓨리나, 유카누바, 사이언스다이어트 등의 사료회사 등에서 전용 사료가 시판되고 있다.
일반적으로 자묘용(7개월령 미만)과 성묘용(8개월령 이상)으로 구분하여 연령에 맞는
영양 공급이 될 수 있도록 나오고 있으며, hair ball을 예방할 수 있는 성분이 첨가된
사료도 나오고 있다.

(4) 고양이에게 먹여서는 안 되는 식품

ⓐ 파류 - 빈혈이나 중독, 패혈증의 원인이 됨. 양파, 파류를 사용한 요리도 주의.
ⓑ 전복 등의 조개류
ⓒ 닭뼈 - 세세하게 부서지기 때문에, 목에 찔리는 위험이 있다.
ⓓ 전갱이, 정어리 등, 등푸른 생선 - 불포화 지방산이 많기 때문에, 비타민 E를 함께
　 주어야함
ⓔ 도그 푸드 - 고양이에 필요한 영양소가 빠져 있다.
ⓕ 염분의 진한 것 - 신장병이나 고혈압의 원인이 됨
ⓖ 유제품 - 고양이에 따라서는 유당을 능숙하게 소화할 수 없기 때문에 너무 주면
　 설사 할 수가 있다.

(5) 중독성을 일으키는 식물

① 아이리스   ② 나팔꽃   ③ 아질리아

④ 수국   ⑤ 살구, 사과   ⑥ 월계수 극락조꽃

⑦ 쟈스민   ⑧ 서향   ⑨ 수선화속 구근

⑩ 은방울 꽃   ⑪ 흰독말풀   ⑫ 철쭉

⑬ 히야신스 구근   ⑭ 베라존나   ⑮ 꽈리의 열매

(6) 고양이의 예방접종

연 령	백 신 종 류
6~8주령	1차: 백혈구감소증(FPV), 바이러스성 호흡기질환(FVR, FCV)
12주령	2차: 백혈구감소증(FPV), 바이러스성 호흡기질환(FVR, FCV) 1차: 백혈병 (FeLV)
16주령	1차: 전염성복막염 (FIP), 광견병 (rabies) 2차: 백혈병 (FeLV) 3차: 백혈구감소증(FPV), 바이러스성 호흡기질환(FVR, FCV)
매년	백혈구감소증(FPV), 바이러스성 호흡기질환(FVR, FCV), 백혈병, 광견병

(7) 건강한 고양이

눈을 크게 뜨고 상쾌한 느낌을 준다. 식욕이 좋아야 하며 살이 통통하게 찌고 털에 윤기가 나 있다. 몸은 부드럽고 탄력이 있으며, 변을 정상이며 설사한 흔적이 없어야 한다. 호기심이 강하고 활발한 개체를 고르면 된다.

구입 후 새끼 고양이가 충분한 휴식을 취할 수 있도록 귀찮게 해서는 안 된다. 충분히 수면 후 장난감을 주어 스스로 놀 수 있게 해준다. 아기 고양이가 2~5개월 되었을 무렵은 가장 귀여운 때여서 더 이상 크지 말았으면 하는 생각이 드는 시기이다. 고양이에게는 이 시기는 아주 중요한 시기로, 살아가기 위한 여러 가지 훈련들을 해야 할 시기이다.

(8) 먹이와 돌보기

아기 고양이의 식사 횟수는 하루 3~4회가 적당하며 고양이 전용 사료를 먹이면 된다. 사료는 반드시 고양이 사료여야 하며, 어린 고양이에게 성장용 사료를, 다 자란 고양이에게는 어른 고양이 사료를 먹여야 한다. 어린 고양이에게 어른 고양이 사료를 먹이면 성장률이 크게 저하되고, 어른 고양이에게 성장용 사료를 주면 지나친 비만이 되기 쉬우므로 잘 알아서 정확히 먹이를 주어야 한다.

고양이가 자라면 하루 두 끼로 충분하다. 식구들의 생활 리듬에 알맞은 시간을 정해서 물과 식사를 정해진 장소에서 주도록 한다. 가족이 식사를 하는데 가까이 오더라도 주지 말고 , 또 식탁에 올라가려고 하면 확실하게 안 된다는 의사 표시를 하여야 한다. 이렇게 몇 번을 되풀이하면 알아차리고 자기의 식사 장소에서 기다리게 된다.

(9) 훈련시키기

나쁜 습관을 하지 않도록 훈련 하고자 할 때는 먹이를 주거나 애정을 베푸는 것과 같은 보상책은 별로 쓸모가 없다. 또한 고통을 주는 것은 고양이의 나쁜 행동을 고정하는데 결코 최선의 방법이 될 수 없다.

▶ 딸랑이

고양이가 무서워하는 것은 바로 딸랑이와 물뿌리개이다. 딸랑거리는 소리를 고양이는 무서워한다. 그리고 물을 뿌려주는 것을 싫어한다.

▶ 물뿌리개

고양이가 카펫이나 커튼을 발톱으로 찝쩍거리면 물뿌리개나 물총으로 고양이한테 물을 뿜어주면 된다.

▶ 알루미늄 호일

고양이가 변기 바깥에 자꾸 일을 보면 그 자리에 알루미늄 호일을 깔아둔다. 고양이는 알루미늄 호일이 발에 닿는 감촉을 싫어한다. 그렇기 때문에 변기를 사용하는 것이 낫다는 것을 알게 된다.

▶ 나프탈렌

고양이가 집안 화초 뿌리를 파지 못하도록 하려면 흙 위에 나프탈렌을 놓아두면 된다. 그 냄새를 고양이는 아주 싫어한다.

(10) 스 킨 쉽

고양이는 턱 밑을 긁어 주는 것을 매우 좋아한다. 어미 고양이가 새끼들한테 하듯이 사람의 손을 핥으며 안정을 느낀다. 반면에 고양이 턱 밑을 쓰다듬어 주다 보면 기분이 좋아진다. 어린이들한테도 고양이 때문에 가정에서 오가는 애정에 좋은 영향을 미친다. 어렸을 때 쓰다듬어 주는 버릇을 하지 않았던 고양이는 조금만 만지려 들어도 심하게 반항한다. 새끼 고양이의 몸 뒷부분을 한 손의 손바닥으로 받쳐주면서 다른 손으로는 앞발과 머리를 흔들어 준다. 결코 어미가 하듯이 목덜미를 잡고 들어서는 안 된다. 그러다가 약한 몸이 다칠 수도 있기 때문이다. 물론 새끼는 자주 만져 주어야 나중에 커서도 쓰다듬는 것을 좋아하게 된다. 머리를 비벼댄다. 고양이는 머리를 사람의 손에 대고 문지름으로써 자신의 체취를 남긴다. 귀 뒤쪽은 혀로 핥을 수 없기 때문에 이곳을 만져 주면 좋아한다.

a. 가슴과 귀, 목, 등, 복부를 매일 쓰다듬어 준다.

b. 만지면 고양이가 좋은 하는 부위들

아기고양이 때부터 자주 안아준다든지 쓰다듬어 주는 것이야말로 고양이를 사람과 친숙하게 길들이는 가장 기본이 된다. 쓰다듬어 주는 것을 싫어하는 고양이는 질병이나 상처가 생겼을 때에 발견 및 치료가 힘들며 충분히 보살펴 줄 수도 없다. 그러므로 매일 습관적으로 쓰다듬어 주고 안아주어 사람과의 접촉을 좋아하게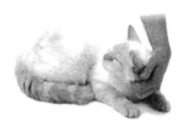
만들어야 한다. 혹 아기 고양이일 때는 만져주는 것을 좋아했는데 어른이 되어 이를 싫어하는 고양이도 있을 수 있다. 그럴 때에는 무리하게 쓰다듬으려 하지 말고 같이 놀이를 한다든지, 사람의 몸 위에 올려놓는다든지, 무릎에 앞발을 걸치게 한다든지 등의 방법을 통해 자연스런 친숙함을 만들어 가는 것이 좋다.

(11) 행 동

생후 1개월이 지나면 아기 고양이는 스스로 화장실을 찾아 배설을 하게 된다. 이 무렵은 아직 먼 곳까지는 가지 못하므로 잠자리 근처에 화장실을 만들어 준다. 아무데나 배설하지는 않으므로 장소를 정해 깨끗하게 해 놓으면 배변습관을 들일 수 있다.

집으로 처음 데리고 온 날은 이전에 사용하던 모래를 새로운 화장실에 넣어둔다. 그러면 그곳이 화장실이라 고 생각한다. 일정한 장소에서 대소변을 잘 보게 되면 아끼지 말고 칭찬을 해준다. 또 고양이 변기에 화장실 모래를 깔아주면 대소변 가리는 데는 별 어려움이 없다.

고양이는 발톱이 날카로우므로 정기적으로 개나 고양이 전용 발톱 깎기로 혈관 분포를 살펴가며 혈관이 손상되지 않도록 깎아 주어야 한다.

실내에서 생활하는 애완용 고양이에게 날카로운 발톱이 필요 없으므로 아예 수의사에게 의뢰하여 발톱 제거 수술을 해주면 발톱으로 인한 문제가 더 이상 생기지 않아 좋다. 2개월이 지나면 뇌의 기능은 완성되고 움직임의 종류나 양이 불어나게 된다. 그리고 6개월이 지나 면 유모기가 끝나고 어린 고양이는 발도 튼튼해지고 호기심을 갖게 된다.

여러 가지 장난감을 가지고 놀기 시작하고 개구쟁이처럼 활동한다. 아기 고양이에게도 집안에서 지켜야 할 매너가 필요하다. 집안 식구들과의 존재를 가르치고 바깥 사회의 올바른 지식을 가르쳐야 잘 적응해 갈 수 있다.

(12) 목 욕

고양이들은 대부분 물을 두려워하므로 목욕을 싫어한다. 이 때문에 생후 4개월 무렵부터 목욕하는 것을 서서히 길들여야 한다. 목욕은 단모종의 고양이들에게는 별 필요가 없으나 장모종의 고양이들은 털이 쉬 더러워지므로 적어도 1개월에 2번 정도는 목욕을 시켜 주어야 한다. 먼저 빗질을 해서 빠진 털을 제거한 다음 귀에 물이 들어가지 않도록 주의하면서 모근 까지 물이 스며들도록 천천히 감겨 준다. 그 다음 스폰지에 샴푸를 묻혀 거품이 많이 나게 문지른 다음 골고 루 헹구고 다시 린스를 한 후 미지근한 물로 헹궈 준다. 마지막으로 드라이어로 털을 말린 다음 빗질을 해준다.

(13) 발 톱 깍 기

실내에서 키우는 고양이의 경우, 발톱이 너무 자라면 부러진다든지 갈라질 수 있다. 그래서 건강한 발을 간직하려면 발톱을 잘라 주어야 한다. 보통 앞발의 발톱은 약 2주일, 뒷발의 발톱은 3~4주일 간격으로 잘라주도록 한다. 동물전용 발톱 깎기를 사용하여 발의 앞부분을 위에서 아래로 살며시 누르면 발톱이 나온다.

발톱 안에는 혈관이 있으므로 발톱 깎기는 혈관 바로 앞에까지만 하며 잘라준다. 발톱을 자르다가 출혈이 나올 경우 당황하지 말고 압박지혈을 실시한다. 즉, 깨끗한 솜을 대고 출혈점을 누르면 가벼운 출혈은 곧 지혈이 된다. 그러나 계속 출혈이 나온다면 즉시 동물병원으로 데려 가야한다.

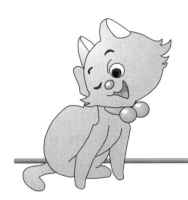

Chapter V
특수동물사육관리

1. 햄스터(Hamster)

1) 햄스터의 유래와 역사

1839년, 중동, 시리아에서 영국의 동물학자, 조지 워터하우스에 의해 햄스터가 최초로 발견되었다. 그는 햄스터 암컷을 발견하고 잡아와서 햄스터에 대한 문헌을 남기고, 골든 햄스터 (*cricetus anratus*)라 이름 지었다. 이 햄스터는 현재, 박제로 영국 박물관에 전시되어 있다. 그 후, 1930년, 이스라엘의 동물학자, 알레포니 교수가 시리아의 한 사막에서 암컷 햄스터와 새끼 햄스터들을 발견했다.

그는 햄스터를 실험동물로 연구하기 위해 이들을 포획, 자신의 연구실로 데리고 갔다. 연구실로 오는 도중, 새끼 일부가 죽고, 탈출을 하기도 했지만 예루살렘 헤브르 대학으로 옮겨져 잘 사육되어, 연구실 안에서 성공적으로 새끼를 출산하게 되었다. 여기서 태어난 햄스터는 전에 조지 워터하우스가 발견한 햄스터보다 몸집이 커서 앞에 Meso 라는 접두사를 붙여 *Mesocricetus auratus*라고 이름 지었다.

*Critcetus auratus*와 *Mesocricetur auratus*는 같은 골든 햄스터를 가리키는 말이다. 이로써 골는 햄스터 (또는 시리안 햄스터)가 처음으로 사람의 손에서 자라게 되었다. 그 뒤, 두 쌍의 골든 햄스터가 실험동물로 영국의 유명한 연구소에 보내어 졌고, 다른 햄스터들도 프랑스와 미국에 보내어졌다. 유럽과 미국에 보내어진 햄스터와 그 새끼들은 모두 1930년 Syria에서 수집된 햄스터의 자손들이다.

러시안과 중국 햄스터는 1970년, 로보로브스키는 1990년부터 애완 동물로 사육되기 시작했다.

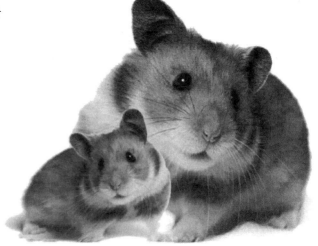

2) 햄스터의 종류

(1) 시리안햄스터 (골든햄스터)

시리아 사막에서 발견되어서 그렇게 부르게 되었다.
'골든' 이라는 이름은 사막의 모래와 같은 누런 황금
빛 때문에 붙여진 이름이다.
시리안 햄스터는 누런색만 있는 것은 아니다.
다양한 빛깔과 여러 가지의 털 모양이 있다.
'테디베어'는 털이 긴 장모종의 햄스터이다.
긴 털을 텁수룩하게 가진 이 햄스터는 두 발로 서면
마치 곰처럼 보인다. '팬시' 라는 이름은 대개 무늬가 없고 누런빛 단색으로 된 햄스터를
팬시라고 부른다.

'스탠더드' 는 표준이라는 뜻으로 골든 햄스터가 제일 흔하고 먼저 발견되었기 때문에
'보통 햄스터' 라는 의미로 쓰인다. 여러 가지 종류가 있으며 길이는 15cm~20cm 정도
이고 몸무게는 100g~160g 정도이다

(2) 드워프 윈터 화이트 러시안 햄스터

'윈터 화이트' 라는 이름은 이 햄스터가 겨울에는 털빛이 점 차 엷어져서 하얗게 변하기
때문에 붙여진 이름이고, 시베리안' 이라는 이름은 주요
서식지인 시베리아의 지명을 따서 붙인 이름이다.

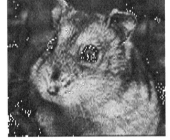

동부 카자흐스탄, 남서 시베리아의 풀이 우거진 초원지
대에서 서식하며, 1978년 영국에 소개되었다.

몸길이는 8-11cm이고 대체로 성격이 순하고 건강해서,
최근에 많이 길러지고 있는 정글리안', '펄', '블루사파이어'
등이 여기에 속한다.

(3) 켐벨 러시안 햄스터

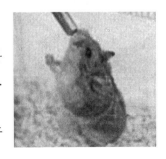

중앙아시아 와 북부 러시아, 몽고, 중국 북부의 사막이나
모래에서 살고, 1970년대에 영국에서 애완용으로 소개되었다.
몸길이는 약 10-12cm, 몸무게는 20~50그램
정도이다. 여러 가지 종류가 있고 일반 켐벨 러시안, 알비노

등이 여기에 속한다.

가장 많이 알려지고 흔한 종이다. 동네 수족관이나 조류상가 등에서 쉽게 볼 수 있다.

(4) 중국 햄스터

중국 북부, 몽고 지방에서 서식하고 꼬리가 좀 길어서 얼핏 보면 쥐로 착각할 만큼 쥐를 닮은 햄스터이다.

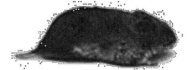

몸길이는 7cm~8cm이고 주둥이가 좀 튀어 나와 있다.

국내엔 잘 알려져 있지 않다.

1970년부터 애완동물로 키워지게 되었다.

(5) 로보로브스키 햄스터

카자흐스탄 동쪽, 몽고의 서부 와 남부, 그리고 중국의 흑룡강에서 위구르에 이르는 지역에 서식하며 오렌지, 밝은 갈색 계통의 털을 가지며 흰색의 눈썹이 특징이다.

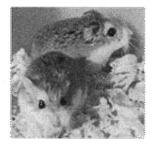

눈썹이 하얀 것이 사슴의 눈매를 닮아서 외국에서는 '사슴 햄스터' 라고도 한다.

길이는 4cm~6cm으로 가장 작은 종류이다.

냄새가 적게 나고 새끼도 약간 덜 낳는다는 이유로 최근에 많이 길러지고 있다. 하지만, 행동이 아주 빠르고 겁이 많아서 잘 길들여지지가 않다.

2. 햄스터를 고르는 방법

건강한 햄스터를 고르는 방법.
① 눈물, 눈꼽 등이 끼여 있지 않아야 한다.
② 귀가 곧고 바로 서있어야 한다.
③ 털이 윤기가 나며 고르게 나있어야 한다.
④ 몸에 상처나 엉덩이에 설사한 흔적은 없는지 본다.
⑤ 손으로 잡으면 활기차게 바둥거리며 빠져 나오려 하는 것이 건강하다

3. 햄스터 기르기

(1) 먹이

① 기본 먹이
햄스터 전용 사료를 급여하는 것이 영양 균형 면에서 가장 좋으며, 곡류, 신선한 야채, 과일 등을 보조로 주며 너무 차거나 뜨거운 것은 주면 안 된다.

② 씨앗 종류
해바라기씨는 햄스터가 아주 좋아하는 먹이 중 하나이다. 해바라기 씨는 너무 자주 주면 햄스터가 해바라기만 골라먹는 사태가 발생하고 나중에는 해바라기 씨의 지방성분 때문에 비만이 되고 만다. 먹이는 주로 저녁이나 밤에 주고 먹이통의 1/3 만큼 주고 없어진 양 만큼 보충해주면 된다.

③ 물
수돗물은 끓여서 식히거나 하루가 지난 후에 준다. 생수를 급여하는 것도 좋은 방법이며, 물 대신 가공하지 않은 채소, 과일이 좋은 수분공급원이 된다.
과일이나 채소는 물기를 털어낸 후 준다.

햄스터에게 주어서는 안 되는 것
① 사람이 먹는 조미료가 들어간 음식이나 기름에 튀긴 것
② 중독성 음식(커피, 홍차, 초콜릿 등) 사탕,
③ 생감자(독소가 있다고 함), 생콩 (알레르기를 유발)
④ 생강, 미나리(독소가 있음)양파, 부추, 마늘, 파, 아보카도
⑤ 너무 뜨겁거나 찬 것,
⑥ 다른 애완동물의 먹이(알레르기 반응이 있음), 토끼 믹스(항생물질이 들어있음),
⑦ 살구 매화 등은 호흡곤란 을 일으킬 수 있으므로 주의가 필요합니다.
⑧ 집에서 기르는 관엽식물도 햄스터에 있어서, 해로운 물질이 포함되어 있을 수 있다
⑨ 탄산음료

memo

2. 몸의 구조

(1) 표준적인 햄스터

● 체온: 37~39℃
● 심장 박동수: 250~500/분
● 수명: 2~4년/8년 이상 사는 경우도 있다.

① 눈 : 야행성으로 어두운 곳에서도 잘 볼 수 있지만 색은 구별하지 못한다.
② 코 : 항상 실룩거리고 있다. 후각이 발달해 적과 같은 편을 구별할 줄 알고, 먹을 것을 찾거나 암수의 발정 신호를 알아내거나 한다.
③ 입 : 좌우에 주머니가 하나씩 있어 음식을 모아놓을 수 있다.즉 음식을 운반하는 가방의 역할을 한다. 만지면 헐렁하므로 쉽게 알 수 있다.
④ 이빨 : 전부 16개. 새하얀 색은 아니고 옅은 황색끼가 있다, 건강한 이빨은 다이아몬드만큼 강하며 힘이 세다. 상하 4개의 앞이빨은 일생 동안 계속 자란다.
⑤ 앞발 : 능숙하게 먹이를 집는다. 발가락이 5개로 보이나 실제는 4개이다. 굴을 파기 좋은 날카로운 발톱을 지녔다. 햄스터는 발을 만지는 것을 아주 싫어하므로 가능하면 만지지 않는다.
⑥ 뒷발 : 앞발보다 크고 발가락이 5개이다. 발가락의 힘이 매우 강해 우리를 잡고 올라갈 때도 있다. 뒷다리 두발로만 서는 경우에는 소리에 집중할 때나 상대방을 위협할 때이다
⑦ 수염 : 코 주위의 긴 수염이 있다. 주변의 위험 신호를 감지하는 안테나 역할을 한다.
⑧ 귀 : 상황에 따라 섰다 누웠다 한다. 귀가 서 있을 때는 멀리서 나는 소리에 귀를 기울이고 있을 때이다.

(2) 햄스터 암수 구별

햄스터는 갓 태어났을 때부터 생후 3주까지는 거의 암수 구분이 어렵다. 생후 한달 정도가 지나면 조금씩 암컷인지 수컷인지가 드러나게 되는데 수컷은 뒷부분이 점점 불룩하게 부풀어 오르기 시작한다. 고환이 자라나는 것 때문에 외부에서 불룩하게 표가 나는 것이다 그리고 암컷은 배 부분에 두줄로 점점이 유두가 보이기 시작한다.

가장 확실한 구분 방법은 햄스터의 배 밑을 자세히 보면 생식기(위)와 항문(아래)이 보이는데, 생식기와 항문사이의 거리가 가까운 것은 암컷이고 먼 것은 수컷이다. 하지만 이것도 3주 이전에는 구별이 잘 되지 않는다. 3주 이전의 새끼는 종종 암수구분에 실패하곤 한다. 하지만 생후 3~4달 정도 지나면 암수가 확연하게 드러난다.

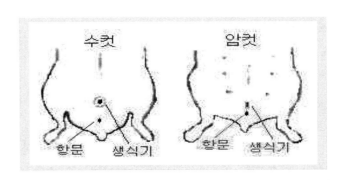

(3) 햄스터 목욕법

햄스터에게는 물 목욕이라는 게 상당히 위험하다. 햄스터라는 동물 자체가 물을 싫어하고, 물이 귀에 들어가면 병을 유발하여 치명적이다. 햄스터나 친칠라, 저빌이라던지 하는 설치류들을 친칠라 파우더를 이용하여 가루를 자신이 그루밍하며 털어낼 수 있을 만큼 털어준다 그러나 친칠라 파우더는 현재 우리나라에서 판매가 되지 않아 구입이 어렵고 이와 비슷한 목욕법인 전분목욕, 모래목욕 방법이 있다.

전분목욕은 친칠라 파우더 대용으로 쓰는 가루인데, 몸의 기름기를 빼준다. 한동안은 많이 하던 목욕법인데, 햄스터의 건강에 좋지 않다고 알려져 현제 이용되고 있지 않다.

모래 목욕법은 가장 자연과 가까운 목욕법이라 햄스터들이 싫어하지 않고 깨끗한 모래로 소독 효과도 얻을 수 있는 가장 추천되고 있는 목욕법이다.

(4) 햄스터의 행동 심리학

① 하품을 하거나 기지개를 펼 때 - 햄스터가 만족스런 상태

② 앉은 자세로 가만히 오래 있을 때 - 위험에 대비해 조심스럽게 주위를 경계함

③ 매우 빨리 움직이거나 얼굴을 마구 비빌 때 - 햄스터가 공포나 위협을 느낌

④ 서로의 몸을 살짝 물거나 닦아줄 때 - 사랑한다는 애정표시.

⑤ 몸을 바닥에 붙인 상태로 낮게 기어 다닐 때 - 익숙하지 않은 환경에 대한 불안한 상태

⑥ 볼에 힘을 주어 부풀릴 때. - 상대방 햄스터에게 위협을 가함

⑦ 앉은 자세에서 앞발을 들어 올릴 때 - 상대방 햄스터의 공격을 감지

⑧ 제자리에서 높이 뛰어 오를 때 - 햄스터가 무지 기분이 좋은 때

⑨ 몸을 웅크리고 앉아 있을 때 - 집중 혹은 공격자세

⑩ 귀가 뒤를 향하고 있을 때 - 피곤하거나 불안

⑪ 갑자기 몸을 움찔할 때 - 햄스터가 깜짝 놀란 경우

⑫ 귀를 접을 때 - 주위에서 나는 소리를 집중해서 듣는 중

⑬ 다리를 뻣뻣하게 세우고 꼬리를 길게 뻗을 때 - 불안 또는 상대방 에게 복종

3. 햄스터의 질병

(1) 질병에 걸리기 쉬운 환경

① 바람에 노출되거나 기온이 갑자기 변할 때

② 먹이가 부족하거나 편식을 시킬 때

③ 베딩(bed, 자리깃)이 젖어 축축할 때

④ 무른 먹이나 수분이 많은 먹이만 계속해서 줄 때

⑤ 너무 협소한 공간이라 운동량이 부족할 때

⑥ 햄스터의 잠을 방해 할 때

⑦ 햄스터의 질병은 불결한 환경에 기인하는 게 많다. 일정한 주기로 케이지와 그 외 모든 것들을 완전 소독해 주어야 하며, 햄스터를 만지기 전에는 꼭 손을 깨끗이 씻어야 한다.

(2) 자주 오는 질병

① 비 만

비만은 케이지가 너무 좁아 운동할 공간이 없거나 쳇바퀴 등이 없는 경우, 먹이를 너무 많이 먹는 경우에 생긴다. 이 때는 넓은 집으로 바꾸던가, 사다리나 쳇바퀴 같은 운동기구를 넣어 주는 것이 좋다. 햄스터가 비만에 걸리면 운동할 수 있는 활동공간을 마련해주고 꺼내어 놀아주는 것이 가장 좋다.

■ 햄스터의 비만도 측정

비만도는 보는 사람에 따라 조금씩 차이가 난다. 햄스터가 배를 바닥에 붙이고 다닐 정도라면 비만도가 높은 햄스터이다.

햄스터가 좀 비만이라고 해도 운동을 열심히 한다면 그다지 큰 문제는 되지 않는다. 다이어트 시킨다고 먹이를 일부러 적게 주어서 부족한 먹이로 인해 햄스터가 스트레스를 받는다면, 이것이 햄스터의 건강에 더 나쁠 수 있다. 평상시의 먹이양을 주고, 해바라기씨, 땅콩 등 지방이 많은 먹이는 줄이고 야채, 과일을 적당히 주는 것이 좋다.

② 알레르기 (Allergy)

햄스터도 알레르기를 가지고 있다. 삼나무(Cedar)재질의 대패밥은 햄스터에게 알레르기를 일으키는 주된 원인이다. 소나무(Pine)재질의 대패밥은 삼나무보다는 좀 덜하며, 되도록 단단한 나무재질 대패밥이나 종이를 깔아주는 것이 가장 좋다.

먹이에 의해 알레르기가 생기는 경우도 있다. 소금물에 삶은 옥수수는 피부 염증을 유발한다. 파, 양파, 마늘 등은 햄스터에게 알레르기를 유발하는 대표적인 먹이다. 그 외 밥재질, 케이지 클리너, 먼지등도 햄스터에게 알레르기를 일으키게 한다.

알레르기는 재채기, 호흡곤란으로 오는 거친 숨소리, 피부질환, 눈에서 눈물 같은 분비물을 다량배출하거나 털이 빠지는 것 등 증상이 다양하게 나타난다.

일단 알레르기라고 생각되면 알레르기의 근원을 알아야 하는데, 먼저, 햄스터가 살고 있는 케이지나, 케이지가 있는 방 등에 바뀌거나 새로 들어온 물건이 무엇인지 알아보는 것이 좋다. 새로 들여온 먹이나, 베딩, 햄스터가 있는 방에 추가된 물건 등에 의해서 알레르기를 일으키는 게 대부분이다.

베딩이 원인이라면 일단은 화장지나 티슈 등으로 바꾸어 주는 것이 좋다. 먹이가 원인이라면 당분간은 기본적인 먹이만 주는 것이 좋다.

③ 방광염/신장염

오줌에 피가 섞여 나오고 물을 많이 먹으며, 오줌을 눌 때 아파서 깩깩거리거나 맥이 풀린 모습을 하고, 오줌을 자주 누는 증상이 보이면 햄스터가 방광염이나 신장염을 의심해 볼 수 있다. 즉시 가까운 동물병원에 데리고 가서 치료를 받도록 한다.

④ 설 사

햄스터가 설사를 하는 이유는 먹이가 원인인 경우가 많다. 먹이의 종류를 갑자기 바꾸었거나 수분이 많이 함유된 먹이를 많이 주었기 때문에 유발될 수 있다.

설사병에 걸린 햄스터의 변은 원래보다 밝은 색깔을 띠며 수분을 많이 함유 하고 있다. 그리고 항문 주위가 축축해지며, 지저분하게 된다. 또한 탈수증상에 의해서 몸의 체중이 줄어든다.

설사에 걸린 햄스터에게는 수분이 함유된 먹이는 피하고 건조 사료 등을 주어야 한다. 탈수현상이 심할 때는 물에 흑설탕을 조금 타서 햄스터에게 주면 도움이 된다. 탈수 현상으로 물을 점점 많이 먹게 되므로 케이지에서 물병을 제거하고 몸을 따뜻하게 유지할 수 있게 해주어야 한다. 치유가 된 후에는 회복 된 날로부터 약 1-2주 정도는 야채나 과일을 주지 않는게 좋다. 설사는 생명이 위독해 지는 경우가 많기 때문에 동물 병원에서 치료를 받는 것이 좋다.

⑤ 피 부 병

햄스터의 피부병은 대부분 옴, 진드기, 이 등에 의한 기생충에 의한 것이다. 물론 알레르기나 물리거나 할퀸 상처에 의해 피부에 질병이 발생할 수 있다.

피부병의 감염경로는 피부병에 걸린 다른 햄스터와 접촉하거나, 피부병에 걸린 햄스터가 사용하던 톱밥이나, 기타 악세사리나 케이지에 의해서 감염된다.

일단 피부병에 걸리면 가려워서 무척 많이 긁는 것을 볼 수 있다. 주로 많이 감염되는 부위는 등, 귀, 코, 생식기 등이다. 많이 긁고, 털이 빠지며, 너무 긁어 피부에 상처가 나서 피가 나는 증상을 볼 수 있다.

피부병이 발생하면 감염된 햄스터를 따로 격리해야 하며, 감염된 햄스터가 쓰던 모든 것을 완전히 소독해 주어 전염을 막아야 한다. 또한 감염된 햄스터를 만지기 전에 반드시 비닐장갑이나 고무장갑을 착용하는 것이 좋다.

피부병은 사람에 감염될 수 있는 인수공통전염병인 경우가 많기 때문에 동물병원에서 햄스터의 치료를 하는 것이 좋다.

2. 페 렛 (Ferret)

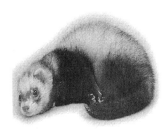

평균수명 : 5~11년
Adult weight : male : 700~2000g, female : 600-900g
Birth weight : 5-15g
Weaning weight : 300-500g
Rectal temperature : 38.6°C, Range 37.8~40.0°C
Heart rate : 300~400 per minute
Respiratory rate : 30~40 per minute

1) 페렛의 유래

페렛은 족제비속 포유동물로 원종은 유럽에서부터 알려지기 시작하였다. 사냥할 때 토끼를 굴에서 몰아내는 페레팅(ferrting)은 로마시대 이래 유럽에서 행하여졌으며 아시아에서는 그보다 훨씬 전부터 있었다.

최근 미국에서 애완동물로 순치되어 전 세계에 널리 퍼지게 되었다. 슈퍼 페릿 이라고 불리는 녀석들은 냄새를 분비하는 취선 제거, 피임, 디스템퍼 예방 접종을 모두 끝낸 것들이다. 페릿은 제대로 된 농장에서 길러졌을 경우 증명서를 갖고 있거나 몸에 문신과 같은 표시가 있다. 물론 아무 표시가 없는 것은 상당히 싸게 팔린다. 이러한 페릿을 직접 수의사에게 데리고 가서 처치를 받으려면 상당한 비용을 지불하여야 한다.

야생에서는 터널형의 땅굴에서 살고 있는 듯하다. 무엇에든 파고들기를 좋아하는 페릿의 습성 때문이다. 구멍에 들어가기도 쉽도록 몸집도 전체적으로 길고 가늘며 허리와 몸의 굵기도 고른 편이다. 그래서 키울 때는 목걸이를 해보아야 빠지기 쉬우므로 몸통 밴드를 사용하는 편이 낫다.

페릿은 사람들과 친해지기 쉬운 동물이다. 다른 설치류와는 달리 익살스러운 몸짓으로 사람들과 놀기를 좋아한다. 새끼일 때는 앞발을 사용하는 것이 서툴기 때문에 곧 잘 물기도 한다. 그러나 일년쯤 지나고 나면 거의 무는 행동이 없어지고 앞발도 능숙하게 사용하게 된다. 새끼일 때는 조금씩 물지만 고양이나 개에 비하면 절대 난폭한 동물이 아니다.

페릿은 처음에는 물기도 하고 매일 놀아 주어야 하므로 함께 놀 시간이 없거나 무는 것을 싫어하는 사람에게는 그다지 권하고 싶은 동물이 아니다. 간혹 동호인 중에는 물리는 것이 싫다고 수의사에게 이를 빼달라고 한다거나 깎아 달라고 하기도 한다. 하지만 이와 같은 행위는 치아나 잇몸에 심한 염증을 발생시킬 우려가 있기 때문에 조심하여야 한다.

페릿은 일정한 장소에서 일을 보기 때문에 별도로 화장실 훈련을 하지 않아도 된다. 또한 자유롭게 풀어 놓고 기를 수도 있으나 주위의 이것저것을 물어뜯거나 먹어 버릴 염려가 있으므로 주인이 있을 때에만 풀어 주어야 한다.

페릿은 놀기를 매우 좋아하는 동물이다. 그래서 함께 놀아 주면 어린이들의 정서는 물론 어른들에게도 나름대로의 즐거움을 더해 준다. 원래 야행성인 페릿 이지만 실내에서 주인과 함께 살다 보면 자연스럽게 주행성이 된다. 주인의 생활에 습관이 되어 생존 사이클에 적응하게 되는 경우이다.

페릿을 구입할 때 어떤 시술을 받았는지를 반드시 확인하여야 한다. 방심하고 있다가 갑자기 악취 나는 방귀를 뀐다든지, 번식하려고 하니 피임 수술이 이미 되어 있다면 여간 당황스런 일이 아니다. 특히 백신과 피임은 생명과 관계되는 일이므로 주의하여야 한다.

족제비 무리 전체의 특징은 방귀라는 강력한 무기가 있다는 것이다. 그러므로 사육에 앞서 몇 가지 처리를 받아두는 편이 낫다. 슈퍼 페릿을 구입하는 경우에는 예외이다.

시판하는 페릿은 방귀를 모아 두는 취선이라는 기관을 제거해 버리는 수술을 받은 개체가 많지만 아무 처리를 받지 않은 것들도 있다. 단, 방귀는 깜짝 놀라는 일만 없으면 보통으로 사육하고 있을 때는 좀처럼 발사하지 않는다. 그러나 취선이 제거되어 있지 않은 페릿은 독특한 냄새를 풍기게 된다. 다시 한번 강조하거니와 구입할 때는 피임이나 예방 접종 등에 대해서도 잘 확인해 둘 필요가 있다.

한 마리만 키울 때는 피임을 하지 않아도 되지만 암수가 함께 있으면 암컷이 발정하고 곧 외음부가 붓게 된다. 이때 교미시키지 않고 그대로 놓아두면 호르몬의 밸런스가 무너져서 병에 걸려 죽을 수 있다. 이 때문에 번식시킬 마음이 없을 때는 반드시 피임 수술을 받게 해준다.

수컷의 경우 특별히 생명과 관계는 없지만 발정하면 오줌을 여기저기 흘리고 다니기 때문에 더럽다. 현재 미국 등지에서는 페릿의 피임 수술을 의무화하고 있다. 태어난 새끼가 전부 취선을 갖고 있으면 피임도 되지 않기 때문에 그대로 놓아두면 상품 가치가 없다. 수술은 갓 태어난 시기에 해주는 것이 간편하다.

디스템퍼는 원래 개에게서 주로 볼 수 있는 질병이지만 페릿에게 발병하면 치명적 이다. 그러므로 매년 디스템퍼 예방 접종을 해주어야 한다. 어릴 때에는 생후 2개월에 1차 그리고 4주 후에 2차 예방 접종을 해주어야 한다. 만약 예방 접종을 마친 페릿을 구입해 왔다 하더라도 이듬해에 새로 예방 접종을 해주지 않으면 안 된다.

2) 사육 케이지

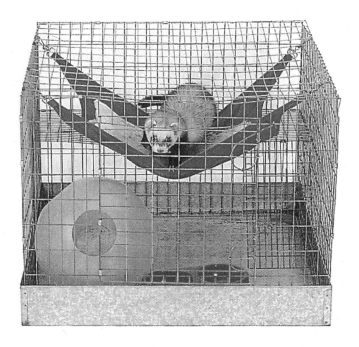

2마리 ferret cage는 2.5㎝ 크기의 좋은 나무로 1.5m길이 0.5m높이, 0.5m깊이로 지어주며 공간의 25%는 둥지를 지어준다. 잠자리를 위해 건초나 지푸라기를 주면 좋고 새끼에게는 베딩 또는 대패밥을 깔아준다.

빙점정도의 온도도 견딜 수 있기 때문에 약간 온도가 낮은 창고나 헛간에 cage를 놓는다. 열 스트레스에 민감하기 때문에 여름에는 직사광선에 노출되어선 안 된다. 최적 온도는 15℃-21℃이다.

페릿 전용 사육장을 구하기 어려울 때는 개집이나 고양이용 케이지를 사용하여도 된다. 바닥은 발이 빠질 위험이 있으므로 평평한 것이 좋다. 케이지는 가능하면 페릿이 충분히 놀아줄 수 있을 정도의 공간을 갖추고 있어야 한다.

페릿은 깨끗한 것을 좋아하여 정해진 구석에서 배설하는 습관이 있으므로 넉넉한 크기의 케이지라면 별도의 화장실을 만들어 주는 것이 좋다. 바닥재는 화장실이 별도로 있는 경우에는 깔아 주어도 괜찮다.

페릿은 원래 신문지나 패드, 그리고 종이로 만든 인공 화장실 모래 등 부드러운 것을 보면 마구 씹으며 놀기를 좋아한다. 놀기를 좋아하는 만큼 케이지 안에 고양이나 개를 위한 장난감을 넣어 주면 더욱 좋아한다. 하지만 잘 놀다가도 곧 싫증을 내므로 흥미를 잃어버리지 않도록 세심한 관리가 필요하다.

페럿은 그다지 신경질적인 동물이 아니기 때문에 특별히 보금자리 상자 같은 것은 없어도 된다. 하지만 원래는 굴속에서 사는 동물이기 때문에 이와 같은 공간을 마련해 주는 것도 페럿이 안정감 있게 생활하는 데 큰 도움이 된다. 보금자리 상자는 시중에서 판매되는 길쭉하고 포근한 것이면 좋다. 하지만 식료품 통 같은 것으로도 충분히 대용할 수 있다. 안쪽에 울이 섞인 헝겊조각을 넣어주면 방한용으로도 활용할 수 있다.

페럿은 물에서 목욕하기를 좋아하는 동물이기 때문에 때로는 목욕을 시켜 주는 것도 좋다. 애완동물용 샴푸와 린스를 사용하여 따뜻한 물로 부드럽게 마사지해 주며 목욕시켜 준다.

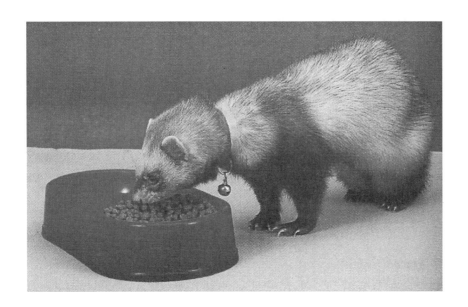

3) 먹이

● 육식
● 생고기는 치아에 좋음 - Salmonella, Campylobacter, Listeria의 근원이 될 수도 있음.
● 약간의 우유가능, 빵과 우유가 주식이 되어서는 안됨
● 겨울에는 정상적으로 체중이 증가
● 하루에 한번 저녁에 급여

페럿 전용 인공 사료가 좋으나 만일 시중에서 구할 수 없다면 때로는 고양이 먹이를 먹여도 된다. 달콤한 과일을 아주 좋아하므로 바나나 등을 간식으로 주어도 좋다. 물을

상당히 많이 마시는 편이기 때문에 신선한 물을 매일 공급해 준다. 아예 케이지에 물병을 매달아 주는 것도 좋다.

페릿은 먹이를 한꺼번에 많이 먹지 않는다. 조금씩 시간을 두고서 먹기 때문에 채소나 과일 등을 먹을 때마다 나누어 주도록 한다. 또한 수분이 너무 많은 먹이를 준다거나 물을 지나치게 많이 먹이면 설사를 할 수 있으므로 조심하여야 한다.

4) 페렛 관리

(1) 간호 및 임상병리 기술
① 한손으로 보정하는데 목을 엄지로 턱밑으로 하여 빨리 잡는다. 뒷다리는 받쳐줌
② 피하주사 - 목덜미를 잡고 어깨부위 위쪽에 주사
③ 근육주사 - 한손은 머리 뒤쪽을 잡고 한손은 허리부위를 잡아 테이블에 고정
④ 경구로 액체를 줄때 - 목을 잡고 주사기로 준다
⑤ 혈액샘플은 routine haematology나 serological test를 위해 필요
⑥ 발톱을 깎는 것은 capillary tube에 적당한 몇 방울의 혈액을 얻을 수 있다
⑦ 다량 채혈: 경정맥, caudal tail vein, cranial vena cava&cardiac puncture

5) 번 식

(1) Male (hobs)
① 성성숙은 출행 후 봄 기간, 주로 5~9월
② 1월~8월 사이에 고환이 커지고 음낭이 하강
③ 9월부터 12월 사이에 고환은 위축
④ J자 모양의 os penis가 있어서 요도-카테터 장착이 어려움

(2) Female (jills)
① 성성숙은 출행 후 봄기간
② seasonally polyoestrous로써 3월의 마지막 주에 시작 되서 9월까지 계속
③ 발정은 swollen vulva에 의해 인지되며 6개월 동안 지속되거나 mating에 의한 배란이 될 때까지 지속
④ 태아는 14~12일에 촉진될 수 있고 임신기간은 38~44일(평균42일)
⑤ 이유는 6~8주 사이

6) 페렛 기르기

추위에는 비교적 강하지만 더위에는 아주 약한 동물이므로 여름철에는 특히 주의하여야 한다. 청소나 먹이 주는 일 등은 다른 동물들과 비슷하다. 단, 다른 설치류에 비하면 배설물이 크고 부드럽기 때문에 철저하게 청소해 주는 것이 좋다.

페렛은 변 냄새가 강하므로 냄새 전용 스프레이를 뿌려 주어 악취를 제거한다. 추위에는 비교적 강하므로 담요나 짚 등 따뜻한 것을 넣어 주기만 하면 된다. 그러나 더위에는 약해서 실내 기온이 섭씨 30도를 넘으면 지쳐 버리기 때문에 신경을 써야 한다. 페렛은 놀기를 좋아하는 동물이기 때문에 데리고 놀아 주지 않으면 스트레스가 쌓이기도 한다. 그래서 가능하면 시간이 있을 때에 충분히 놀아 주어야 한다.

어린 새끼의 경우 무는 버릇이 있어 힘껏 물게 되면 손가락이 부어오르기도 한다. 이때는 콧등을 튀기거나 머리를 가볍게 쳐서 물면 안 된다는 것을 가르쳐 준다. 처음에는 주인이 화를 내는 것도 모르고 자꾸 물려고 덤비지만 끈기 있게 계속 반복하면 어느새 무는 버릇도 사라진다.

작은 동물이라서 때린다는 것이 가엾게 느껴질지 모르지만 개나 마찬가지로 '안 된다'는 것을 단호한 어조나 태도로 보여 주어야만 앞으로 그런 버릇을 없앨 수 있다. 페렛은 주인을 하나의 놀이 상대로 생각하기도 한다. 그래서 주인은 페렛이 건전한 놀이를 즐길 수 있도록 유도해 주어야 할 의무가 있다.

다 자란 페렛이 물때도 역시 코를 손가락으로 힘껏 튀겨 준다거나 머리를 가볍게 때려 준다. 이때 페렛이 겁에 질릴 정도로 힘껏 때려서는 안 된다. 그러면 주인이 두려워서 진짜로 심하게 물기 때문이다.

동물을 길들이는 데 있어서는 주인은 절대로 때리지 않는다는 철저한 신뢰가 필요하다. 겁에 질리게 만드는 것은 길들이기에 있어서 절대로 좋은 영향을 미치지 않는다. 마냥 응석을 받아 주면 그 또한 안 좋은 일이다. 페렛은 자기 마음에 들지 않으면 물어도 된다는 생각을 갖고 있기 때문에 아무리 사랑스럽더라도 단호하게 꾸짖어야 한다. 물리는 것이 두려워서 잘 안아 주지 않게 되면 페렛은 안기는 것 또한 싫어하기 때문에 안아 줄 때 놀라 물기도 한다. 그러므로 자주 안아 주어야 한다.

페렛은 잘 기르기만 하면 거의 다른 개체를 물지 않는다. 그러나 페렛은 시력이 약해서 손을 내밀면 공격이라고 생각하여 물게 되므로 조심하여야 한다.

안아 줄 때는 등에서 어깨 부분을 잘 잡고서 다른 한쪽 손으로 허리 부분을 받치듯이 감싸 안는다. 물리는 것이 싫다고 해서 접촉을 피하고 있다거나 평소에 상대해 주지 않고 놓아두면 페릿 또한 좋지 못한 습성을 갖게 된다. 페릿이 화가 나 있을 때에는 건드리지 않는 것이 좋다. 부득이한 사정에 의해 화가 난 페릿에게 손댈 땐 장갑을 껴야 한다.

그래야 물려 상처 입는 일이 없다.

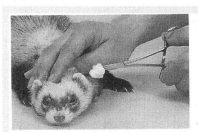

귀 청소

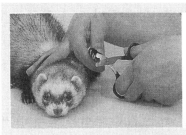

발톱 깎아 주기

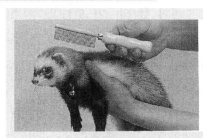

털 손질하기

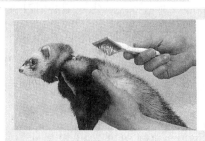

털 빗질하기

7) 어린 페렛의 관리

페럿의 번식기는 보통 봄에서 여름까지 연결된다.

이른 봄에 수입한 암컷은 가을에 발정이 시작된다.

임신 기간은 약 40일. 번식기엔 암컷의 외음부가 부어올라 금방 알아볼 수 있다.

특히 번식기에는 보금자리를 만들어 주는 것을 잊지 말아야 한다.

교미할 때 수컷은 암컷을 심하게 물어 상처를 입히기도 하니 주의하여야 한다. 교미 후에는 수컷을 격리시키고, 암컷에게는 체력을 보강해 주어야 할 필요가 있으므로 영양분이 풍부한 먹이를 공급해 주어야 한다.

영양 보충식으로 칼슘 등을 공급하면 좋다. 임신을 하였다고 해서 너무 지나친 영양을 공급해 주면 지나치게 비만해져 난산이 되기 쉬우므로 음식물은 적당히 주어야 한다.

새끼는 보통 4~10마리를 낳으며, 태어난 새끼는 마우스처럼 벌거숭이에다 눈도 잘 못 뜬다. 새끼는 3주가 지나서야 돌아다니기 시작하고 어미로부터 떨어질 수도 있게 된다. 이유식으로는 보통 고양이나 개전용 분유를 먹여 주면 된다.

단, 시판되는 우유를 주는 것은 절대 금물이다.

8) 질 병

(1) Oestrogen-induced anaemia
① mating하지 않은 암컷의 내재성 estrogen에 의한 골수의
② progressive depression
③ 쇠약, fatal pancytopenia
④ 임상증상 - 체중감소, 식욕부진, 탈모, 창백해진 점막, 노력성 호흡, 혈변, 겸부와 복강의 피하출혈 등
⑤ 치료 - PCV가 0.15이상일 때 발정기를 멈추기 위한 중성화수술이나 호르몬요법
⑥ sodium citrate 1ml와 10ml의 전혈을 여러 번 주입해 주는 방법
⑦ 예방 - 중성화수술이나 정관절제 된 수컷의 사용, 그리고 호르몬요법 등

(2) Pyometra
① 흔치 않지만 가임신이 시작된 직후에 나타날 수 있음
② 식욕부진과 침울, 발열 등의 증상
③ 확장된 자궁이 만져짐
④ ovariohysterectomy

(3) Hypocalcemia
calcium borogluconate의 복강 내 주입과 추가적인 칼슘급여

(4) Pregnancy toxemia
분만 며칠 전에 급사 , 영양적 요소에 의한 것으로 추정

(5) Mastitis
① lactation 초기
② gland는 빨리 부풀고 딱딱해짐
③ 무기력, 식욕 없음
④ 자식들에게 먹이갔다 주기(feeding)도 멈춤
⑤ 항생제의 긴급한 처치[ampicillin이나 gentamicin(5mg/kg I/m sid)]
⑥ 보통의 원인체는 대장균(E.coli)

(6) Canine distemper (CD)
폐사율이 높은 치명적인 전염병이다. 신경 이상으로 침을 흘리거나 심하면 신경 증상을 보이며, 식욕 부진과 발바닥이 딱딱한 증상을 보인다. 생후 45일부터 3차에 걸쳐 예방 접종을 한다.
① distemper virus에 매우 민감
② 잠복기는 7~9일
③ 눈과 코에서 점액성의 분비물, 40.6~41.1℃정도의 고온, 식욕상실, 턱과 서혜부의 발진
④ 마지막 단계에서는 신경증상
⑤ 많이 사용되고 부작용이 없는 백신으로 Vaxitas D
⑥ 개에 사용되는 양의 반이 패럿에게 충분하며 매년 보강접종

(7) Aleutian disease (AD)
① 원인체는 parvovirus
② 면역억압을 유발
③ 검은 타르양의 변, recurrent fever, 체중감소, 행동변화, 갑상선염, 후구마비 등이 있으며 결국에는 죽음
④ 임상증상이 없는 carrier가 질병을 전파시킬 수 있음

⑤ 치료법 없음

⑥ 정기적인(일년에 한번 정도) test를 실시

(8) Rabies

불안, 기면상태, 후구마비

(9) 장염 (Enteritis)

① hemolytic E.coli가 가장 흔한 원인체

② 급사의 원인

③ 부패나 오염되거나 갑자기 바뀐 음식 같은 식이요인이 장염을 시작

④ Campylobacter spp.의 경우 chloramphenicol과 gentamicin

(10) 인플루엔자 (Influenza virus)

디스템퍼와 비슷한 증상을 보이며 재채기를 하거나 코에서 분비물을 흘린다. 병에 걸리면 무기력, 발열, 식욕 부진 등의 증세를 보인다.

(11) 보튤리즘 (Botulism)

페릿은 보튤리즘에 매우 예민하다. 음식물을 통해 12~96시간 이내에 발병한다. 이 병에 걸리면 음식물을 삼키기가 힘들고 걷기도 힘들며 점차 마비가 온다. 호흡기 근육 마비로 결국 죽게 되는 무서운 병이다.

(12) 기생충 구제 (Parasitic)

① Fleas(*Ctenocephalides* spp.)

　개나 고양이에 사용하는 외부기생충제제 사용

② Ear mite(*Otodectes cynotis*)

　gamma BHC가 포함된 ear drop을 사용하거나 ivermectin을 1.0mg/kr s/c로 두주동안 반복 주사

③ Mites(*Sarcoptes scabiei*)

　bromocylen으로 약욕하거나 ivermectin을 주사

④ Harvest mite(Trombicula autunmalis) Alugan으로 약욕

⑤

3. 다람쥐 (Squrel)

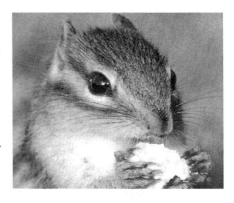

다람쥐는 전 세계에 약 250여 종이 살고 있다.
다람쥐는 예로부터 인간들과 아주 친숙하였던 동물 가운데 하나로 어디에나 서식하고 있다.

납작한 꼬리는 몸통 길이보다 짧고 긴 털로 덮여 있다. 그리고 먹이를 운반하기 알맞도록 뺨 주머니가 발달되어 있고 눈은 크고 흑색이며 털은 짧다.

등 쪽에 다섯줄의 줄무늬가 있다.

우리나라는 산림이 있는 곳 어디나 분포한다.

다람쥐는 주로 낮에 활동하는 주행성 동물이다. 매우 활발하며 동작도 재빨라서 기르는 데 주의가 필요하다. 한번 달아나 버리면 다시 찾아올 수 없기 때문이다. 다람쥐는 단독으로 생활하며, 숲 속에도 일정한 자기 구역을 갖고 있다. 하지만 지역분쟁 등으로 싸우는 일은 거의 없이 평화적으로 살아간다.

가정에서 사육할 때는 쌍으로 구입하여 기르는 것이 좋다. 자연 상태에서의 줄무늬 다람쥐는 추워지면 자기 보금자리인 굴속에 틀어 박혀서 동면에 들어간다. 그러나 실온에서 기를 때는 동면하는 일이 거의 없다. 가을부터 보온을 하지 않으면 동면을 막을 수 없다. 움직이려 하지 않을 때는 우선 보온이 잘 되어 있는지 확인해 보아야 한다.

(1) 사육 케이지

다람쥐 집은 시중에서 판매되고있는 것을 구입하면 된다. 케이지는 평면으로 넓은 것 보다는 이층으로 지어진 것, 곧 높이가 있는 케이지가 좋다. 보금자리 상자는 조류용 집을 넣어 주어도 무방하다.

다람쥐는 일반 쥐들보다 잘 움직이므로 가능하면 커다란 케이지를 마련한다.

바닥은 뒷마루라도 상관없지만 다람쥐는 기세 좋게 달리는 경우가 많아 그만큼 골절되기도 쉽다. 그래서 신경을 써서 만들어 주어야 한다. 바닥재는 특별히 필요치 않지만 번식할 때는 필요하다. 보금자리 상자 안에는

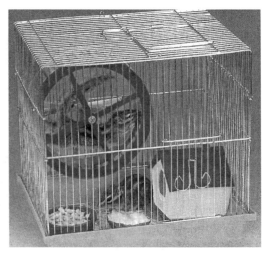

톱밥을 깔아 주어도 좋고 짚이나 종이를 잘게 잘라 깔아도 괜찮다.

다람쥐는 활발하기 때문에 그네, 쳇바퀴 등 운동 가구가 필요하다. 하지만 다치는 일이 없도록 쳇바퀴는 몸의 크기에 알맞은 것으로 골라 넣어 주어야 한다. 케이지 안에 올라갈 나무나 사다리 같은 것을 넣어도 넉넉하게 돌아다닐 수 있게 해준다.

(2) 먹이

사람들은 흔히 다람쥐는 도토리나 알밤 등을 먹고 살아간다고 생각한다. 하지만 실제로는 곤충 등 동물성 먹이도 곧잘 먹는다. 나무열매를 좋아하긴 하지만 사람들이 만든 인공사료도 함께 공급해 주면 영양 균형을 유지하는 데 많은 보탬이 될 수 있다.

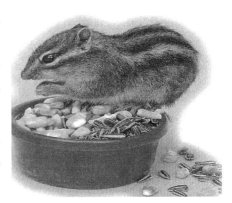

다람쥐는 가끔 애벌레를 주어도 잘 먹고 곤충, 과일 등 잡식성의 성격이 짙다. 호두 같이 딱딱한 것은 잘 자라나는 이빨을 닳게 해주는 역할도 한다.

(3) 다람쥐 돌보기

먹이, 물, 청소 등 기본적인 것은 햄스터와 같다. 단, 설치류와는 달리 주행성이기 때문에 낮에 훨씬 활발하게 움직인다. 또 구루병 예방을 위해서도 자주 일광욕을 시켜 주어야 한다. 다람쥐는 먹이를 주면서 길들이면 사람의 어깨나 머리까지 올라와 친밀감을 표시한다. 이때 앞발로 받아먹는 등 훈련을 가르치면 된다.

이렇게 길들이면 햄스터와 마찬가지로 다람쥐도 얼마든지 사람의 손 위에 올라와 놀 수 있게 된다. 특히 어린 다람쥐의 경우 아직 젖을 떼지 않았을 때 어미와 격리해 키우면 더 빨리 길이 든다. 이때 먹을 것은 우유로 한다. 아무리 길이 잘 든 다람쥐라 하더라도 방 창문을 열어 놓거나 밖으로 데리고 나가면 자칫 달아날 염려가 있다. 이때는 목줄을 매달아 주어야 안전하다.

다람쥐용 목걸이는 소형 애완동물용을 사용하면 된다. 또 행동이 민첩하고 빨라 함부로 풀어 놓으면 바닥에 놓여 있는 위험한 물건이나 책상 모서리 등에 부딪혀 부상을 당하는 수가 종종 있다. 특히 풀어 놓은 동안에도 주의하지 않으면 어느새 가구 뒤로 들어가서 전기 코드 등을 물어뜯어 낭패를 당하는 경우가 허다하기 때문이다.

다람쥐는 더위에 약하기 때문에 여름철에 사방이 꽉 막혀 있는 실내에서 오래 두면 위험하다. 가능한 한 통풍이 잘 되는 곳을 찾아 케이지를 놓아 준다. 또한 다람쥐는 자기 스스로 털을 손질하는 습성이 있으므로 특별히 털을 빗어 줄 필요는 없다.

(4) 다람쥐의 번식

번식기는 4~5월경이며 한 배에 4~5마리의 새끼를 낳는다. 번식기가 가까우면 암수가 서로 울기 때문에 쉽게 알 수 있다. 임신기간은 40일이며 임신이라고 생각되면 수컷과 암컷을 따로 떼어 놓는 것이 좋다.

어미는 새끼가 어느 정도 자라게 되면 자신의 보금자리에서 새끼를 내쫓으려는 습성이 있다. 그러므로 이때가 되면 새끼들만 따로 두고 키우는 것이 낫다. 다람쥐는 생후 2주가 되면 눈을 뜨게 된다. 바로 이 시기부터 어미와 떼어놓고 인공유를 먹여 키운다면 더 빨리 길들일 수 있다.

그러나 어린 새끼를 사육하기란 그리 쉬운 일이 아니다. 안전하게 키우고 싶다면 그냥 어미의 품에다 놓고 두고 키우는 편이 낫다. 다람쥐는 꼬리를 잘못 잡으면 껍질이 홀렁 벗겨지는 수가 있으므로 절대로 꼬리만 잡는 것은 금물이다.

(5) 다람쥐의 질병 및 예방

다람쥐는 일반적으로 마우스(Mouse)나 래트((Rat)와 비슷한 병에 걸린다.

① 구루병 (Rickets)

칼슘이나 동물성 단백질이 부족하면 생기는 병이다. 이 병에 걸리면 기운이 없고 움직이기 싫어한다. 먹이를 먹는 데도 시간이 많이 걸리고 식욕이 없는 편이며, 소화력이 떨어져 딱딱한 먹이는 남긴다. 설사를 동반하기도 하며 심하면 다리나 허리를 끌며 다니기도 한다. 증세가 미미할 때는 비타민 E나 D등을 주사하면 되지만 심해지면 곧바로 수의사에게 보여야 한다.

이 병은 새끼 다람쥐가 먹이를 먹기 시작할 무렵에 증상이 나타나기 시작하므로 먹이에 충분히 주의하면 예방할 수 있다. 직사광선을 피해 충분한 일광욕을 시켜 주고 우유, 삶은 달걀, 치즈, 멸치 같은 동물성 단백질이나 칼슘 성분이 많이 함유된 먹이를 준다.

② 외상과 골절 (Wound & Fracture)

여러 가지 원인으로 외상과 골절이 생기지만 케이지의 철망 틈새에 발이 끼거나 날카로운 철사 끝에 상처가 발생한다. 또 다른 다람쥐와 싸움을 해서 물릴 때 상처가 발생한다.

외상을 입었을 경우 그 상처의 크기, 깊이, 출혈량 등 그 정도에 따라서 다르지만 출혈이 심하면 죽을 수도 있다. 또 염증이 심해 화농하면 폐혈증 등을 일으켜 죽을 수도 있다.

골절이 심하면 움직이기를 싫어하고 절뚝거린다.

작은 상처라면 소독약이나 연고 등으로 치료하면 되지만 출혈이 심하다든가 골절이 의심되면 수의사의 진단과 치료를 받아야 한다. 무엇보다 중요한 것은 철망에 발이 끼지 않도록 수시로 점검하는 것이 중요하다.

사고가 발생하면 다른 다람쥐가 놀라서 뛰지 않도록 안심시키고, 곧 다른 케이지로 옮겨야 한다. 그렇지 않으면 건강한 다람쥐가 상처 때문에 잘 움직이지 못하는 다람쥐를 잡아먹는 일도 있기 때문이다.

4. 원숭이 (Monkey)

동물원에서 어린이들에게 가장 인기 있는 동물은 바로 원숭이 이다. 사람과 비슷한 생김새로 갖가지 재롱을 부리는 원숭이는 재치와 생김새로 동물원의 분위기를 주도한다.

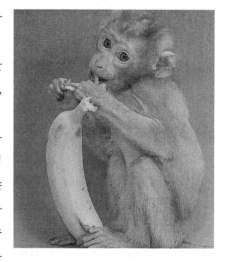

사람들의 입장에선 마치 자신들을 보는 듯한 착각까지 생길 정도이다. 원숭이는 유인원인 침팬지, 고릴라, 오랑우탄 등과 비슷한 종류이다.

우리나라에서는 애완동물로 기르는 종류는 일본 원숭이가 가장 보편화되어 있다. 여우원숭이, 안경 원숭이, 다람쥐원숭이, 돼지꼬리원숭이, 히말라얀 원숭이 등도 더러 눈에 띈다. 예전에는 동물원에서나 볼 수 있었던 원숭이들을 요즘에는 심심찮게 볼 수 있다. 바로 원숭이도 애완동물 대열에 끼였기 때문 이다.

사람들은 자신들과 흡사한 이들을 보며 새로운 것을 찾아내고 자기에의 반성까지 한다. 요즘 들어 원숭이에 대한 관심이 높아지면서 외국에서 들여오기 위한 갖가지 논의가 활발해지고 있다. 원숭이들을 수입할 수 있는 법적인 절차가 확정된다면 더욱 많은 수의 원숭이들이 우리 인간들과 함께 살 수 있을 것이다.

원숭이들은 태어난 지 10일쯤 되면 무엇이든 입에 넣는다. 아마도 생존을 위한 천성적인 습관일 것이다. 이 녀석들은 20일쯤 되면 재롱도 부리고, 앞니가 나고, 나무에도 기어오르기 시작한다. 나무에 기어오를 수 있는 높이는 약 1미터 정도지만 어린 원숭이들에게는 무척이나 높은 것이다.

원숭이들은 인간들에게 많은 것을 되돌아보게 하는데 그 중에서도 '모정'은 사람들의 그것과 비교된다. 어미 원숭이들은 새끼가 죽게 되면 죽은 새끼를 차마 떨치지 못한 채 함께 안고 다녀 보는 이들의 눈시울을 적시게 한다.

원숭이들은 자신의 몸을 다듬는 털 손질에 무척 관심이 많다. 두 마리의 원숭이를 사육하면 어김없이 서로 어울려 상대방의 몸을 만지고 털을 손질한다. 털을 손질하며 서로의 존재를 인정하고 공동체에 대한 인식도 함께하는 듯하다. 이때 사랑의 감정도 느낀다. 이 녀석 들에겐 감정을 서로 교환하는 수단으로 털 손질이 무척 필요한 것이다. 털 손질을 할 때 이 녀석들은 피부 속에 살아 있는 이 같은 기생충을 잡아준다.

원숭이 새끼들은 다른 동물의 새끼들보다 훨씬 장난이 심하다. 씨름이나 달리기, 재주 넘기 등은 기본이고 나무 위에 오를 때에도 장난을 쳐 상대방을 떨어뜨린다.

이 모습을 지켜보는 어미들의 간담을 서늘하게 한다. 그러면 어미 원숭이는 소리를 질러서 그 싸움을 말린다.

(I) 먹이

원숭이들은 잡식성이다. 일반적으로 나뭇잎과 과실 등을 먹는 것으로 알려져 있지만 실지로는 곤충이나 작은 설치류 등도 먹는다. 하지만 식성에 따라 살아가는 생활 양태도 달라진다.

곤충을 먹는 녀석들은 주로 밤에만 활동한다. 이에 비해 나뭇잎이나 열매 등 식물성을 먹는 원숭이들은 환한 낮에 활동한다. 하지만 사람들이 사육하는 원숭이들은 아무것이나 잘 먹는다. 그래서 애완용 원숭이들에게 애완동물용 사료와 과일 등을 주면 잘 먹는다. 한마디로 키우기가 쉽다는 뜻이다.

(2) 원숭이 관리

원숭이들은 동작이 매우 빠르고 높은 곳에도 쉽게 잘 올라가기 때문에 키우는 데도 상당한 노력이 필요하다. 장롱이나 화장대 등에 올라가 물건을 만져 엉망으로 만들기도 하고 긴 팔을 내밀어 전깃줄 등의 위험물을 잡아당기기도 한다. 화분이나 꽃병 등을 깰 수도 있다. 이 때문에 원숭이를 키울 때는

[목욕시키기]

꼭 튼튼하면서도 널찍한 케이지가 꼭 필요하다.

게다가 비상 약품 등을 비롯한 물품 등도 잘 보관하여야 한다. 원숭이는 사람 흉내 내기를 좋아하기 때문에 삼키거나 위험한 장난을 하기도 하여 불의의 사고를 당할 수 있기 때문이다. 혹시 원숭이가 떨어지거나 문제가 생겨 동물병원 신세를 진다면 잘 보살펴야 한다.

원숭이는 사람과 비슷해서 정성껏 관리하면 회복도 빠르다. 만약 수술을 할 경우엔 수술 부위를 감싸는 붕대나 약 등의 뒤처리를 꼼꼼히 살펴야 한다. 자칫 소홀하면 붕대 등을 일일이 풀어헤쳐서 엉망으로 만드는 경우까지 있다. 또 장난감 등 놀이 기구를 가지고 노는 것을 매우 좋아하며 장난감을 가지고 재롱도 잘 부린다.

이 녀석들은 3~4일에 한번씩 목욕을 시켜 주는 것이 좋다. 목욕을 시킬 때는 애완동물용 샴푸와 린스를 사용하면 된다. 목욕 후에는 원숭이들에게도 멋을 낼 기회를 주어야 한다.

옷도 입히고 액세서리도 꽂아 주고, 기회가 주어진다면 모자까지 씌어도 좋다. 간혹 동물에게 지나치게 꽉 끼는 옷이나 불편할 정도로 치장하는 이들이 있는데 이것은 진정으로 동물을 사랑하는 자세가 아니다.

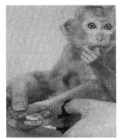
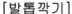
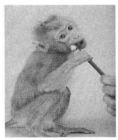
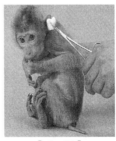
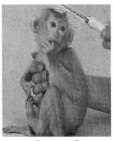

[발톱깍기]　　　　[양치질]　　　　[소 독]　　　　[빗 질]

원숭이는 우리가 생각한 것만큼 영리한 동물은 아니기 때문에 훈련을 시킬 때는 일반 동물과 비슷한 수준이라 생각하는 것이 훨씬 마음 편하다. 훈련 등으로 스트레스가 쌓이면 자신의 배설물을 아무데나 실례하는 경우가 있다. 이럴 때는 사랑으로 다스려야 한다. 이 세상 모든 동물에게 가장 잘 통하는 약은 바로 사랑이라는 것을 잊어서는 안 된다.

(3) 번 식

발정기가 되면 외음부가 조금 부풀어 오르며 약간의 출혈이 생긴다. 임신 기간은 종류에 따라 다양하다. 하지만 평균 4~7개월이다.

(4) 질병 및 예방

원숭이도 광견병 예방 주사를 맞아야 한다. 일년에 한 번씩 또는 2~3개월에 한 번씩 구충제도 먹여야 한다. 게다가 특히 여름철에는 날것이나 찬 것을 많이 먹이면 설사 등 배앓이를 할 수 있으므로 당연히 조심하여야 한다. 감기 등에도 신경을 써야 한다.

원숭이는 특히 이물질을 잘 먹는다.

비상약 등은 원숭이의 손이 닿지 않는 곳에 깊숙이 넣어 놓고 동전 크기의 작은 물품도 눈에 띄지 않는 곳에 놓아두어야 한다. 피부나 평소 행동을 잘 살펴야 하며 문제가 생기면 인근의 동물병원에서 수의사에게 상태를 보여야 한다.

5. 고슴도치

Ⅰ) 애완용 고슴도치

(1) 특 징

① 분류 : 식충목 고슴도치과

② 분포지역 : 유럽 ·동북 아시아 ·인도 ·남부 아시아 등지

③ 서식장소 : 평야지대의 삼림

④ 크기 : 길이 23~32 cm, 꼬리길이 약 18 mm

⑤ 생김새 : 몸길이 23~32 cm, 꼬리길이 약 18 mm이며, 네다리는 짧고 뭉툭한 몸집

⑥ 얼굴 및 몸의 배쪽 · 꼬리 ·네다리를 제외하고는 날카로운 침 모양의 털이 촘촘히 있다.

⑦ 수명 : 사육의 경우 약 6~10년

(2) 종류

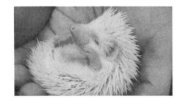

1) 알비노 고슴도치

흰색 피부와 흰색가시를 가지고 있음.
눈은 레드 빛을 가지고 있음

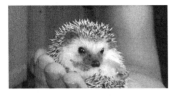

2) 시나몬 고슴도치

여러 가지 색상이 있음

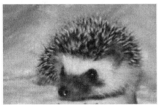

3) 플라티나 고슴도치

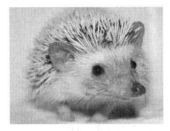

4) 실버차콜 고슴도치

전체적으로 은빛을 띠며 큰 귀가 특징이다.

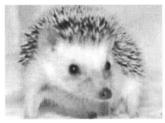

5) 스텐다드 고슴도치

피그미 종

(3) 고슴도치 관리

고슴도치는 분비선(scent gland)이 없기 때문에, 우리만 청결하게 유지해 주면 냄새가 나지 않는다. 일반적으로 먹이에 따라 냄새의 정도가 달라진다. 먹이에 습기가 많을수록 냄새가 나는 경향이 있다. 고슴도치는 애완동물로 기르기에는 많은 어려움이 따른다. 체온을 느끼고 함께 노는 것이 목적이라면 적당하지 않다. 하지만 기르다 보면 고슴도치도 점점 사람과 익숙해져 몸을 둥글게 곤두세우는 일도 적어진다.

① 케 이 지
별로 움직이지 않으므로 크기에 비해 작은 듯한 케이지를 활용하여도 충분히 사육할 수 있다. 함부로 아무 데나 올라가지 않으므로 전용케이지가 아니더라도 적당한

크가의 상자에 넣어 기르면 된다. 속이 깊은 상자라면 뚜껑을 안 덮어도 되지만 도망가는 경우도 있으므로 뚜껑을 덮어 두는 것이 좋다.

② 급 수

고슴도치는 그다지 물을 많이 먹는 동물은 아니므로 큰 급수기는 필요가 없다. 잘 뒤집어지지 않게, 무게가 있는 그릇을 넣어 주면 좋다.

③ 먹 이

지렁이 같은 벌레류, 동물의 시체 등 동물성 먹이를 주로 먹고산다. 고슴도치의 전용 먹이는 아직 나와 있지 않다. 그래서 개 사료를 주식으로 하고 가끔 귀뚜라미, 지렁이 등을 별미로 주면 된다.

단 동작이 너무 빠른 곤충은 부적당하므로 주의해야 한다.

④ 고 르 기

고슴도치는 젖을 떼고 얼마 지나지 않은 것(생후 6 - 8주가 지난 후)을 데려오는 것이 좋다. 이 시기의 고슴도치는 독립적이고 새로운 주인에 잘 적응한다.

(4) 번 식

① 암·수 구별

수컷은 성기 (sex organ)가 코에서 배까지의 거리의 2/3정도에 위치하며 큰 배꼽 같은 모양을 하고 있다. 암컷의 성기는 항문 근처에 있고, 그 양 옆으로 젖꼭지들이 있다.

② 번 식

대체로 봄과 가을에 번식하며 임신기간은 약 40일이다. 한번의 출산으로 4~7마리의 새끼를 낳는다. 생후 3주가 되면 어미를 따라 걷게 되며 6~7주가 되면 젖을 떼게 된다. 생후 6-8주부터 새끼를 낳을 수가 있지만, 적어도 4-6개월이 되지 않으면 번식시켜서는 안 된다. 새끼를 너무 일찍 낳게 되면 어미로서의 역할을 수행하기 어렵고 수명도 짧아질 수 있기 때문이다.

완전히 성숙하는데 8개월 이상이 소요된다.

6. 애완용 거북

Ⅰ) 거북이에 관한 기초 지식

(1) 거북이란 ?

파충류 중 가장 오래 전부터 존재해온 동물로서 화석종으로는 중생대 트라이아스기 이후의 지층에서 발견되었다. 이들 화석종은 현존하는 거북류와 별 차이가 없으나 진화의 과정은 전혀 알 수 없다. 거북의 조상으로 보이는 에우노토사우루스(Eunotosaurus)는 늑골이 편평하고 둥그스름하게 몸을 둘러싸고 있다. 현재 지구상에 사는 것은 12과 240여 종이 알려졌으며 한국에서는 바다거북과의 바다거북, 장수거북과의 장수거북, 남생이과의 **남생이, 자라과의 자라 등 4종이 알려져 있다. 거북류는 특수한 피부와 등딱지 및 배딱지를** 가지는 점에서 다른 파충류와는 구별된다. 일부 바다거북류를 제외하고 현존하는 거북의 대다수는 강이나 못·늪 등의 물에 살면서 육지 생활도 하는 수륙 양서(兩棲)의 습성을 갖고 있는데, 이 서식 상태는 2억 3천만 년을 살아온 거북의 대표적인 모습이었을 것으로 추정된다.

(2) 분 류

거북은 척추동물 파충강 거북목에 속하며, 거북목(Testudines 또는 Chelonia)은 다시 머리를 구부리는 방법에 따라 다음과 같이 나눈다. 곡경아목(曲頸亞目:Pleurodira)은 머리가 딱지 속에 들어가지 않는 종류로서 쉴 때는 긴 목을 옆으로 굽혀 딱지 가장자리에 머리를 대고 쉰다. 가로목거북과와 뱀목거북과가 있다.

잠경아목(潛頸亞目:Cryptodira)은 머리가 딱지 속으로 완전히 들어가는 종으로서 딱지 속에서 목이 세로 방향 S자 모양으로 굽는다. 거북과·바다거북과·장수거북과· 자라과 등 9~10과로 분류된다.

한국·일본 등지에 분포하는 것에는 바다거북류 외에 남생이·자라 등이 있다.

(3) 형 태

거북의 몸은 머리·목·몸통·꼬리·다리 등으로 이루어지는데, 몸통의 등은 딱딱한 등딱지로 덮여 있으며 배를 덮고 있는 배딱지는 피부에서 생기는 뼈 성분의 판으로 되어 있다. 척추와 늑골은 이 골판의 뒷면에서 하나로 되어 있다. 골판 위에는 각질판이 덮여 있는 데, 각질판의 모양과 배열은 그 아래의 골판과 비슷하나 크기와 수가 달라서 합쳐진 자리가 골판의 합쳐진 곳과 어긋나므로 매우 튼튼하다.

(4) 생 태

육상생활을 하는 거북은 대부분 초식성이지만 잡식성도 있고 그렇게 특수한 동물은 아니다. 이빨은 없고 그 대신 칼 모양으로 된 각질 용골돌기가 위·아래턱에 1개씩 있으며, 이것으로 먹이를 잘라 먹는다. 호흡은 2개의 폐로 하는데 등딱지와 배딱지가 이어져 있으므로 흉부를 크게 늘릴 수는 없다. 대신 폐 옆에 있는 1쌍의 근육으로 폐강(肺腔)을 넓혀 숨을 들이쉬고 배에 있는 1쌍의 근육을 이용해서 내장을 폐 쪽으로 밀면서 숨을 토해낸다. 물속에 있을 때는 입으로 물을 마시고 뱉어내면서 인후점막으로 피부호흡을 한다. 어떤 종류는 항문으로 물을 넣고 빼면서 그 안에 있는 맹낭(盲囊)으로 산소교환을 한다. 거북류는 난생으로, 육지에 사는 종이나 물에 사는 종 모두 물속에서 교미한 뒤 육지에서 알을 낳는데, 보통 한배에 10~30개를 낳으며 바다거북이 100~200개로 가장 많이 낳는다. 알은 습도와 온도에 따라 1~3개월 지나 부화한다. 수명은 수십 년에서 100년 이상 사는 것까지 다양하다.

2) 애완용 거북이 관리

(1) 집

수조에는 유리용과 플라스틱용이 있으며, 유리용이 청명함과 깨끗함을 유지하기에 플라스틱용 보다는 더 권장 할만 하다. 수조 안은 헤엄칠 수 있는 공간과 육지공간으로 나눌 수 있으며 헤엄 칠 수 있는 공간이 육지 공간 보다 더 넓게 만들어야 한다. 육지공간은 자갈이나 평평한 큰 돌 등을 놓아두면 되고 새끼 거북의 경우 육지의 경사가 너무 높으면 올라가기 어려우므로 올라가기 쉽게 해주어야 한다. 물은 수돗물을 하루 이상 받아 두었다가 사용해야 하며 깊이는 새끼 거북의 경우 등딱지가 잠길 만큼만 넣어주면 되고 어른거북의 경우는 거북의 3배 이상 물을 넣어 주어도 된다.

(2) 먹 이

거북의 먹이로는 인공사료가 나온다. 하지만 인공사료만을 먹이게 되면 영양섭취가 부족할 뿐만 아니라 거북이들이 쉽게 싫증을 낼 수 있다. 따라서 오징어뼈, 채소, 과일류 등을 번갈아 가며 먹이면 좋다. 모든 먹이는 잘게 썰어서 먹기 좋게 해주어야 한다.

살아있는 먹이로는 귀뚜라미, 지렁이, 작은 금붕어 등이 있다.

(3) 고르기

우선 행동을 유심히 보면서 가장 활발한 거북을 선택한다. 집었을 때 바동바동 대거나 빠져나가려고 한다. 아주 건강하다는 증거다. 눈은 또렷한지 부었는지 확인해야 하고 등갑은 선명해야 하며 병이나 상처가 있는지 확인해야 한다. 껍질은 딱딱한지 확인하여야 한다. 만약 얇다고 생각이 들거나 손가락으로 눌러질 정도라면 아직 발육이 되지 못한 것으로 보거나 영양결핍의 문제라고 생각 하여야 한다.

(4) 암수구별

새끼 거북의 경우 쉽게 구별이 힘들지만 몇 달이 지나면 확인 할 수 있다.

거북을 뒤집어 보았을 때 꼬리 쪽에 항문이 있으며 항문이 등갑에 가까우면 암컷이고 등갑에서 항문이 멀면 수컷이다. 수컷의 경우 앞 발톱이 뒷발톱보다 2배 이상 길다.

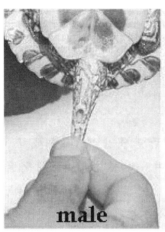 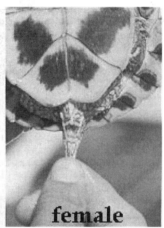

(5) 기타 사육 시 주의 사항

① 물은 3일에 1번 정도는 갈아주어야 하며 물이 더럽다고 생각이 들면 하루나 이틀에 한번 정도 갈아 주어도 된다.

② 물의 온도는 23도에서 30도 사이를 유지시켜야 하며 25도 정도를 적정온도라고 생각하면 되고 온도계 구입은 필수다.

③ 자외선이 쬐는 곳에서 일광욕을 해주어야 하며 시간은 30분에서 1시간 정도가 적당하다. 유리창을 통과하는 빛은 소용이 없으며 일사병의 위험이 있으므로 그늘진 곳도 함께 만들어 주어야 한다.

④ 거북을 만지거나 물갈이를 한 후에는 반드시 비눗물로 손을 깨끗이 씻어야 한다. 살모넬라균이 존재 할 수 있으므로 손을 깨끗이 씻는 것은 필수다.

3) 거북의 종류와 특징

(1) 청거북

청거북·빨간귀거북이라고도 한다. 몸길이는 수컷 약 15.6cm, 암컷 약 20cm로, 최대 29cm까지 자란다. 등딱지(갑)는 부드러우며 완만하게 구부러져 있다.

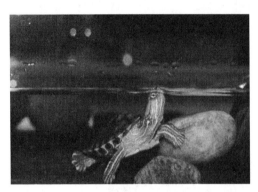

등딱지의 빛깔은 진초록색으로 노란색의 줄무늬가 있다. 눈의 바로 뒤쪽에 붉은색 무늬가 있는 것이 특징이며 여기에서 이름이 비롯되었다. 아래턱은 둥글고, 뒷발가락은 다른 수생동물처럼 막으로 연결되어 있다. 수생동물로서 물이 많고 비교적 흐름이 약한 호수나 큰 강에서 주로 살며, 작은 웅덩이에서도 볼 수 있다. 주위에 늪지대와 같이 물풀이 많은 곳을 좋아한다. 알을 낳을 때나 새로운 서식처를 찾아 나설 때가 아니면 물가를 떠나지 않는다. 어릴 때는 육식성이지만 나이를 먹으면서 초식성으로 변하고 어른이 되면 대부분 수생식물만을 먹는다.

번식기는 3~7월이다. 암컷은 해변에 산란할 곳을 정한 후 몸속에 저장되어 있는 물을 마른 흙 위로 내보내 축축하게 한다. 여기에 뒷발를 이용해 지름 7~25cm, 깊이 2.5~10cm 되는 구멍을 판다. 이 구멍에 1년에 5~22개의 알을 낳는다. 부화하는 데 걸리는 시간은 2~3개월이며, 경우에 따라서는 부화한 후에도 산란장소를 떠나지 않고 이듬해 봄에 나오기도 한다. 성적으로 성숙하는 데에는 수컷은 1년, 암컷은 3년이 걸린다.

가장 많이 알려져 있는 거북이다. 자연 상태에서 수명은 약 20년이다. 원산지는 미국으로 인디애나주에서 뉴멕시코주까지, 텍사스주에서 멕시코만까지 널리 분포한다. 한국에서는 애완용으로 키운다. 그러나 종교적인 방생을 비롯해 여러 이유로 자연에 놓아주면서 생태계 파괴를 불러왔다. 이로 인해 지금은 수입이 금지되어 있다.

(2) 남생이

등딱지 길이는 20~25cm이며 30cm에 이르는 것도 있다. 등딱지는 진한 갈색인데, 가장자리가 매끄럽고 앞 끝이 둥글게 패어 있으며, 뒤끝은 깊게 패어 있다. 각 딱지에는 누런 녹색 테두리가 쳐져 있고, 드물게 희미한 검정무늬가 있다. 등 가운데 선의 융기는 낮으며 검정색이다. 배딱지는 등딱지와 길이가 거의 같다. 머리 뒤쪽은 잔비늘로 덮여 있고, 옆면 가장자리에는 노란색의 불규칙한 세로줄이 여러 개 나 있다. 네 다리는 넓은

비늘로 덮여 있다. 민물에 살며 잡식성으로
물고기·갑각류·수생식물 따위를 먹는다.
사육할 때는 빵이나 지렁이도 잘 먹는다.
6~8월에 물가 모래에 구멍을 파서 4~6개의
알을 낳는다. 민간이나 한방에서는 자양·
강장·보신 등에 효능이 있다고 알려져
약으로 이용하는데, 배딱지를 말려서
달여 먹거나 알 또는 가루로 만들어 복용

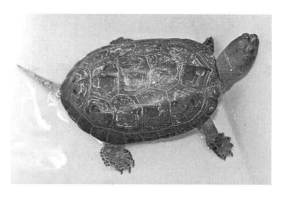

하기도 한다. 한국·일본·중국· 타이완 등지에 분포한다.

(3) 악어 거북

등딱지(갑)의 길이 45cm, 몸무게 15kg이다. 등딱지의 빛깔은 칙칙한 갈색 또는 황갈색
이며 개체에 따라 검은색인 것이 있다.

목·다리·꼬리는 노란색이고 머리는
검은색이다. 머리는 크고 갈고리 모양의
턱이 있다. 목과 다리에 혹처럼 생긴
돌기가 있는 것이 특징이다. 등딱지
뒤쪽에는 톱니처럼 생긴 이빨이 있고
배딱지는 매우 작다. 꼬리는 길이가
몸길이와 비슷하며 톱날처럼 생긴 용골을
가진다. 교미기는 4~11월이다. 난태생
으로 암컷은 몸속에서 충분히 자란 알을

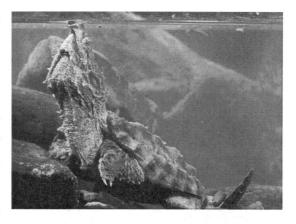

모래땅에 구멍을 파고 낳는다. 한번에 낳는 알의 수는 약 83개이며 날씨에 따라 부화기
간은 9~18주 걸린다. 특이한 점은 암컷이 정액을 수년간 저장할 수 있다는 것이다.
이로써 암컷은 교미와 관계없이 연중 어느 때라도 알을 낳을 수 있다.

민물과 기수역에서 살며, 몸을 숨기기 좋도록 바닥이 진흙으로 되어 있거나 수생식물이
많은 곳을 좋아한다. 때때로 코와 눈만 빼고 자신의 몸을 진흙 속에 감추기도 하는데,
대개 먹이를 기다릴 때 이런 행동을 한다. 독립생활을 하고 활동영역은 매우 좁다. 물에서
멀어지면 잔인해지다가 다시 물속으로 오면 온순해진다. 북쪽으로는 캐나다 노바스코샤주
에서 남쪽으로는 멕시코만과 텍사스주 남부에 분포한다. 특이한 외모 때문에 애완용
으로도 많이 기른다.

(4) 돼지코거북
● 원산지 : 동남아시아
● 특징: 입이 툭 튀어나와 머리부분이 길어 보이며 끝 부분에 한 쌍의 콧구멍이 돌출
      되어 돼지코거북이라 불린다. 육식성으로
      같은 종끼리 서로 싸우기도 한다.

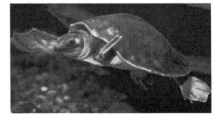

(5) 뱀목거북
● 원산지: 동남아시아
● 특징: 초록색의 등갑과 몸을 하고 있으며 다른 종류와
      달리 목이 길어 등갑속으로 집어넣지 않고
      머리를 등갑에 바짝 붙여서 목을 보호한다.

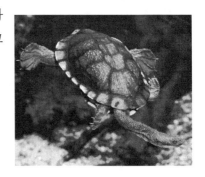

(6) 바다거북

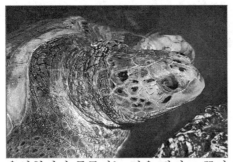

등딱지 길이가 1.3m에 이르는 개체도 있지만
보통은 1~1.2m이고, 몸무게는 180~300kg이다.
푸른색 또는 갈색 무늬가 있는 방패모양 등딱지와
네 다리 및 머리 부위에 있는 커다란 비늘판이
주요 특징이다. 배쪽은 대개 누런 흰색이며 네 다리
밑에 흑갈색 무늬가 생기는 것도 있다. 머리는
유선형이며 주둥이는 짧은 편이고 끝이 둔하다. 등딱지의 앞가장자리는 둥글게 패여 있고
뒷가장자리는 톱니모양을 하고 있다.

늑갑판은 4쌍이고 앞이마판은 1쌍이다. 바다거북류 중에서는 유일하게 체온을 높이기
위하여 뭍에 올라와 일광욕을 하는 것으로 알려졌다. 주로 해조류를 뜯어먹으며 가끔
동물성 먹이도 잡아먹는다. 새끼거북은 육식성으로 바다에 사는 무척추동물을 잡아
먹는다.

한배에 100~200개의 알을 모래 해변에 낳는데, 네 다리가 지느러미 모양이고 힘이 세서 사는 곳과 알을 낳는 장소가 1,000km 이상 떨어진 경우도 있다. 고기와 알의 맛이 뛰어나 식용으로 남획되고 있다. 태평양과 인도양의 열대 및 아열대·온대 해역에 널리

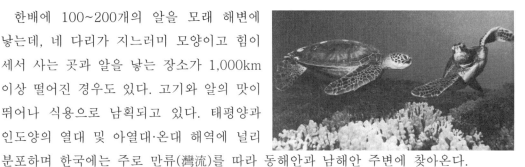

분포하며 한국에는 주로 만류(灣流)를 따라 동해안과 남해안 주변에 찾아온다.

(7) 별거북

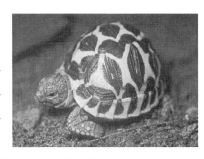

● 원산지 : 스리랑카 , 인도
● 특징 : 등갑에 별 모양의 무늬가 있어 붙여진 이름
　　　　 이다. 등갑이 작고 귀여우며 성격이 매우
　　　　 온순하며 애완용으로 각광 받는다. 채소를
　　　　 즐겨 먹는 채식동물이다.
● 관리 : 반건조지역의 기후와 비슷한 환경으로 맞추어야 한다. 주간에는 27도, 야간에는
　　　　 22도정도의 온도를 유지하도록 한다. 주간에는 5-6시간 정도 스팟 지점을
　　　　 만들어 어항의 한쪽구석이 36도 이상이 되도록 해야 한다. 습도조절이 중요
　　　　 하며 습도를 높이기 위해 스프레이로 분무기에 거북에게 직접 닿지 않도록 한다.

(8) 버미즈 (Burmese Star Tortoise)

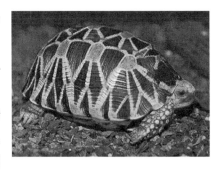

● 학명 : Geochelone platynota ; Testudo
　　　　 platynota
● 원산지 : 미얀마 (이라와디강-버마에서 벵골만으
　　　　 로 흐르는 강)
● 특징 : 이 종은 등갑의 scutes를 제외하고는
　　　　 Indian Star Tortoise와 거의 흡사하다.
　　　　 또한 습성이나 사육방법이 확실하지
않으며 그 서식지의 환경을 토대로 추정될 뿐이고 현재는 거의 멸종위기에 처해 있다.

(9) 엘롱가타(Elongated Tortoise)

● 학명 : *Indotestude elongata; Testude elongata*
; Gechelone elongata

● 원산지: 등갑의 윗면은 평평하고 약간 노란색 계열
에서 갈색계열의 색깔에 군데군데 불규칙적인
검은 반점이 보인다. 머리와 목은 노란색을
띄고 육중한 다리는 돌기가 있는 듯하며
열은 회색이다. 어린개체의 경우 갑장은

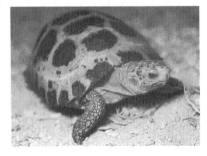

베이지 색에 무늬가 선명하기 않지만 성장하면서 near marginal scute는
선명하게 구분된다. 성체의 경우 머리색은 밝은 노란색을 띈다.

서식지에서는 수풀 덤불이 있는 초원(grassland)에서 아주 활동적으로 움직
이며 다른 육지거북과 달리 높은 습도가 요구된다. 특히 비가 올 때나 내린
직후에 매우 활발하며 선선한 여름 날씨보다는 높은 온도를 좋아한다. 이 종은
초식성에 가깝지만 일반적인 사육 하에 있어서 소간이나 강아지 사료 같은
먹이가 공급되어져야 한다.

적절한 사육온도는 25℃ 내외이며 따뜻한 시즌에는 실외사육이 필요하다

7. 애완용 파충류

Ⅰ) 뱀 [snake]
파충강, 뱀목, 뱀아목에 속하는 동물의 총칭

파충류 중에서 가장 특수하게 진화한 동물군으로 몸이 가늘고 길며, 다리·눈꺼풀·귓구멍 등이 없고 혀는 두 가닥으로 갈라져 있다. 중생대 백악기에 도마뱀과 같은 조상에서 갈라져 나온 것으로 추정된다. 다른 동물과 달리 뱀은 좁은 체강(體腔)에 적응하여 내장 기관이 좌우가 아니라 앞뒤로 떨어져 있으며, 왼쪽 폐는 거의 기능을 하지 않거나 퇴화 되어 없어진 종이 많다. 현재 지구상의 온대·아열대·열대 지역에 2,800여 종이 알려져 있고, 특히 열대지방에 많은 종류가 분포한다.

(1) 뱀의 분류
동물분류학상 뱀목은 도마뱀아목과 뱀아목으로 나뉘며, 뱀아목은 두개골이나 눈의 구조 등에서 도마뱀아목과는 뚜렷이 구별된다.

분류법에는 뱀아목을 무아류(無牙類)·후아류(後牙類)·구아류(溝牙類)·관아류(管牙類)로 나누고 다시 외부적인 특징에 따라 몇 개의 과(科)로 나누는 종래의 방식을 비롯하여 여러 가지 새로운 분류법이 발표되었으나, 여기서는 영국 대영박물관의 언더우드 방식을 채택하기로 한다. 이 경우 뱀아목은 머리의 골격과 조직계 및 외부생식기의 모양과 구조 등에 따라 다음과 같이 3군 11과로 분류된다.

(2) 뱀의 생태
뱀의 몸은 비늘로 싸여 있는데, 이들 비늘은 1개씩 떨어지지 않는 피부로 이어져 있으며, 비늘은 종에 따라서 매끄러운 것도 있고 용골 돌기가 달린 것도 있다. 표피의 바깥층이 오래되면 눈 부분까지 포함하여 표피 전체를 뒤집어 탈피한다. 눈에는 눈꺼풀이 없고 대신 투명한 피부의 비늘로 덮여 있다. 시력은 매우 약해서 아주 가까운 거리의 물체만 볼 수 있다. 귀는 퇴화되어 겉귀가 없으며, 가운뎃귀도 1개의 뼈만 있어 소리를 들을 수 없다. 그러나 지면을 통한 진동에는 매우 민감하고 혀를 통한 후각이 잘 발달 하였다. 혀는 두 가닥으로 갈라져서 냄새를 맡는데, 혀로 맡은 냄새 입자는 코와 입천장에 있는 1쌍의 야콥슨기관(Jacobson's organ)에 전달되어 물체를 식별하게 된다. 미각기관은 없다. 다리가 없기 때문에 몸을 이동할 때는 몸을 구부리고 곡선의 정점에 힘을 주어 끌어당기면서 앞으로 나간다. 배비늘[腹鱗]은 기와 모양으로 뒤쪽을 향해 겹쳐져 있어

미끄러지지 않고 직선 또는 지그재그로 전진할 수 있다.

사막에서 사는 독사의 일부는 몸을 회전하는 것처럼 하여 옆으로 이동하는데 이를 사이드와인딩(sidewinding)이라 한다. 식성은 모두 육식이며 곤충이나 척추동물을 잡아 먹는다. 먹이를 잡는 방법은 종에 따라서 다르다. 입 안쪽으로 향한 이빨로 빠져나가지 못하게 먹이를 물어 삼키는 종이 있는가 하면, 몸으로 감아서 질식시킨 뒤 먹기도 하고 독을 퍼트려 죽인 다음에 먹는 것도 있다. 아래턱 중앙에 탄력 있는 인대(靭帶)가 있어서 자유롭게 입을 벌려 큰 먹이도 삼킬 수 있는데, 먹이는 항상 머리 쪽부터 삼킨다. 소화 기관은 다른 척추동물과 같지만 비교적 짧은 편이고 위액의 소화력이 강해서 먹이로 삼킨 척추동물의 뼈까지 녹일 수 있다.

(3) 뱀의 생식

뱀의 수컷은 주머니 모양의 교미기가 2개 있으며 보통 때는 뒤집어서 몸속에 넣고 있다가 교미할 때 1개만 꺼내 사용한다. 정자는 교미기 표면에 있는 홈으로 흘러나오고 암컷은 대부분 정자를 오랫동안 질(膣) 속에 보존할 수 있다. 출생 방법에는 난생과 난태생이 있는데, 난생은 대체로 얇은 가죽질의 알을 습한 곳에 낳아 주위로부터 수분을 흡수하여 부화하도록 한다. 부화 기간은 빠른 것은 1일, 늦은 것은 수십 일이 걸린다. 대부분의 뱀은 알을 보호하지 않는다. 새끼뱀은 주둥이 끝에 있는 난치(卵齒)로 껍질을 자르고 알 밖으로 나오며, 그 후에도 어미의 보호를 받지 않는다. 난태생의 경우에는 복강 안에서 양막(羊膜)에 싸인 채로 있다가 새끼 뱀이 되어 태어난다. 난태생을 하는 종류 중에는 양막을 통하여 어미로부터 직접 영양을 공급받는 것도 있다.

(4) 애완뱀의 종류 및 사육정보

① 콘 스네이크

● 서 식 지 : 미 국
● 명　　칭 : 영명:Corn Snake , 학명: Elaphe guttata guttata
● 성체크기 : 약 1m~1.8m
● 특　　징: 콘 스네이크는 색상이 예쁘고 크기가 작으며, 순한 성격 때문에 애완용으로 인기가 많은 뱀이다. 특히 색상의 유전공학적인 시도를 통해 매우 다양하고 아름다운 COLOR의 콘 스네이크를 키울 수 있게 되었다. 나무를 잘 타고 나무에서 돌돌말리는 모습을 보는 즐거움이 있다.

①-1 온도 및 습도

콘 스네이크는 고온 저습한 기후가 원산지 이므로 낮 기온은 28~32도로 맞추어주고 밤 기온은 20~24도를 맞추게 되면 좋다. 스네이크 류는 배가 따뜻한 것을 좋아하며 이는 소화증진과 식욕촉진에 매우 중요하다. 때문에 기온보다는 바닥온도를 따뜻하게 해 주는 것이 중요한데, 주의할 점이 있다. 온도계는 기온을 측정하는 위치에 있는 경우가 많기 때문에 실제로는 기온보다 바닥온도가 더 높은 경우가 있으므로 이점을 세심하게 신경 쓴다.

습도는 60% 안팎으로 유지 해 준다. 파충류는 스스로 체온을 유지하지 못하고 더우면 찬 곳으로 이동하고 추우면 더운 곳으로 이동하면서 체온과 몸의 신진대사활동을 조절한다. 따라서 사육장의 온도를 일률적으로 유지시키는 것보다는 사육장바닥을 따뜻한 곳과 조금 시원한 곳이 함께 만들어 지도록 고려하는 것이 좋다. 요령은 바닥의 절반 정도만 열선이나 바닥히터가 닿도록 깔아주는 것이다. 만일 여유가 된다면 먹이소화에 도움이 되는 락-히터를 설치 해 주면 매우 좋은 선물이 된다.

①-2 먹이의 공급

콘 스네이크는 새끼 때는 핑키(마우스 새끼)를 먹고 어른이 되면 마우스나 작은 동물들을 먹는다. 핑키는 갓 태어난 마우스 새끼 이므로 살아있는 상태로 오래가지 못한다. 때문에 상할 염려가 있으므로 주로 냉동보관 후 먹일 때 꺼내서 더운물에 녹이고 물기를 제거하여 먹인다. 때때로 조금 더 큰 핑키를 주문하면 먹이를 먹이며 살아있는 채로 보관 할 수도 있다. 콘 스네이크는 물만 충분히 주면 먹이를 한 달 정도 안 먹어도 살 수 있다. 대체로 먹이공급은 4~7일에 한 번 정도 먹인다. 먹이를 줘도 안 먹으면 2~3일 후에 다시 주는 방법으로 재시도 한다. 먹이를 기피하는 증상(거식)을 보일 때도 있는데 허물을 벗는 시기이거나 배부분의 온도가 낮아 소화가 잘 안되는 경우이다. 혹은 너무 자주 핸들링을 하여 스트레스와 소화불량에 시달릴 수도 있다. 이때는 온도를 더 높여주거나 락히터 등을 설치 해 주면 많은 도움이 된다. 또, 콘 스네이크는 물을 먹으므로 항상 신선한 물을 공급해 주어야 한다.

①-3 탈 피

뱀은 성장하면서 피부가 자라지 않기 때문에 허물을 벗게 되는데, 애완용 뱀을 키우게 되면 허물 벗는 모습을 자주 볼 수 있다. 이 때 습도가 너무 낮으면 허물이 잘 벗겨지지 않을 수 있으므로 습도유지는 매우 중요하다. 때문에 항상 몸을 담글 수 있는 크기의 물그릇을 넣어준다. 그리고 단단하고 표면이 거친 유목이 있으면 이곳에 허물이 스치면서 마찰이 생겨 허물벗기에 도움이 된다. 탈피 전에는 눈이 뿌옇게 변하게 되는데 이것이 거식(먹이거부)과 함께 중요한 탈피의 징조이다.

①-4 기 타

콘 스네이크는 주로 야행성이므로 주간활동은 적은편이다.

많은 사람들이 파충류의 살모넬라균을 두려워하는데 사실 개나 고양이를 포함한 거의 모든 애완동물에게는 살모넬라균이 있지만 건강한 사람들의 면역체계로는 간단한 접촉으로 인한 질병의 가능성이 매우 적으므로 안심해도 된다.(하지만 접촉 후 에는 반드시 손을 닦는 습관을 갖는다.). 콘 스네이크는 물만 충분히 주면 한 달 동안이나 먹이를 안 먹고도 살 수 있으므로 긴 여행 시에도 별 문제가 없다.

하이포 콘스네이크

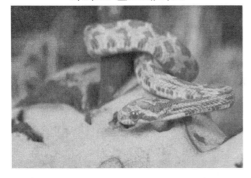

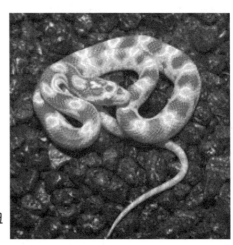

알비노 콘스네이크

노멀 콘스네이크

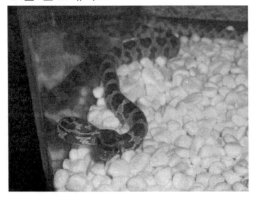

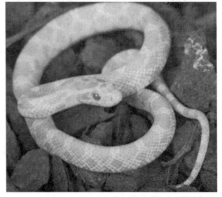

스노우 콘스네이크

② 킹 스네이크

● 서 식 지 : 멕시코와 미국의 사막, 강기슭, 삼림지, 해발 2000m의 농경지 등
　　　　　　광범위한 지역에서 발견됨.

● 명　　 칭 : 영명: king Snake , 학명: Lampropeltis getulas

● 성체크기 : 약 1m 내외

● 특　　 징 : 킹 스네이크는 독이 없으며 사람을 물지 않는다. 가늘고 기다란 모양의
　　　　　　귀여운 모습과, 광택 있는 검은색과 흰색이 조합된 멋진 무늬가 아름
　　　　　　답다. 마니아들에게 가장 인기 있는 애완동물 이기도하다.

②-1 번 식

짝짓기는 3~6월에 하며, 5~8월에 4~20개의 알을 낳는다. 부화기간은 47일~81일
사이 이며, 갓 태어난 새끼들의 길이는 20cm가 넘는다. 완전 어른이 되는데 걸리는
기간은 3~4년이다. 성체의 길이는 대략 1m정도이나 1.8m의 기록도 있다.

②-2 온도 및 습도

킹 스네이크는 기온은 28~32도로 맞추어주면 적당하다. 사육장 내부의 온도는 스팟
램프나 열선, 바닥히터 등으로 높여줄 수 있다. 파충류는 배가 따뜻한 것을 좋아하며
이는 소화증진과 식욕촉진에 매우 중요하다. 때문에 기온보다는 바닥온도를 따뜻하게 해
주는 것이 중요한데, 주의할 점이 있다. 온도계는 기온을 측정하는 위치에 있는 경우가
많기 때문에 실제로는 기온보다 바닥온도가 더 높은 경우가 있으므로 이점을 세심하게
신경 쓴다.

습도는 60% 안팎으로 유지 해 준다. 파충류는 스스로 체온을 유지하지 못하고 더우면
찬 곳으로 이동하고 추우면 더운 곳으로 이동하면서 체온과 몸의 신진대사활동을 조절
한다.

따라서 사육장의 온도를 일률적으로 유지시키는 것보다는 사육장바닥을 따뜻한 곳과
조금 시원한 곳이 함께 만들어 지도록 고려하는 것이 좋다. 요령은 바닥의 절반 정도만
열선이나 바닥히터가 닿도록 깔아주는 것이다. 만일 여유가 된다면 먹이소화에 도움이
되는 락-히터를 설치 해 주면 매우 좋은 선물이 된다.

②-3 먹이의 공급

킹 스네이크는 새끼 때는 핑키(마우스 새끼)를 먹고 어른이 되면 마우스나 작은 동물들을 먹는다. 핑키는 갓 태어난 마우스 새끼 이므로 살아있는 상태로 오래가지 못한다.

때문에 상할 염려가 있으므로 주로 냉동보관 후 먹일 때 꺼내서 더운물에 녹이고 물기를 제거하여 먹인다. 때때로 조금 더 큰 핑키를 주문하면 먹이를 먹이며 살아있는 채로 보관 할 수도 있다. 킹 스네이크는 물만 충분히 주면 먹이를 한 달 정도 안 먹어도 살 수 있다. 대체로 먹이공급은 4~7일에 한 번 정도 먹인다. 먹이를 줘도 안 먹으면 2~3일 후에 다시 주는 방법으로 재시도 한다.

먹이를 기피하는 증상(거식)을 보일 때도 있는데 허물을 벗는 시기이거나 배부분의 온도가 낮아 소화가 잘 안되는 경우이다. 혹은 너무 자주 핸들링을 하여 스트레스와 소화불량에 시달릴 수도 있다. 이때는 온도를 더 높여주거나 락히터 등을 설치 해 주면 많은 도움이 된다. 또, 킹 스네이크는 물을 먹으므로 항상 신선한 물을 공급해 주어야 한다.

②-4 탈　피

킹 스네이크는 성장하면서 피부가 자라지 않기 때문에 허물을 벗게 되는데, 애완용 뱀을 키우게 되면 허물 벗는 모습을 자주 볼 수 있다. 이 때 습도가 너무 낮으면 허물이 잘 벗겨지지 않을 수 있으므로 습도유지는 매우 중요하다. 때문에 항상 몸을 담글 수 있는 크기의 물그릇을 넣어준다. 그리고 단단하고 표면이 거친 유목이 있으면 이곳에 허물이 스치면서 마찰이 생겨 허물벗기에 도움이 된다. 탈피 전에는 눈이 뿌옇게 변하게 되는데 이것이 거식(먹이거부)과 함께 중요한 탈피의 징조이다.

②-5 기　타

킹 스네이크는 더운 여름기후 에서는 야행성이 되며, 적당한 기후 에서는 이른 아침과 늦은 저녁 시간대에 가장 활발하게 움직인다. 많은 사람들이 파충류의 살모넬라균을 두려워하는데 사실 개나 고양이를 포함한 거의 모든 애완동물에게는 살모넬라균이 있지만 건강한 사람들의 면역체계로는 간단한 접촉으로 인한 질병의 가능성이 매우 적으므로 안심해도 된다.(하지만 접촉 후 에는 반드시 손을 닦는 습관을 갖는다.)

킹 스네이크는 물만 충분히 주면 한 달 동안이나 먹이를 안 먹고도 살 수 있으므로 긴 여행 시에도 별 문제가 없다.

주의 : 킹 스네이크는 같은 종이라도 서로 잡아먹기도 하므로 합사는 금물이다.

캘리포니아 킹 (데저트 스프라이프)

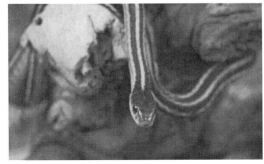

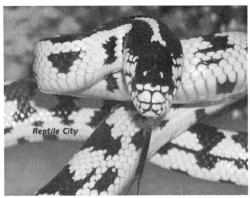

캘리포니아 킹 (데저트)

킹 스네이크 (콘스탈 벤디드)

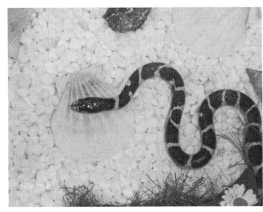

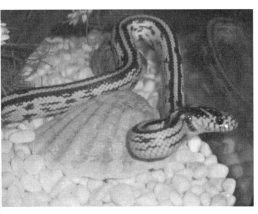

캘리포니아 킹(코스탈 스트라이프)

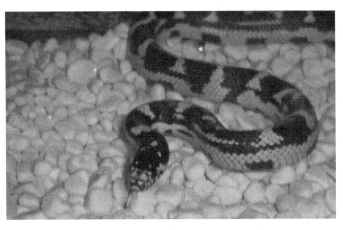

캘리포니아 킹(코스탈 에브런)

③ 리본 스네이크
● 서 식 지 : 미 국
● 명   칭 : 영명: Ribbon Snake, 학명: Thamnophis suaritus
● 성체크기 : 50cm ~ 70cm
● 특 징 : 리본 스네이크는 가터스네이크와 같은 종으로 매우 비슷하게 생겼다. 리본 스네이크는 습지에 사는 반수생(semi-aquatic)뱀으로 물고기나 다른 뱀, 족제비 등에 잡아먹히는데 적에게 꼬리를 잡히면 이들은 쉽게 꼬리를 떼어내고 도망간다.(하지만 도마뱀처럼 꼬리가 재생되지 않는다.) 때문에 리본스네이크를 키울 때 꼬리를 잡고 휘두르거나 당기는 행동은 금물이다.

③-1 번 식
짝짓기: 4~5월, 산란: 7~8월, 성체가 되는 기간: 2년, 수명: 15~20년

③-2 온도 및 습도
리본 스네이크는 낮기온은 23~29도, 밤기온은 20~23도로 맞추어주면 적당하다.
주의 : 31도 이상 올라가지 않도록 주의할 것. 사육장 내부의 온도는 스팟-램프나 열선, 바닥히터 등으로 높여줄 수 있다. 뱀은 배가 따뜻한 것을 좋아하며 이는 소화증진과 식욕촉진에 매우 중요하다. 때문에 기온보다는 바닥온도를 따뜻하게 해 주는 것이 중요한데, 주의할 점이 있다. 온도계는 기온을 측정하는 위치에 있는 경우가 많기 때문에 실제로는 기온보다 바닥온도가 더 높은 경우가 있으므로 이점을 세심하게 신경 쓴다.
습도는 70~85% 안팎으로 유지 해 준다. snake류는 스스로 체온을 유지하지 못하고 더우면 찬 곳으로 이동하고 추우면 더운 곳으로 이동하면서 체온과 몸의 신진대사활동을 조절한다. 따라서 사육장의 온도를 일률적으로 유지시키는 것보다는 사육장바닥을 따뜻한 곳과 조금 시원한 곳이 함께 만들어 지도록 고려하는 것이 좋다. 요령은 바닥의 절반 정도만 열선이나 바닥히터가 닿도록 깔아주는 것이다. 만일 가터스네이크가 먹이를 오랫동안 안 먹으면 내부 온도를 락히터 등을 설치 해 주면 식욕개선에 도움이 된다.

③-3먹이의 공급
리본 스네이크는 작은 물고기나 올챙이, 작은개구리 등을 먹는다. 리본 스네이크는 물만 충분히 주면 먹이를 한 달 정도 안 먹어도 살 수 있다. 대체로 먹이공급은 작은 물고기나

미꾸라지 등을 (큰 것은 잘라서)먹인다. 먹이를 줘도 안 먹으면 2~3일 후에 다시 주는 방법으로 재시도 한다. 먹이를 기피하는 증상(거식)을 보일 때도 있는데 허물을 벗는 시기이거나 배부분의 온도가 낮아 소화가 잘 안되는 경우이다. 혹은 너무 자주 핸들링을 하여 스트레스와 소화불량에 시달릴 수도 있다. 이때는 온도를 더 높여주거나 락-히터 등을 설치 해 주면 많은 도움이 된다. 또, 먹고 몸을 담글 수 있는 신선한 물을 항상 공급해 주어야 한다.

③-4 탈　피

리본 스네이크는 성장하면서 피부가 자라지 않기 때문에 허물을 벗게 되는데, 애완용 뱀을 키우게 되면 허물 벗는 모습을 자주 볼 수 있다. 이 때 습도가 너무 낮으면 허물이 잘 벗겨지지 않을 수 있으므로 습도유지는 매우 중요하다. 때문에 항상 몸을 담글 수 있는 크기의 물그릇을 넣어준다. 그리고 단단하고 표면이 거친 유목이 있으면 이곳에 허물이 스치면서 마찰이 생겨 허물벗기에 도움이 된다. 탈피 전에는 눈이 뿌옇게 변하게 되는데 이것이 거식(먹이거부)과 함께 중요한 탈피의 징조이다.

③-5 기　타

리본 스네이크는 성질이 유순하며 낮에 활동하는 주행성이다. 많은 사람들이 파충류의 살모넬라균을 두려워하는데 사실 개나 고양이를 포함한 거의 모든 애완동물에게는 살모넬라균이 있지만 건강한 사람들의 면역체계로는 간단한 접촉으로 인한 질병의 가능성이 매우 적으므로 안심해도 된다.(하지만 접촉 후 에는 반드시 손을 닦는 습관을 갖는다.) 리본 스네이크는 물만 충분히 주면 한 달 동안이나 먹이를 안 먹고도 살 수 있으므로 긴 여행 시에도 별 문제가 없다.

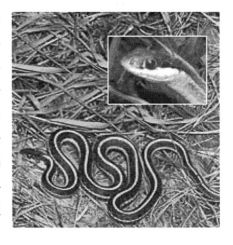

킹스네이크 와 콘스네이크의 차이점

구분	콘스네이크	킹스네크
학명	Elaphe guttata guttata	Lampropeltis getula californiae
성향	야행성	주행성
활동성	적음	많음
머리형태	길죽한 삼각형태	둥근형태
합사여부	같은종 합사가능	같은종 합사불가
식성	모든종 식성 왕성함	모든종 식성 왕성함
평균수명	12년	15년
해칠링크기	22cm~35cm	22cm~35cm
성체크기	1.5~1.8m	1.2~1.5
서식지	미국동부연안, 플로리다	캘리포니아, 네바다, 유타, 아리조나
사육난이도	쉬움	쉬움
부화기간	45~55일	60~80일
사육온도	찬곳 : 22~23도 / 더운곳 : 28~29도	
물접시위치	찬곳에 신선한물 공급	
먹이	핑키, 백쥐, 작은도마뱀	

8. 애완 도마뱀

1) 도마뱀의 특징
뱀목 도마뱀과의 파충류

몸길이는 47mm, 꼬리길이는 44mm이다. 몸은 보통 누런 갈색이고, 콧구멍에서 시작하여 귓구멍 근처에서 좁아졌다가 다시 넓어져서 꼬리에 이르는 짙은 갈색 띠가 나 있으며, 이 띠의 위와 아래는 흰색이다. 머리는 작은 편이고 길이가 짧다. 귓구멍은 크고 앞 가장자리 주위에 작은 비늘이 없다. 몸통 중앙부에는 28줄의 넓은 비늘이 덮여 있다. 꼬리는 원통모양이며 끝이 뾰족하다.

산간 초원이나 묵은 밭에서 살면서 곤충· 지렁이· 노래기 따위를 잡아먹는다. 위험에 부딪치면 꼬리를 흔들어 적을 유인한 다음, 꼬리를 잘라 적이 당황하는 동안에 도망쳐 숨는다. 꼬리는 바로 다시 생기지만 꼬리뼈는 생기지 않고 대신 연골 비슷한 흰색 힘줄이 생긴다. 한방 에서는 소변 불리· 신장결석· 방광결석· 습진 등에 효능이 있다고 해서 봄과 여름에 말려서 알이나 가루로 만들어 복용한다. 한국,· 일본,· 타이완,· 중국,· 타이,· 아메리카대륙,· 오스트레일리아 등지에 분포 한다

2) 애완도마뱀의 종류와 관리

① 비어드 드레곤

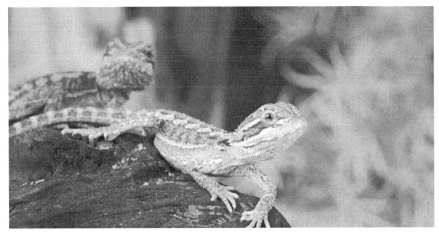

● 명   칭 : 영명:Bearded Dragon , 학명: *Pogona Vitticeps*

● 성체크기 : 약 55cm~60 cm

● 수   명 : 약 7~10년

특 징 : 비어드 드레곤은 순한 성격과 재미있는 몸짓 때문에 레오파드게코와 함께
　　　　가장 대중적인 애완도마뱀으로 사육되고 있다.
　　　　비어드 드레곤은 사람과 친숙하여 머리를 쓰다듬어 주면 좋아하고 먹이를
　　　　손으로 주어도 냉큼 받아먹는다.
　　　　암수를 쌍으로 키우면 번식도 잘되고 키우기가 쉬워서 초보 마니아 에게 매우
　　　　권장되는 도마뱀이다.

①-1 온도 및 일광욕

비어드 드레곤은 사육 시 낮 기온은 26~29도로 맞추어주고 밤 기온은 21~24도를
맞추게 되면 좋다. 비어드 드레곤은 일광욕을 통해 소화, 흡수에 필요한 생리작용을
하는데 도움을 얻는다. 때문에 스팟-램프 쪽으로 나뭇가지를 세워주면 자주 올라가서
일광욕하는 장면을 볼 수 있다. 그래서 비어드는 스팟-램프와 함께 락-히터를 설치
해 주면 매우 좋아한다.

①-2 먹이와 칼슘

비어드 드레곤은 육식과 채식을 5:5정도로 한다. 성장한 비어드 드레곤은 육식보다
채식의 비율을 조금 더 높게 해서 제공 해 준다. 육식은 귀뚜라미와 밀웜(거저리 애벌레)을
주고, 각종 야채와 과일을 먹인다. 귀뚜라미를 먹일 때 주의할 것은 식사가 끝난 후
남은 귀뚜라미를 사육장에서 반드시 꺼내 줘야 한다. 귀뚜라미는 먹이가 없으면
무엇이든 갉아대므로 도마뱀의 꼬리를 갉아먹어 상처를 내는 경우가 많다.

비어드 드레곤을 비롯한 대부분의 도마뱀에게 칼슘의 공급은 매우 중요하다. 칼슘이
부족하게 되면 MBD(Metabolic Bone Disease)라는 병에 걸려 뼈가 휘거나 쉽게
부러지고 발육이 부진하게 된다. 칼슘제를 먹이는 방법은 어릴 때에는 귀뚜라미에 칼슘제를
묻혀 먹이면 되고, 준 성체부터는 작은 그릇에 부어 놓으면 스스로 칼슘이 부족할 때마다
먹는다.

①-3 U V B

비어드 드레곤 에게 단지 칼슘제만 먹이고 UVB나 비타민D3를 제공 해 주지 않는다면
섭취된 칼슘이 제대로 몸속에 흡수가 되지 않는다. 비타민D3는 음식을 통해 섭취하는
방법과 태양광선의 UVB파장을 통해 얻는 방법이 있는데 먹는 방법은 과다섭취로 인한
부작용이 있을 수 있다. 때문에 태양 일광욕과 UVB등을 권장하고 있는데, 그러한 여건이
안 된다면 칼슘비타민제를 먹여야한다.

①-4 탈　피

　모든 파충류는 성장하면서 피부가 자라지 않기 때문에 허물을 벗게 되는데, 애완용 도마뱀을 키우게 되면 허물 벗는 모습을 자주 볼 수 있다. 이 때 습도가 너무 낮으면 허물이 잘 벗겨지지 않을 수 있으므로 습도유지는 매우 중요하다. 비어드드레곤이 허물을 벗을 때는 사육장습도를 분무기나 물그릇, 바닥에 물 뿌리기 등으로 높여주는 것이 좋습니다. 사육장내부의 은신처에 푸른 이끼 등을 물에 적셔 넣어주는 것도 좋습니다. 대부분의 도마뱀은 자신이 벗은 허물을 먹음으로서 영양분을 보충하는 모습을 보여준다.

①-5 기　타

　사육장내부에 반드시 물그릇을 넣어준다. 비어드 드레곤은 자라면서 턱 주변에 구렛나루처럼 돌기가 나오는데 마치 사자의 갈기를 닮은 멋진 모습이 된다. 이 때문에 턱수염 도마뱀 이라는 이름이 붙었다

② 레오파드게코

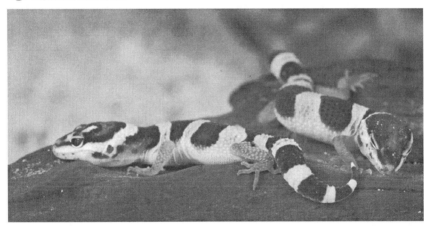

● 서 식 　지 : 인도,파키스탄,이란,이라크,아프가니스탄
● 명 　　칭 : 영명:Leopard gecko , 학명: Eublepharis macularius
● 성체 크기 : 약 18cm~23cm
● 수 　　명 : 약 20~25년
　특 징: 레오파드게코는 마치 인형을 보는 듯한 귀여운 생김새와 알록달록하고 화려한 무늬가 예뻐서 마니아들의 인기를 독차지하는 도마뱀이다. 가장 대표적인 애완도마뱀으로 대중적인 인기가 높으며, 사람의 손에 있는 먹이를 받아먹고 손위에도 쉽게 올려놓을 수 있다. 핸들링을 통해 교감을 할 수 있는 몇 안 되는

희귀한 도마뱀이다. 암수를 쌍으로 키우면 번식도 잘되고 키우기가 쉬워서 초보 마니아 에게 매우 권장되는 도마뱀이다.

②-1온도 및 습도
레오파드게코는 고온 저습한 기후가 원산지 이므로 낮 기온은 27~31도로 맞추어주고 밤 기온은 21~24도를 맞추게 되면 좋다. 습도는 60% ~ 65%로 유지 해 준다.

②-2먹이와 칼슘 공급
레오파드게코는 새끼 때는 거의 매일 귀뚜라미를 먹고, 준 성체부터는 이틀에 한 번 꼴로 귀뚜라미를 먹인다. 귀뚜라미를 몇 마리 먹일 것인지는 스스로 결정하게 된다. 보통 핀셋이나 손으로 귀뚜라미를 잡고 입 근처에서 흔들어 주면 잘 받아먹으며 배가 부르면 먹지 않는다. 귀뚜라미를 사육장 바닥에 풀어 놓고 줘도 잡아먹지만 좀 오랜 시간이 걸린다. 이 때 주의할 것은 식사가 끝난 후 남은 귀뚜라미를 사육장에서 반드시 꺼내 줘야 한다는 것이다. 귀뚜라미는 먹이가 없으면 무엇이든 갉아대므로 도마뱀의 꼬리를 갉아먹어 상처를 내는 경우가 많다. 레오파드게코를 비롯한 대부분의 도마뱀은 칼슘의 공급이 절대적으로 필요하다. 칼슘이 부족하게 되면 MBD(Metabolic Bone Disease)라는 병에 걸려 뼈가 휘거나 쉽게 부러지고 발육이 부진하게 된다. 칼슘제를 먹이는 방법은 어릴 때에는 귀뚜라미에 칼슘제를 묻혀 먹이면 되고, 준 성체부터는 작은 그릇에 부어 놓으면 스스로 칼슘이 부족할 때마다 먹는다.

②-3 U V B
레오파드게코는 야행성이므로 UVB가 필요 없다.

②-4 탈　피
모든 파충류는 성장하면서 피부가 자라지 않기 때문에 허물을 벗게 되는데, 애완용 도마뱀을 키우게 되면 허물 벗는 모습을 자주 볼 수 있다. 이 때 습도가 너무 낮으면 허물이 잘 벗겨지지 않을 수 있으므로 습도유지는 매우 중요하다. 대부분의 도마뱀이 허물을 벗을 때는 사육장습도를 분무기나 물그릇, 바닥에 물 뿌리기 등으로 높여주지만 레오파드게코는 대기 중의 습도가 항시 높은 것이 좋지만은 않다. 때문에 사육장내부의 은신처에 푸른 이끼 등을 물에 적셔 넣어주면 매우 좋다. 대부분의 도마뱀은 자신이 벗은 허물을 먹으므로 영양분을 보충하는 모습을 보여준다.

②-5 기   타

사육장내부에 반드시 물그릇을 넣어준다. 레오파드게코는 다양한 색상을 가진 변종을 개발되었으며 아름다운 색상을 얻기 위한 시도는 지금도 계속되고 있다. 다음과 같은 색상변종이 있으며, 한국에는 주로 노멀(Normal)이 많이 분양되었으며, 알비노와 블리자드가 그 뒤를 잇고 있다.

③ 그린에놀

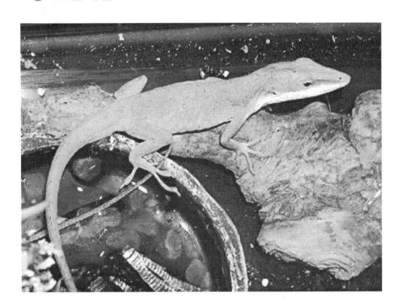

그린에놀은 활동성이 좋고 절대로 물지 않아 어린아이들에게도 매우 친근한 도마뱀이다. 또한 분위기에 따라 색이 그린과 갈색으로 변하기도 합니다. 그린애놀은 살아있는 귀뚜라미를 좋아한다. 물그릇에 깨끗한 물을 담아 주거나 사육장 벽면에 스프레이해 주면 잘 핥아먹는다.

성체가 된 수컷은 목   분에 부풀어 오르는 주머니가 생긴다.

● 최대크기 : 15 cm
● 수   명 : 평균4년(최장7년)
● 먹   이 : 귀뚜라미,그린애놀전용사료,렙티크리켓,밀웜
● 바닥재 : 이끼,렙티바크
● 램   프 : 일광욕용스팟램프,렙티썬 5.0 UVB등(또는 D3칼슘제)

④ 그린 이구아나

중남미 엘살바도르가 고향인 이구아나는 우리나라에 잘 알려진 애완용 파충류 중 하나이며,양상추, 배추,호박,과일,이구아나사료를 급여하면 잘 자란다. 뼈를 튼튼히 하려면 햇빛이나 UVB등을 반드시 비춰 주어야하며, 기어오르기를 좋아하는 이구아나를 위해 유목 등으로 언덕을 만들어 준다.

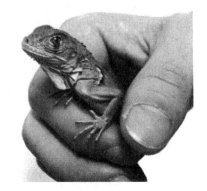

● 원 산 지 : 중남미
● 최대크기 : 120-150 cm
● 수　　　명 : 평균 13년 (최대20년)
● 먹　　　이 : 이구아나-캔 사료, 이구아나전용사료, 상추, 오이, 배추, 호박
● 히　　　터 : 락 히터 (선택)
● 램　　　프: 스팟-램프, 이구아나5.0등
● 바 닥 재 : 바크, 파충류 카펫

⑤ 베일드 카멜레온

위장술로 널리 알려진 카멜레온은 색을 자유스럽게 변화시킬 수 있는 동물로 우리에게 널리 알려져 있다.

아프리카와 유럽에서 기원이 된 이 동물은 산 지역을 포함한 따뜻한 기후조건에서 각기 다른 형태로 살아갈 수 있습니다. 그들은 주로 나무 가지나 줄기 등에서 생활하며 가끔씩 땅으로 내려오는 모험도 한다.

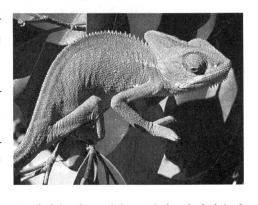

대부분이 알을 낳는 난생을 하는 반면 몇 종류는 태생을 하는 경우도 있다. 카멜레온의 먹이 포획습성은 개구리와 같이 아주 재빠른 동작으로 점액성의 긴 혀로 사냥감을 잡는다. 카멜레온은 비록 이상스럽게 느릿느릿한 것처럼 보이지만 매우 민첩하며 감각이 예민한 동물이다. 따라서 그들은 그들의 명성과 어울리게 아주 상냥하고 그들의 느린 몸동작 형식을 아름다운 색깔과 같이 즐길 수 있는 주인을 필요로 한다.

9. 관상어

Ⅰ) 관상어의 종류

(1) 구피 (Guppy)

구피는 '포에킬리아 레티큘라타'(Poecilia reticulata)를 학명으로 갖는 중남미 베네수엘라 원산의 열대어 이다

'열대어는 구피로 시작해서 구피로 끝난다.'는 말이 있을 정도로 대중적으로 인기가 있고 매력적인 물고기이다.

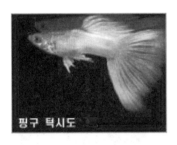

핑구 턱시도

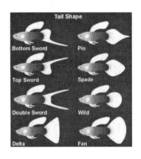

(2) 제브라 피쉬 (Zebra fish)

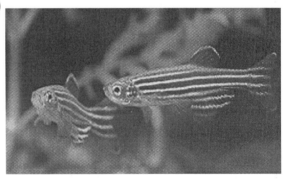

● 학   명 : Brachy daniorerio
● 원 산 지 : 아시아/오세아니아
● 사육 난이도 : 용이
● 적정 수온 : 18~25℃
● 수   질 : 중성
● 크   기 : 4cm
● 번식 난이도 : 쉬움

날씬한 몸에 측면이 약간 납작하며 두 쌍의 수염을 가지고 있으며, 감색과 금빛의 라인이 머리에서 꼬리지느러미까지 연결되어 있다. 매우 튼튼하여 기르는데 특별히 까다롭지 않아 초보자에게 알맞다. 물고기들이 뛰어 오르는 경우가 있으므로 어항 뚜껑을 덮어둔다.

(3) 엔젤 피쉬 (Angel fish)

- 원 산 지 : 남아프리카의 아마존, 기아나
- 성   격 : 온순
- 크   기 : 12 ~ 15cm
- 적 수 온 : 섭씨 25도
- p h   : 5.9

수명은 5년에서 7년 까지 인데 성장이 빠르고
성어가 되면 동작에 여유가 생긴다. 수질 변화에 민감하므로 물 관리에 유의해야 한다.
엔젤 피시의 가치는 색깔과 곧게 뻗은 지느러미, 특히 배지느러미에 의해 결정이 된다.
엔젤 피시의 우아함과 가치를 더욱 돋보이게 하기 위해서는 낮고 긴 수족관보다는 깊이가
있는 수족관에서 기르는 것이 좋다.

(4) 금붕어 (Gold fish)
- 잉어목 잉어과에 속하는 민물고기. 관상어(觀賞魚) 로서 유명하다.
- 학명(學名)은 황금색 고기라는 뜻이며, 원산지인
  중국에서 3-4세기 경 중국 남부 지방에서 발견된
  빨간 붕어가 원종으로 알려진다.

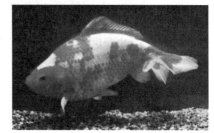

- 24 종 이상의 품종
- 산란시기는 4-7월

(5) 비단잉어 (fancy carp)

- 색깔이나 얼룩무늬가 아름답게 잘 어울려, 관상용이나
  애완용으로 이용되는 잉어의 총칭.
- 잉어의 돌연변이종인데, 돌연변이종끼리 교잡시키거나,
  돌연변이종과 잉어를 교잡시켜 개량을 거듭하여 만들어낸
  것으로, 빨간색·노란색·검은색·흰색 및 이들 빛깔의
  얼룩무늬가 어울린 아름다운 품종이다.
- 일본 특산으로, 현재 약 100여 품종이 있으며, 각각 그
  색깔이나 얼룩무늬에 따라 이름이 다르다

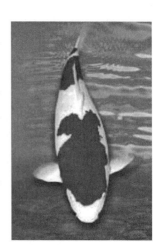

2) 관상어의 건강상태 점검 요소

여러 가지 중요한 요소가 있겠지만 크게 구분하여 체표면 관찰과 아가미 관찰이 중요하여 다음과 같이 나열한다.

(1) 체표면 관찰
● 어종의 고유 색깔이 상실되고 검게 변하거나 희게 변하는가, 관찰
● 체표면에 많은 점액이 분비되고 흰색을 나타날 때 세균이나 기생충 감염의심
● 비늘이 일어나거나 탈락되면 세균성 감염 의심.
● 체표의 궤양은 외상 및 수생균 등의 복합적인 감염 의심.
● 체표면의 출혈반점은 병원균 감염에 의한 염증으로 의심.
● 안구의 돌출은 세균성 감염 및 비타민 A의 부족 의심.
● 아가미나 지느러미의 부식은 세균 감염 의심
● 항문이 출혈되거나 팽창되면 장염이거나 기생충에 의한 내장 파열을 의심.
● 체표면에 물곰팡이, 백점, 수포 등이 있는지 관찰.

(2) 아가미 관찰
아가미는 어류가 호흡하는 기관으로써 물이 가장 많이 통과하기 때문에 물의 변화에 따라 가장 영향을 많이 받는 곳이다. 건강한 어류의 아가미는 선홍색에 가까운 붉은색인데 비하여 이상이 있으면 희거나 부분적으로 변색되면서 점액질이 되며 기생충이나 병원균에 노출되면 점액이 과다 분비되어 아가미를 끈적끈적하게 만들어 호흡기능을 저하시키게 되어 질식으로 죽게 된다.

3) 관상어 관리

(1) 물고기 구입 시 요령
초보자들은 물고기의 종류가 많고 다양하기 때문에 어떤 것을 고를지 망설이게 된다. 초보자들에겐 다음과 같은 조건을 살피고 사는 것이 좋다.
● 우선 값이 싼 것부터 키우는 것이 좋다.
● 같은 종이래도 색상이 아름다운 것을 고른다.
● 건강한 것을 고른다.
● 온순한 종류의 물고기를 고른다.

* 만약에 물고기를 다양한 종류를 고를 때에는 품종의 성질을 잘 파악해야한다.

가령 수마트라 같은 종류는 엔젤피쉬와 키싱구우라미 같이 동작이 느리고 지느러미가 긴 종류와 혼육하면 안 된다. 왜냐하면 수마트라는 지느러미를 뜯는 습성이 있기 때문에 상처를 줄 수 있다.

(2) 어항의 설치

어항의 설치 방법은 어항을 받침대 위에 놓은 후, 모래 2포 정도를 깨끗이 수돗물로 씻어 어항에 부어 넣는다. 모래 높이는 5~7 cm 정도면 무난하다. 수돗물을 25℃ 정도로 데워서 어항을 반정도 채운다음 깨끗이 씻은 유목 등을 넣는다. 이때, 쓸데 없는 장식물을 넣지 않는 것이 원칙이다. 수초로 아름답게 꾸미는 것이 한결 품위가 있을 뿐 아니라 물고기 에게 산소를 공급해 줄 수 있는 것이다.

① 수초 고르기

초보자들은 일단 값싸고 키우기 쉬운 것부터 시작해야 한다. 카붐바나, 멕시코산, 아마존, 스리랑카산 크립토코리이네 웬티 등이 키우기 쉬우므로 저렴한 것을 구입하여 심으면 된다. 수초를 선택할 때는 뿌리가 깨끗한지, 줄기에 흠이 있지는 않은지, 잎에 달팽이가 붙어 잇지 않은지 등을 확인하고 사야 한다.

② 히터와 여과기

히터와 여과기는 될 수 있으면 고급제를 사용해야 한다. 온도 눈금이 포함되어 있는 히터 등이 있으므로 이런 것을 구입하면 된다. 여과기로 수조의 환경을 항상 균형 있게 유지하기 위해서는 흡착 박테리아 작용으로 분해, 생물학적인 여과를 행하는 필터를 사용해야만 한다.

특수 브릴리안트 필터는 여과 박테리아가 붙어 살 수 있게끔 100~200리터짜리 어항인 경우 최소 8000 ㎠ 이상짜리 특수 스폰지 여과를 사용해야 한다. 한달에 두 번식 특수 스폰지를 수조 내 물과 같은 수온에서 다시 끼워 주기만 하면 된다.

(3) 물 관 리

① 물 교 환

물 교환은 수족관 안의 물고기수, 먹이의 양과 종류, 그리고 수초 상태, 필터 상태에 의해 좌우 된다. 이 조건이 적절히 관리가 된다면 1년 가까이 물 교환을 하지 않고 단지 물 보충만 시켜주면 된다. 하지만 이 조건에 맞지 않을 때에는 즉 물고기가 너무 많거나, 먹이가 너무 많이 주입되어 부패하게 되면 수조에 물을 갈아 줘야한다.

수질이 안 좋아 졌을 때에는 물 전체를 교환하지 않고 전체의 반이나 1/3정도씩 부분적으로 물을 갈아 주는 것이 좋다. (대략 두달에 1-2회 정도) 전체 물갈이는 6개월에 한번 쯤 하는 것이 좋다.

② 물교환 방법

물을 뺄 때에는 사이펀이나 호스를 이용해서 바닥에 있는 이 물질부터 제거한다. 전체 물갈이 때에는 물을 2/3정도 뺀 다음에 물고기를 다른 용기로 옮긴다. 이때 다른 용기에 수온은 꼭 같은 온도를 유지해야 한다. 물을 다 뺀 후 모래, 필터, 수족관 내부를 청소하고 다시 처음 설치한 요령대로 다시 재배치한다. 마지막으로 수온과 물의 상태를 맞춘 후 조심스럽게 물고기를 넣는다.

* 물은 가능하면 수돗물을 하루 정도 받아둔 상태에서 물갈이 약을 넣고 물의 상태를 맞춘다.

③ 먹이주는 법

● 사료에는 배합 사료와 산 먹이, 식물성 먹이로 나눈다.

● 배합 사료는 건조되어 과자처럼 만들어지거나 타블렛으로 시판된다.

● 먹이의 양은 정해진 시간(5-10분) 내에 완전히 먹어 버릴 수 있는 정도가 좋다.

● 많이 줄 경우 그 먹이가 남아서 부패되면 수질을 오염시킬 수 있다.

● 먹이는 하루에 몇 번 정해진 시간에 조금씩 주는 것이 좋다.

● 산 먹이는 영양도 풍부하고 소화도 잘 되므로 가장 바람직한 것이라 할 수 있다.

● 산 먹이에는 주로 실지렁이, 물벼룩 등을 쉽게 구할 수 있다.

● 산 먹이는 수조 내에 병균을 퍼뜨릴 수도 있기 때문에 주의해야 한다.

● 그래서 가급적 배합사료를 먹이고 한 달에 두세 번 산 먹이를 주는 것이 이상적이다. 물고기중에 식물성 먹이도 먹는 잡식성 물고기도 많다.

● 수조 내의 이끼도 역시 식물성 먹이이다. 블랙 몰리, 메기류 등이 물이끼를 좋아하는 종류다.

④ 관상어류의 질병발생은 수조의 수질이 좌우

실내에 관상어 몇 마리가 노니는 조그마한 수조 내부가 잠시도 쉼 없이 변화가 이루어지고 있다는 것을 이해하면 관상어 병의 50%는 예방 할 수 있다고 볼 수 있을 것이다. 계절에 따라 수온이 변하고, 고기의 성장과 생존 마리 수의 증가에 따라 용존산소량의 과부족이 결정되는가 하면 성장에 따라 사료급여량이 증가되면서 어류의 배설물이 증가되어 수중 암모니아, 아질산 및 질소량이 증가된다. 만일 수조에 이들 유해물질을 제거할 시설이 없거나 물의 교체가 늦어지면 수질은 오염되고, 병원균과 기생충이 증식되어 질병 발생의 원인이 되며 유독물질 때문에 저항력이 감퇴된 관상어가 병들게 될 것이다. 즉 병을 유발시키는 병원균은 물속과 바닥모래, 건강한 비단잉어나 금붕어 장내에서도 항상 검출되고 있지만 물고기의 유지기능에 의하여 이들 어류는 건강을 유지하고 있다가 수질이 나빠지거나 수온이 급격히 변하면 병원균에 대한 저항력이 떨어져 병증을 일으키게 된다. 일반적으로 관상어의 질병이 다발하는 원인은 크게 수질악화, 환경변화, 사료변패, 병원체 번식 등이 될 것이다.

4) 질병과 예방

(1) 관상어의 전염병

① 백점병

열대어에서 가장 많이 걸리는 병이다. 지느러미나 아가미에 희고 작은 반점이 생겨서 나중에는 몸 전체로 퍼져나간다. 심해지면 온 몸에 흰 점이 생기고 바닥에 비벼 된다. 피부에서 피가 나오며, 결국은 호흡 곤란으로 죽는다.

- 치료: 유산키니네나 메틸렌 블루를 투약한다. 수초가 있는 수조는 유산키니네를 투약한다. 메틸렌 블루는 수초를 해친다.

② 지느러미 썩음병

지느러미 끝이 썩어 들어가 마침내 온 몸에 퍼져서 죽는다.
- 치료 : 메틸렌 블루, 수용성 페니실린을 투약한다.

③ 솔방울병

물고기의 비늘이 일어나서 마치 솔방울같이 변한다. 심해지면 온몸이 붓고 죽는다.
- 치료 : 모나푸라신을 투약한다.

④ 마우스 펀거스병

물고기의 입이나 얼굴부위가 하얗게 썩어들어 간다. 심하면 먹이를 먹지 못하고 죽는다. 이 병은 전염성이 매우 강하다. 발견 시 격리시키고 치료를 한다.
- 치료 : 수용성 페니실린을 투약한다.

⑤ 수서균병

물고기의 몸에 흰솜과 같은 것이 붙고, 바닥에 몸을 비벼된다. 심하면 계속해서 몸을 바닥에 비비고 마침내 죽는다.
- 치료 : 메틸렌 블루를 투약한다.

(2) 질병의 예방

① 수족관 물속 환경의 이해

① 수돗물 사용 시, 물을 소독할 때 사용한 클로라민(Chloramine)과 염소 (Chlorine) 함유
② pH를 산성 또는 알카리성으로 만드는 용해화합물
③ pH를 안정시키는 탄산염과 중탄산염
④ 수증기와 같은 형태로 용해되어 있는 탄산칼슘과 탄산마그네슘
⑤ 탄산기 함유물질(유기물)
⑥ 암모니아 아질산염(Nitrite)과 같은 독성물질
⑦ 물고기에 해로운 세균, 바이러스 및 기생충 등이 함유되어 물갈이를 가능한 자주 하더라도 이 물질의 제거를 위한 조치를 하는 것이 좋다.

② 물갈이의 중요성

① 독소의 감소

② 수조속의 과다한 세균의 감소

③ 용해되어 있는 유기물질의 감소

④ 질산염과 인산염의 감소

⑤ 물의 완충작용을 돕는 자연적인 탄산염과 중탄산염의 공급

③ 수산약제 투약법-경구투약

① 투약시기 : 조기진단, 조기치료가 원칙이며 1일 폐사율이 0.3~0.5%일 때가 기준
이며, 이미 병이 중증인 경우 치료효과를 기대하기 어렵다

② 어체중의 파악 : 총어체중= 어류평균체중 * 방양마리수

③ 약제의 균일한 혼합

펠렛사료의 경우, 수용성약제는 물에 녹여 사료에 흡착(1일 사료투여량의 10%에
해당하는 물에 1일 투여량을 녹여 흡착)하여 그늘에 말려서 급여하고 물에 용해되지
않는 약제는 양어용 휘드오일에 현탁시켜 흡착(1일 사료량의 5~10%에 해당하는
오일에 1일 투여량을 현탁하여 흡착)시켜 급여한다.

④ 약제투약 시 사료투여방법

평상투여량의 50~60%의 사료에 약제를 혼합하여 투여하는 것이 효과적이고,
사료투여 시 2~3회로 1일 투여량을 나누어 주는 것보다 1회에 한하여 골고루
어류가 섭취하도록 유도하는 것이 바람직하다.

⑤ 과량 및 소량 과소투여

약제의 과잉투여는 경제적손실과 약물중독 등의 약해(식욕저하 중추신경이상 등)을
일으킬 가능성이 있고 약제의 과소투여는 치료효과에 미치지 못하므로 내성균의
발현을 조장시키기 때문에 예방투약 시에도 추천 용량의 높은 용량을 선택하여
투약일수를 준수하는 것이 중요하다.

④수산약제 투약법-약욕

약욕은 세균성 아가미병과 콜룸나리스병처럼 병원균이 어체 표면에 증식하는 질병과 편모충, 섬모충, 흡충 등의 외부 기생충 및 수생균에 대하여 약제를 병원체에 직접 접촉하게 하여야 할 때 이용한다.

① 투약시기 : 조기발견, 조기진단, 조기치료가 원칙이고 어류1일 폐사율이 0.3~
0.5%일 때 치료효과가 좋으며 외부상처나 식욕이 없는 어류, 선별,
이동시 약욕이 효과적이다.

② 물량의 파악 : 가로, 세로, 수심 1M 가 물 1톤임

③ 약욕처리전의 절식 : 약욕 1~2일전부터 절식시키면 약욕효과가 상승되고 어류는
포식시의 산소소비량이 공복 시보다 12~2배정도 소모된다.

④ 산소부족 대책 : 산소 공급기로 폭기를 실시하여 산소결핍 상황을 대비하고 펌프로
약액을 순환시켜 충분히 공급한다.

⑤ 약물의 독성작용에 영향을 미치는 요소
용존산소, 농도와 작용시간, pH, 기타 환경요인, 수온 등이 제 요소로 작용한다.
예를 들면 적정 수온인 20 이상이 되면 약분해가 빨라서 독성이 증가하므로 투약량을 적게 조절해야 하며 수온이 낮으면 약분해가 늦어져 약효가 떨어지므로 투약량을 적절히 증량시킬 필요가 있다.

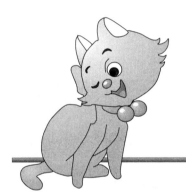

Chapter Ⅵ
애완곤충

Ⅵ.1 애완곤충

1. 애완곤충의 이해

일반적으로 곤충은 나비류와 갑충류로 나눌 수 있는데 나비류에는 호랑나비와 왕오색나비 등 그냥 보고만 있어도 좋은 아름다운 색상을 지니고 있는 나비류와 독특한 모양과 활동적인 건강함, 그리고 사육과 번식이 쉬운 장수풍뎅이와 사슴벌레, 꽃무지 등이 속하여 있는 갑충류가 최근 애완곤충으로서 자리매김하게 되었다

그 동안 곤충은 비단을 생산하는 산업곤충, 천적곤충을 이용한 방제곤충, 약재곤충, 식용곤충, 환경자원으로의 곤충 등으로 용도에 따라 분류하고 있는데 이 장에서는 사람들과 반려동물로서의 애완곤충과 애완곤충을 이용한 동물매개치료대하여 소개하도록 하겠다

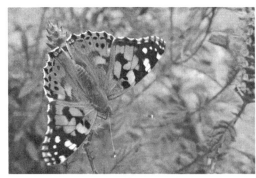
나비류-멋쟁이나비

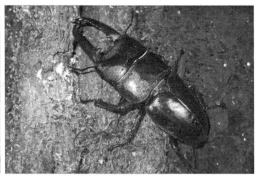
갑충류-넓적사슴벌레

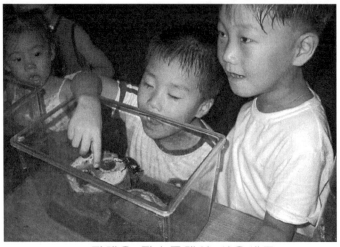
판매용 장수풍뎅이 사육세트

2. 애완곤충의 역사

애완곤충의 역사는 길지 않다. 과거 곤충을 가지고 노는 것은 세계 어느 나라의 어린이라도 할 수 있었던 놀이문화였다. 그때 당시만하더라도 굳이 애완곤충이라는 표현을 쓰지 않았으며, 돈을 주고 사지도 팔지도 않았다.

애완곤충이라 표현 된지는 약 15년 내외로 일본에서부터 곤충의 사육법과 번식법이 발달하면서부터이다.

특히 일본에서는 1999년부터 해외의 곤충이 수입이 허용되면서 곤충 샵(insects-shop)이 줄지어 늘어나고 비교적 사육과 번식이 어려운 사슴벌레까지도 번식과 사육이 일반화 하게 되었다.

우리나라는 마니아들의 끝임 없는 사육법 개발로 2000년대 초반 인터넷 사이트에서 곤충 샵이 문을 열면서부터 장수풍뎅이와 사슴벌레의 공식적 거래가 이루어졌고, 대량 사육하는 농장들이 생겨났으며, 대도시에서는 곤충을 판매하는 전문 곤충 샵들이 생겨 났다.

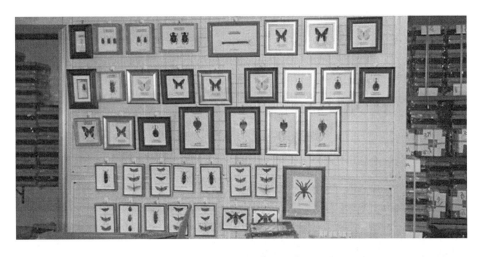

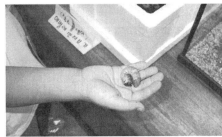

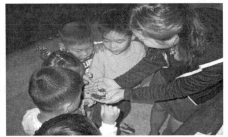

3. 애완곤충의 종류

1) 장수풍뎅이

  처음에는 부엽토를 먹고 자라는 비교적 사육과 번식이 쉬운 장수풍뎅이에서부터였다. 특히 장수풍뎅이는 일본 어린아이에게 최고의 인기가 있는 곤충으로 새해가 되면 어른들이 어린이에게 선물하는 풍습이 있었다. 그것은 장수풍뎅이의 생김새에서 기인하는데 일본의 무사(사무라이), 곧 사무라이의 투구를 닮았기 때문에 무사를 숭고해 여기는 일본문화에서는 더욱이 인기가 높을 수밖에 없었을 것이다. 장수풍뎅이는 일본말로 "가부토 무시"라고 하는데 가부토는 일본 장군의 투구를 말하며, 무시는 벌레이다. 영어로는 "제네랄 비틀(general beetle)" '제네랄 –장군', '비틀–갑충'이다. 우리나라 또한 "장수–풍뎅이"의 "장수(將帥)"는 장군을 나타낸다. 이름만으로는 무서울 듯도 하지만 장수풍뎅이는 깨무는 입이 없고 핥는 혀를 가지고 있어 위험하지도 않다.

  이렇듯 장수풍뎅이의 이미지는 애완곤충으로 사랑받기에 충분한 요소를 가지고 있다.

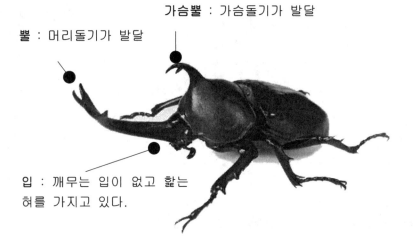

가슴뿔 : 가슴돌기가 발달
뿔 : 머리돌기가 발달
입 : 깨무는 입이 없고 핥는 혀를 가지고 있다.

장수풍뎅이(*Allomyrina dichotoma*)
분포 : 한국, 중국, 대만, 일본

  애완곤충을 기르는 나라는 대한민국, 일본, 타이완이다. 이들 세 나라가 애완곤충시장을 주도하는데 그 역사가 가장 깊은 것은 일본, 타이완, 대한민국 순이다.

  가장 인기를 누르고 있는 장수풍뎅이 종류는 대한민국과 일본, 타이완에 분포하는 장수풍뎅이(*Allomyrina dichotoma*)와 남미에 분포하는 헤라클레스장수풍뎅이(*Dynastes hercule*), 타이랜드를 대표하는 오각뿔장수풍뎅이(*Eupatorus gracilicornis*), 말레이시아를 대표하는 기데온장수풍뎅이(*Xylotrupes gideon*), 인도네시아와 동남아에 분포하는 카우카수스장수풍뎅이(*Chalcosoma caucasus*), 북미에 서식하는 멕시코의 코끼리장수 풍뎅이(*Megasoma pachecoi*)등으로 세계적으로 인기리에 사육되어지는 장수풍뎅이는 약 30종이 있다.

　우리나라에는 3종류의 외뿔장수풍뎅이(*Eophileurus chinensis*)와 남방장수풍뎅이 (*Oryctes rhinoceros*), 장수풍뎅이(*Allomyrina dichotoma*)가 서식하고 있지만 장수 풍뎅이(*Allomyrina dichotoma*)만이 큰 인기를 누리고 있으며, 앞의 두 종류는 크기와 관상 가치면 에서 인기를 얻기 못하고 있다.

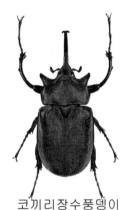

코끼리장수풍뎅이
(*Megasoma elephas*

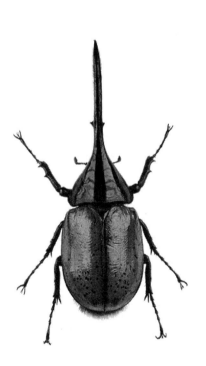

허리큐레스대왕장수푼뎅
이

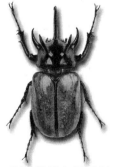

오각뿔장수풍뎅이
(*Eupatorus*

2) 사슴벌레

장수풍뎅이 다음으로 인기를 끌고 있는 것은 사슴벌레이다.

사슴벌레는 영어로는 "Stag Beetle"라고 하는데 'Stag-수사슴'을 뜻한다. 우리나라에서도 사슴벌레는 '수사슴의 뿔'과 닮아 있다하여 붙여진 이름이다.

사슴벌레의 뿔(큰턱)은 사슴벌레를 처음 보는 사람도 매료하기에 충분한 매력을 가지고 있다.

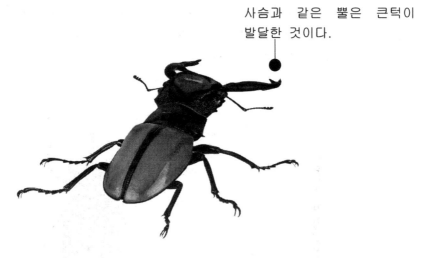

사슴과 같은 뿔은 큰턱이 발달한 것이다.

라코르다이레이멋장이사슴벌레(*Odontolabis lacordairei*)
분포 : 인도네시아 수마트라

사슴벌레는 세계적으로 1,200종류가 알려져 있는 가운데, 인기를 누리고 사육과 번식이 가능한 종은 약 50여종이 넘을 정도로 그 수가 많으며, 계속하여 사육과 번식법이 개발되고 있다. 우리나라에는 2002년도 농업과학기술원에서 발간한 '한국경제곤충' 풍뎅이상과 딱정벌레목편에 14종으로, 1994년 한국곤충학회와 한국응용곤충학회에서 공동으로 집필한 '한국곤충명집'에서는 16종으로 기록되어 있다.

그 중에서 왕사슴벌레(*Dorcus hopei*)는 수명이 길고, 대형종에다 성질이 온순하여 가장 인기를 얻고 있다. 다음으로는 우리나라에서는 크기가 가장 큰 대형종인 넓적사슴벌레(*Dorucs platymelus castanicolor*)가 대중적인 인기를 누리고 있으며, 사슴벌레(*Lucanus maculifemoratus dybowskyi*)와 톱사슴벌레(*Prosopocoilus inclinatus inclinatus*)가 매우 멋진 큰턱을 소유하여 인기를 얻어 사육되어지고 있지만 성질이 난폭한 편이다. 또한 환경부보호곤충으로 지정되어있는 두점박이사슴벌레(*Prosopocoilus astacoides blanchardi*)는 최근 사육과 번식법을 연구 중에 있으며, 인공번식에 성공하면 희귀성 때문에 큰 인기를 얻을 수 있을 것으로 기대된다.

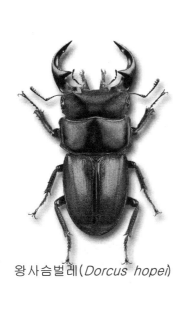

왕사슴벌레(*Dorcus hopei*)

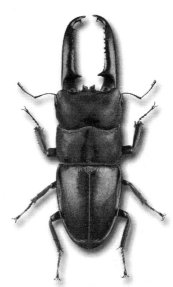

넓적사슴벌레
(*Dorucs platymelus castanicolor*)

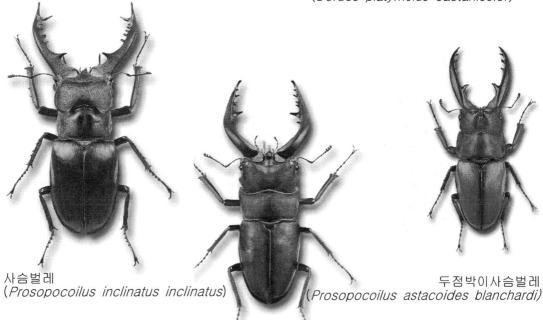

사슴벌레
(*Prosopocoilus inclinatus inclinatus*)

두점박이사슴벌레
(*Prosopocoilus astacoides blanchardi)*

톱사슴벌레
(*Prosopocoilus inclinatus inclinatus*)

　왕사슴벌레는 생활하고 있는 지역의 먹이 여건과 온도, 표고에 따라 같은 종이라 하더라도 그 형태나 특히, 큰 턱의 모양에 차이가 있다. 어떤 면에서는 바로 아래와 같은 형태의 차이가 각각의 사육법에 따라 달라지는 나만의 애완 곤충으로 애정이 싹트게 될 수 있는 요인으로 더 큰 장점이라 할 수 있다.

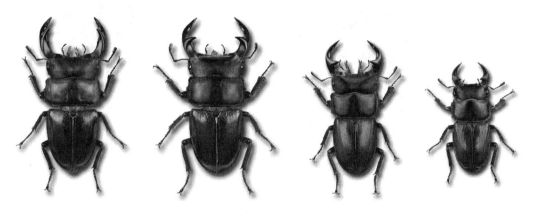

왕사슴벌레의 큰 턱의 변화

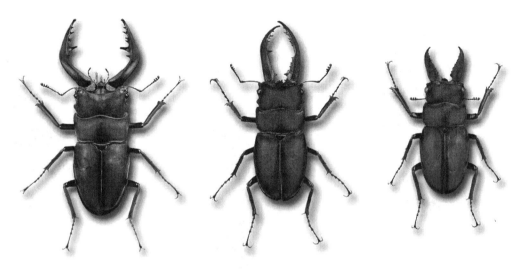

톱사슴벌레의 큰 턱의 변화

3) 꽃무지풍뎅이

　전 세계적으로 풍뎅이류는 약 20,000여종이 있으며, 장수풍뎅이와는 다른 꽃무지과의 꽃무지 풍뎅이는 관상용으로 수백 종 그 중 애완용으로 사육되어지는 꽃무지의 수는 약 80여종에 이르며, 생활사의 발견과 사육법의 발달로 그 종류는 더 많아지고 있다.
　우리나라에는 약 30종의 꽃무지가 알려져 있는데, 몇 종을 빼 놓고는 모두가 크기가 작아 큰 인기는 얻지 못하고 있다. 현재 사육되어지는 꽃무지는 약용으로 이용되어지고 있다가, 최근 관상가치와 애완용으로 사육이 발전되고 있다.

꽃무지는 특히 성격이 온순하고 위험성이 없으며, 아름다운 무늬와 색채가 다양하여 차기의 애완곤충으로 부각될 가능성이 매우 크다.

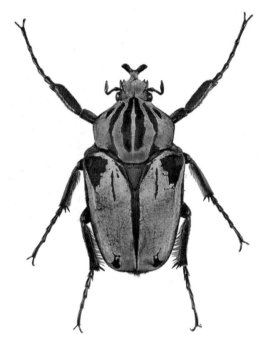

카시쿠스골리앗투스꽃무지(*Goliathus cacicus*)
분포 : 아프리카 콩고

위 사진 카시쿠스골리앗투스꽃무지는 100mm에 이르는 대형종으로 세계에서 관상용과 애완용으로 사육되어지는 인기 높은 꽃무지의 한 종이다.

3)-1 꽃무지풍뎅이의 종류

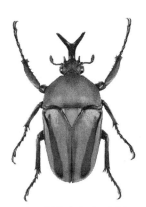

녹색줄사슴꽃무지
(*Eudicella gralli gralli*)

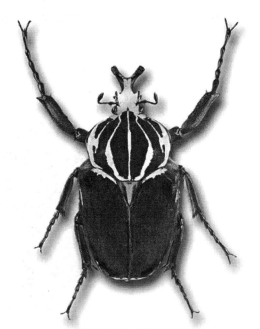

골리아투스대왕꽃무지
(*Goliathus goliatus*)

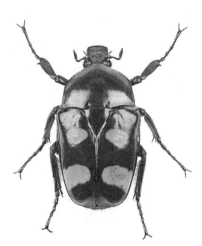

주모스네점박이꽃무지
(*Jumnos ruckeri*)

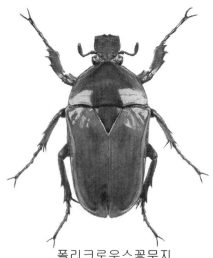

폴리크로우스꽃무지
(*Neptunides polychrous polychrous*)

4. 애완곤충의 선택

사람에게 정서적 안정을 주는 애완동물들이 현대 밀집된 상태에서 생활하다보니 남들에게 피해를 주는 사례가 많이 발생하고 있다.

애완견은 소리 내어 짖고, 대, 소변을 가리지 않고, 분비물을 흘리며, 애완고양이는 주인을 제외한 사람들에게 우호적이 아니며, 유기견과 유기고양이로서 도시의 골치거리가 발생하고 있는 가운데, 동물애호가들은 타인에게 피해를 주지 않으며, 사육공간도 적고, 분비물도 많이 나오지 않는 소동물 쪽으로 옮겨가는데 그 중 하나가 애완곤충이지만, 모든 곤충이 애완곤충으로 이용될 수 있는 것은 아니다.

사람들로부터 사랑을 받게 될 애완곤충의 선택은 다음과 같다.

애완곤충의 선택
① 위험하지 않아야하며,
② 고약한 냄새가 나지 않아야하고,
③ 질병을 전파하는 등 위생을 해치지 않아야하며,
④ 생김새가 타인에게 혐오감을 주지 않아야하며,
⑤ 위협을 주는 너무 강렬한 색상을 가지지 않아야하고,
⑥ 번식과 사육 및 관리가 용이하여야 하고,
⑦ 자연생태계에 큰 영향을 주지 않아야 한다.

따라서 애완곤충이란 관상가치가 있어야하고, 위험하지 않아야하며, 번식과 사육이 용이하여야 한다.

5. 애완곤충에서 치유곤충으로서의 발전.

과거 곤충은 사람들에게 단백질원으로서의 식용으로 이용되어졌고, 유용곤충으로서 사람들에게 비단옷을 제공하였다. 또한 꼭 필요한 약제 뿐 만아니라, 우리가 다 알 수 없는 지구 환경 계에서 각자 자기의 일들을 수행하여 왔다.

최근에 우리는 이러한 곤충들의 관계를 또 다른 각도에서 발전시키고 있는데 발전 방향은 다음과 같다.

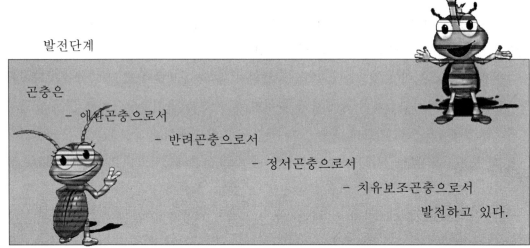

* 전북 부안군의 곤충캐릭터 '장수와 홍단이'

5-1. 곤충의 색체를 이용한 색상치료

색깔은 밝고 어둠 뿐 만아니라 차갑고 따뜻하며, 정열적이 기도하고 냉소적이 기도하다. 사람들은 이러한 색상이 가지고 있는 기능들을 이용하여, 감정을 표현하고 있다. 그림, 건축물 생활용품 등 모든 곳에 색깔이 적용되지 않는 것이 없는 가운데, 최근 색채가 가지고 있는 특성에 대한 사람들의 반응에 대한 연구가 더욱 구체화 되므로 정신적 변화를 줄 수 있는 색채 요법 "컬러 테라피"가 발전하고 있다.

1) 컬러 테라피의 이해

20세기에 발달한 현대의학은 각각의 개인별 인성의 차이로 인한 주변 환경에 대한 개인적 반응으로부터 발생되는 질병과 내재적인 마음에서 발생하는 질병은 종종 무시 되어 개인적 고급 치료법을 해결하지 못하였다.

최근 사람들은 많은 정보의 공유로 인하여 스스로에 맞는 자기 몸의 건강관리법을 다른 방법으로 여러 각도에서 찾고 있으며, 그와 같은 방법 중에 요가요법, 지압요법, 아로마 테라피 등 다채로운 보완 또는 대체 치료법이 연구되어 발전하고 있는 가운데, 색에 대한 연구가 독일의 심리학자 "에바 헬러"의 '색이 감성과 이성에 영향을 미치는 방식'이라는 책이 발간되면서 색을 이용하여 질병의 원인을 진단하고 치료에 도움을 주는 새로운 대체, 보안의학인 컬러 테라피에 대한 인식과 정의가 크게 발전하고 있어, 현재 개인 감성에 따른 질병의 원인과 치유가 가능한 색상의 종류가 매우 다양하게 개발되어지고 있다.

2) 곤충의 색상

곤충은 몇 억년동안 자연계에서 각자의 독특한 문양과 색채를 발달시켜 왔다.

그것들은 보호색 또는 경계를 하거나 서로의 짝을 찾기 위한 수단으로 발달되어 오는 가운데 곤충들이 가지고 있는 색상의 조화는 매우 안정적으로 잘 이루어져 있다.

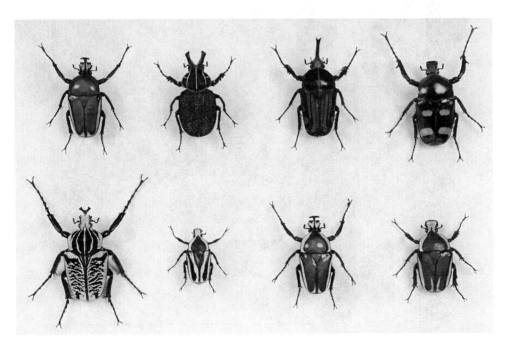

곤충은 명도와 채도, 보색대비, 광택과 무광택 그리고 독특한 문양까지도 갖추고 다양성을 확보할 수 있는 자연계에서 가장 완벽한 컬러 테라피의 요소라 할 수 있다.

3) 곤충의 색상을 이용한 컬러 테리피

색을 다시 정의 한다면 매우 전문적인 과학으로 명도와 채도의 균형을 잘 선택하고 혼합하여야만 목적된 색상의 조화를 이루어 낼 수 있어, 보는 이로 하여 목적을 유발하려면 매우 전문적이 되지 않으면 안 된다.

색상의 조화는 매우 전문적 뿐만 아니라 예술이 첨부된 과학이기 때문이다.

따라서 안정된 색깔과 무늬를 가지고 있는 애완곤충을 이용한다면, 색체에 대하여 전문적으로 공부하지 않고도 손쉽게 응용하여 곤충을 매개로한 색채요법을 활용할 수 있다.

아래는 곤충을 색깔과 모양을 이용한 컬러 테라피의 예.

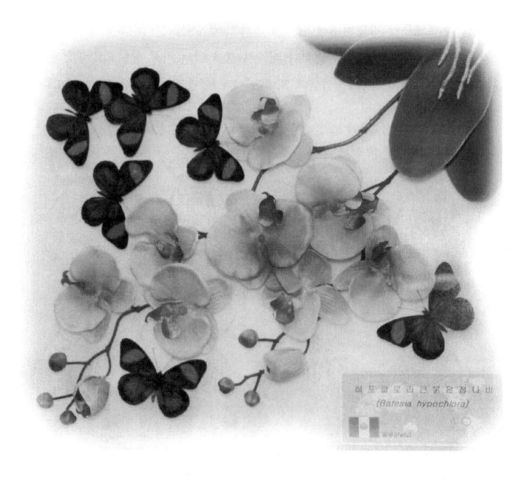

4) 기대효과

모든 동물들이 그러하듯 사람들도 살아가면서 사고로 다치기도 하고 질병에 걸려 아프기도 하는 가운데 특히, 사람들은 생로병사에 대한 두려움과 외부적 환경에 대한 두려움을 가지고 있다. 따라서 고등한 동물 일수록 "군중과 외로움"에 대한 알 수 없는 질병이 생겨나게 된다.

이러한 부분에서 정신적으로 맑고 육체적으로 건강한 삶을 누리기 위해서 마음을 다스리는 컨트롤이 필요하며, 이를 보조하기위한 보조 및 대체처방들이 최근 들어 각 분야 별로 발달하게 되었다.

그 것들 중 대표적인 방법으로는 물리적 힘을 가하는 요가요법, 안마요법 등이 있으며, 심신을 안정시키기 위한 명상 요법, 아로마 테라피(향기 요법)등 타인의 큰 도움 없이도 자율적으로 움직일 수 있는 치료 방법이 있는가하면, 타인 또는 간접적인 도움을 얻어야할 필요가 있게 된다.

간접적 도움을 주는 방법들은 육체의 직접적 치료보다는 정신적, 안정적 치료를 선행 하거나 동반하여 우울증, 자폐증, 등 정신적 질병에 보다 나은 결과를 안겨주는 사례들이 각각의 사례들을 통하여 발표되고 있다.

이러한 간접적 도움을 주는 것들은 대부분 살아있는 동물을 이용한 대체 치료법들인데 이를 동물매개치료(AAT)라 한다.

동물매개치료는 체온을 느끼게 하여 주며, 애정을 싹트게 하며, 웃음을 주기도 하고, 슬픔과 애착도 느끼게 하여 준다. 이러한 온갖 감성을 자아내고, 느끼는 것이 일반 사람 들이 생활하여 나아가는 일상일 것이다.

따라서 오히려 위에 나열한 일상적인 것을 하지 못하는 것이 곧, 정신적 질병으로 물리적, 화학적 치료방법으로만은 어려운 현대의학의 숙제로 남아있다.

이와 같은 문제를 해결하는 여러 방법 가운데 하나가 곤충의 색상을 이용한 컬러 테라피이며, 곤충이 가지고 있는 색상과 컬러 테라피의 빠른 이해로 보다 쉽게 새로운 보완, 대체의학의 차원으로 '애완곤충테라피'라는 또 하나의 동물매개치료법이 크게 발전되어 활용 될 수 있으리라 기대 된다.

IV.2 애완곤충의 사육과 관리

1. 애완곤충 사육의 의의

애완곤충을 사육한다고 하는 것은 곤충을 여러 가지 각도에서 관찰하고 곤충을 보다 잘 알기 위한 기회를 갖는 것이다.

먹이는 어느 것을 좋아하는지, 활동시간은 어느 시간대를 좋아하는지, 짝짓기는 언제 어떻게 하며 알은 어디에다 얼마나 낳는지 등 곤충의 습성을 관찰하는 것은 길러보지 않으면 알 수 없다. 이와 같이 곤충을 기른다는 것은 그 곤충이 자연 속에서 어떠한 생활을 하며, 어떠한 방법으로 그 들을 잘 이해할 수 있을까 생각하며 관찰해 나아감으로 해서 비로소 사육의 의미가 생기는 것이다.

2. 애완곤충 사육환경

곤충사육은 종류에 따라 사는 장소가 다르기 때문에 잘 기른다고 하는 것은 기르는 환경을 그 곤충이 살고 있던 장소와 될 수 있는 대로 비슷하게 해주는 것이다.

이 때 중요한 것은 겉모양만 비슷하게 할 것이 아니라, 그 곤충이 생활하여 나아가는데 필요한 여러 가지 조건을 충족시켜야 한다. 만약 이 조건들을 충족시키는 데 보다 손쉬운 다른 것이 있다면 그것을 사용하는 것이 보다 쉽고 성공률 높은 사육을 하는 중요한 요소라 하겠다.

최근 통풍성이 확보되고 관찰이 용이하며, 사육과 번식이 용이한 인공매트와 인공먹이의 개발 등. 투명한 프라스틱 사육세트의 발달로 애완곤충을 기르는 일은 그다지 어렵지 않게 되었다.

대표적인 애완곤충인 장수풍뎅이와 사슴벌레는 그 사육법의 발달로 누구나 쉽게 사육하여 번식시킬 수 있다.

3. 애완곤충의 사육

애완곤충을 사육하기에 앞서 기르려고 하는 곤충에 대한 정보를 파악하여 그 곤충에 대하여 자연 상태의 생활사를 충분히 익혀두는 것이 필요하다.

각 곤충에 대한 정보는 사육 시 발생되는 문제성과 보다나은 사육법을 개발하는데 꼭 필요한 정보를 얻을 수 있기 때문이다.

1) 장수풍뎅이 기르기

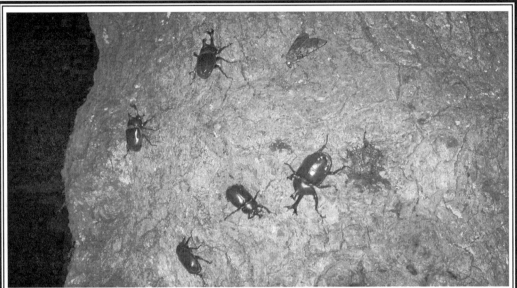

장수풍뎅이 ♂,♀(전북 부안 2002.7.28.)

● 국　　　명 : 장수풍뎅이
● 학　　　명 : Allomyrina dichotoma
● 분류적위치 : 동물계 절지동물문 곤충강 딱정벌레목 풍뎅이상과
● 크　　　기 : 35-75mm내외
● 분　　　포 : 한국, 중국, 일본, 타이완
● 생태 특징 : 우리나라 서부와 남부, 제주도에 분포한다. 최근에는 강원도의
　산림에 까지 서식하는 것으로 알려져 있다. 장수풍뎅이의 유충은 부엽토를
　먹고 성장하는데 산림에 있는 죽은 나무나 낙엽을 땔감으로 이용하지 않으면서
　부엽토가 많이 만들어지게 되어 장수풍뎅이의 생활 여건은 그 어느 때 보다도
　좋아졌다고 할 수 있다.
　성충은 7월부터 9월까지 가장 많이 출현하고 성충의 수명은 약 3개월이다.
　풍뎅이무리 중 가장 크고 힘이 세다. 수컷의 머리에는 긴 뿔을 가지고 있는
　것이 마치 장수의 투구를 연상시켜, "장수풍뎅이"라 이름 지어 졌다. 참나무류와
　밤나무의 수액에 잘 모여들며, 불빛에 잘 날아든다.
　최근 양식에 성공하여 애완용과 그 유충(굼벵이)은 중요한 약재로 쓰이고 있다.

(1) 장수풍뎅이 사육방법

장수풍뎅이 사육방법	
성충입식	장수풍뎅이 한 쌍을 채집 또는 분양을 받아 사육통에 입식시킨다. 사육통의 크기에 따라 수컷 1마리에 3마리의 암컷을 사육할 수 있다.(성충의 수명은 평균 3개월이다.)
산 란	짝짓기 후 10~15일정도 지나면 암컷이 매트(발효톱밥)속에 들어가 알을 낳기 시작한다. 산란수는 30개에서 50개정도이다.
부 화	짝짓기 후 3주정도가 되면, 성충을 다른 사육 상자로 옮긴다. 알은 온도에 따라 10일에서 2주일 정도면 부화 한다.
애벌레시기	애벌레는 자연에서는 부엽토를 먹고 자란다. 인공매트는 톱밥을 반쯤 발효시켜 놓은 것으로 인공매트를 사용하는 것이 손쉬우며, 애벌레의 똥이 1/3을 차지하면 똥을 걸러내고 새 매트를 넣어 준다. 매트의 표면이 마르지 않게 맑은 물을 뿌려 준다. 1령 애벌레가 10일정도 지나면 허물을 벗고 2령이 되고, 20일이 지나면 3령 애벌레가 된다.
번데기	유충이 3령 말이 되면 색깔이 하얀색에서 갈색으로 변하게 되면 번데기가 될 징조이다. 이때부터는 번데기가 방을 순조롭게 만들게 하기 위하여 매트를 교환하거나 건드려서는 안되며, 수분은 꾸준히 유지하여 준다.(평균 60%)
우 화	상온에서 번데기는 3~4주 만에 짙은 갈색으로 변하며, 성충으로 우화(탈피)하며 약 10일 정도 딱딱해질 때까지 안정기를 갖는다.
성 충	매트를 뚫고나온 장수풍뎅이는 성충으로 곧바로 먹이를 찾고 짝짓기에 나선다.
성충의 관리	성충은 바나나, 수박 등을 먹으나 인공으로 만들어진 곤충젤리를 넣어주면 보다 손쉽게 성충을 기를 수 있다.

장수풍뎅이의 육통

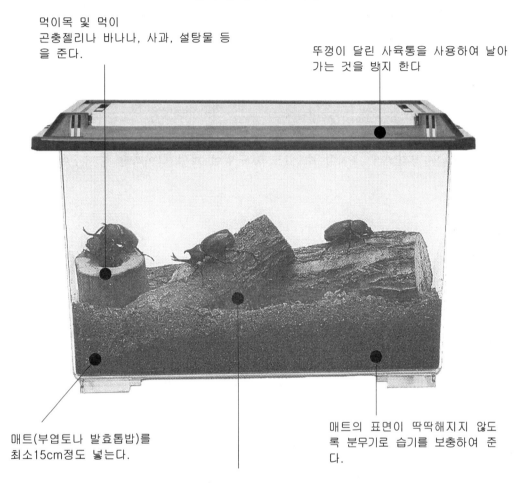

먹이목 및 먹이
곤충젤리나 바나나, 사과, 설탕물 등
을 준다.

뚜껑이 달린 사육통을 사용하여 날아
가는 것을 방지 한다

매트(부엽토나 발효톱밥)를
최소15cm정도 넣는다.

매트의 표면이 딱딱해지지 않도
록 분무기로 습기를 보충하여 준
다.

놀이목
참나무류의 놀이목을 넣어주어 넘어지는 것을 방
지한다.

1.사육통

사육통은 여러 형태가 있는데 장수풍뎅이 암수 한 쌍을 기준으로 플라스틱 사육통
300mm x 200mm이상의 것을 사용한다.

2.매트(발효톱밥)

매트는 산란까지 생각해서 수분이 알맞게 조절된 발효톱밥을 사용하고 깊이는 최소한
15cm이상 되게 하며 최하50%~최고65%를 넘지 않게 해 주어야한다.

3.유충병

애벌레를 키우는 통으로 발효톱밥을 넣은 후 알이나 애벌레를 한 마리씩 넣어준다. 산란을 받은 사육통에서 성충만을 분리시켜 그대로 유충을 사육하여도 좋다.

우화될 때까지 유충병에서 자라게 되며, 번데기가 될 때 까지 유충 1마리가 소비하는 발효톱밥은 약 1kg정도 이다.

4.먹이목

사육통 안을 청결하게 유지할 수 있도록 구멍이 파인 먹이목을 넣어주어, 매트의 오염을 막는다.

5.놀이목

장수풍뎅이는 뒤집어 지면 힘이 빠져 오래 살지 못한다. 따라서 뒤집어졌을 때 잡고 일어서도록 또한 장수풍뎅이가 놀이목을 오르내리며 운동할 수 있도록 도와준다.

6.먹이

먹이는 시중에 파는 젤리나 과일이면 충분합니다. 과일로는 바나나, 사과가 좋고 수박처럼 물 많은 과일은 오줌을 많이 싸 매트를 쉽게 오염시킨다.

장수풍뎅이 사육시 유의사항
온도는 20~30℃가 적당하다. 직사광선이 들지 않도록 하여야 한다. 자주 꺼내서 만지는 등의 스트레스는 주지 않도록 한다. 곤충이 뒤집혀져 있으면 바로 세워 주어야 한다. 매트(톱밥)가 마르지 않도록 한다. 모기향 같은 살충제에 노출되지 않도록 한다.

(2) 사슴벌레 기르기

사슴벌레 사육방법(넓적사슴벌레)	
성충입식	사슴베레 한 쌍을 채집 또는 분양을 받아 사육통에 입식시킨다. 사육통의 크기에 따라 수컷 1마리에 1마리의 암컷을 사육하는 것을 권장한다. (사육통이 클 경우 암컷 2~3마리 가능)
산 란	산란목을 넣어주면 짝짓기한 암컷은 산란목 밑부분을 쏠아 산란 2~3개의 산란을 한다.
부 화	알은 10~15정도면 부화한다. 짝짓기 후 3주정도가 되면, 산란목을 꺼내어 유충을 분리하여 유충병에 옮겨 담는다.
애벌레시기	애벌레는 자연에서는 주로 참나무류의 목질을 먹고 자란다. 애벌레의 인공먹이로는 버섯을 재배하기 위하여 만들어 놓은 균사병의 발효톱밥을 사용하는 것이 적당하며 사슴벌레의 종류에 따라 애벌레 시기는 1~5년이 걸린다.
번데기	3령 말이 되면 애벌레의 하얀색이 갈색으로 변하게 되는데 이때가 번데기가 될 시기이다. 사슴벌레의 번데기 시기는 상온에서 20~30일 정도이다. 건조되지 않도록 주변의 습도를 유지하여 주고 만지기 않도록 한다.
우 화	상온에서 번데기는 3~4주 만에 짙은 갈색으로 변하며, 성충으로 우화(탈피)하며 약 10일 정도 딱딱해질 때까지 안정기를 갖는다.
성 충	매트를 뚫고나온 사슴벌레는 성충으로 곧바로 먹이를 찾고 짝짓기에 나선다.
성충의 관리	성충은 바나나, 수박 등을 먹으나 인공으로 만들어진 곤충젤리를 넣어주면 보다 손쉽게 성충을 기를 수 있다.

사슴벌레의 사육통

산란목 및 먹이
곤충젤리나 바나나, 사과, 설탕물 등
을 준다.

뚜껑이 달린 사육통을 사용하여
날아가는 것을 방지 한다

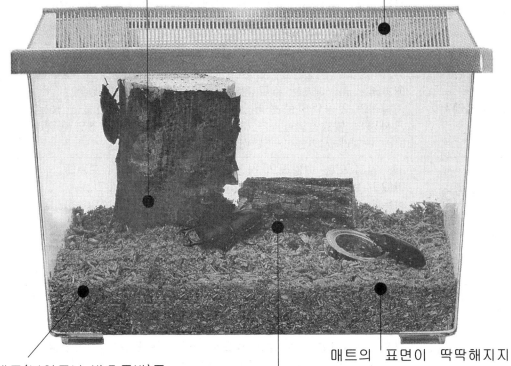

매트(부엽토나 발효톱밥)를
최소10cm정도 넣는다.

매트의 표면이 딱딱해지지
않도록 분무기로 습기를 보충
하여 준다.

놀이목
참나무류의 놀이목을 넣어주어 뒤집어
지는 것을 방지한다.

사슴벌레의 사육통 환경 역시 장수풍뎅이의 사육통과 동일하며 단지 산란을 받기
위한 산란목을 넣어주는 것이 조금 다르다.

참고 문헌

1. 애견종합관리학. 한국애견협회교육부편 (2004), 신흥메드사이언스

2. 애완동물관리사-동물사육관리실무. 애완동물관리사시험연구회 편 (2004), 양서원

3. 애완동물사육. 안재국 (2005), 부민문화사

4. 애견돌보기. 편집부 (2004), 21세기사

5. 애완견기르기. 조광원 (1995), 삼호미디어

6. 애견의 영양과 사양. 김정대 (2003). 한국문화사

7. 에듀넷 사육 웹사이트 http://spe.edunet4u.net/job01/job03/html_8/8.htm

8. 서울대학교 행태학연구실 http://plaza.snu.ac.kr/~biology/behavior/

9. 에듀넷 사육 웹사이트 http://spe.edunet4u.net/job01/job03/html_8/8.htm

10. 서울대학교 행태학연구실 http://plaza.snu.ac.kr/~biology/behavior/

11. 작고 귀여운 애완동물 기르기. 윤신근 (2001), 삼호미디어

12. 고양이 100배 행복하게 키우기. 박슬라 (2005), 보누스

13. 고양이 종류와 선택백과. 조은옥 (2004), 동학사

14. 애완동물 고양이. 김상근 (2003), 충남대학교출판부

15. 관상조류. 박연진 (1999), 선진문화사

16. 작은새 기르기. 김한조 (1999), 삼호미디어

17. 열대어 기르기. 김희도(1999), 삼호미디어

18. 알기쉬운 물고기 질병과 대책. 임동주 (1997), 마야

19. 관상조 http://my.dreamwiz.com/ardor9/main.html

20. 열대어 http://www.trofish.net/index2.html

21. 동물자원학개론. 김계웅 (2003). 선진

22. 동물행동의 이해와 응용. 임신재 (2005). 라이프사이언스

23. 애완동물. 강민수 (2001). 선진

24.   동물매개치료.안재국.임신재.배귀석.권혜영.김옥진.오규실.최윤주.이명수.손민우 (2007).학지사

25.   애완동물자원학.김옥진(2007).도서출판 천지

26. 손민우, 2007. 세계유용곤충대도감시리즈 1편 세계의 사슴벌레, 부안군.

27. 손민우, 2009. 세계유용곤충대도감시리즈 2편 세계의 장수풍뎅이, (주)커뮤니케이션 열림.

28. 손민우, 2009. 세계유용곤충대도감시리즈 3편 세계의 꽃무지, (주)커뮤니케이션 열림.

29. 김정환, 2001, 한국의 딱정벌레, 교학사.

저 자 | 김 옥 진

서울대학교 수의과대학 · 대학원 졸업 · 수의학박사

前 미국 농무부 동물질병연구소 연구과학자

前 서울대학교 의과대학 연구교수

前 일본 게이오 의과대학 객원교수

現 원광대학교 동물자원개발연구센터 센터장

現 원광대학교 생명자원과학대학 교수

동물의 영양과 사양관리

발   행 / 2024년 2월 29일

저   자 / 김 옥 진

펴 낸 이 / 정 창 희

펴 낸 곳 / 동일출판사

주   소 / 서울시 강서구 곰달래로31길7 (2층)

전   화 / (02) 2608-8250

팩   스 / (02) 2608-8265

등록번호 / 109-90-92166

판 권
소 유

ISBN 978-89-381-0804-3 93510

값 / 18,000원